Irene Behrmann, Ulrike Bös

Die Geburt meines ersten Kindes

Geburtserfahrungen, Geburtsakten und
Erläuterungen schwerer Geburten in der Klinik

Irene Behrmann, Ulrike Bös

Die Geburt meines ersten Kindes

Geburtserfahrungen, Geburtsakten und

Erläuterungen schwerer Geburten in der Klinik

Mit einem Vorwort von Elisabeth Geisel

fidibus Verlag

Titelabbildung: fotolia.de, Titelgestaltung: Ulrike Niebuhr

Die Namen der beteiligten Personen wurden geändert, um die Privatsphäre zu schützen. Die Namen der Verfasserinnen liegen dem Verlag vor.

Buchbestellung und Verlag: info@sol-service.de und Tel: 0049 (0)8252-881480

ISBN 9783943411003

www.fidibus-verlag.de

INHALT

VORWORT

Liebe Leserin, lieber Leser,

die Autorinnen füllen mit diesem „mehrstimmigen“ Buch eine große Informationslücke in Bezug auf Klinikgeburten. So erfahren wir, was hinter den Türen von Kreißsälen vor sich geht. Das Buch hebt sich von den kritischen Büchern durch seinen Aufbau ab und macht Frauen Mut, sich mit dem eigenen Erleben einer Klinikgeburt auseinanderzusetzen.

Zunächst kommen Frauen aus dem deutschsprachigen Raum zu Wort. Sie berichten, wie sie und ihr Partner die Geburt ihres Kindes erlebten. Danach folgt die klinische Geburtsdokumentation. Beide Berichte werden von Fachfrauen (einer Ärztin und einer Therapeutin) sorgfältig analysiert und besprochen.

Die Mütter, die erzählen, haben nach zum Teil längerem Schweigen im Hören auf die innere Stimme eine Sprache für ihr Erleben gefunden, und beschreiben das Geschehene sehr persönlich. Das ist ein mühsamer, manchmal schmerzender Schritt, der es aber erst ermöglicht, Heilung zu finden. Die Mär, dass nach einer schweren Geburt alles vergessen sei, hält sich hartnäckig und führt dazu, dass viele Frauen sich erst langsam eingestehen können, wie traumatisch die Ereignisse für sie gewesen sind. Das gesunde Baby kann erlebte Demütigungen und Respektlosigkeiten nicht ungeschehen machen. Die kleine Übersicht von Therapieangeboten wird für Frauen mit Therapiebedarf hilfreich sein.

Im heutigen Kontext der Geburtsmedizin sind kritische Stimmen notwendig. Nicht nur Mütter sind unzufrieden und sprachlos, auch Hebammen sollten ihr Schweigen überwinden, um artikulieren zu können, dass das, was im Kreißsaal geschieht, oft nicht mehr den Namen „Geburts-Hilfe“ verdient.

Die Autorinnen bleiben nicht bei ihrer Kritik stehen, sondern führen im Sachteil des Buches aus, wie es historisch zur Klinikgeburt kam. Sie eröffnen Alternativen und zeigen Ansätze, um diese Sackgasse zu verlassen. Dazu wurde eine Sammlung von zum Teil offiziellen Texten und Aufrufen zusammengestellt.

Die Lektüre empfiehlt sich nicht nur werdenden Eltern, sondern auch werdenden Großeltern, die oft, ohne es zu ahnen, den Druck auf die jungen Mütter vergrößern. Das Buch zeigt, dass es eine Illusion ist zu glauben, dass die Klinik der beste Ort für gebärende Frauen und Neugeborene sei. Die Großelterngeneration und die Öffentlichkeit haben keine Ahnung, wie sich die Situation seit der Geburt der eigenen Kinder vor 30 oder 40 Jahren verändert hat, und davon, was sich in vielen Kreißsälen gegenwärtig abspielt.

Auch sie sollten erfahren, dass die Geburtsmedizin eine verschwindende Rolle spielt bei der Verbesserung der Mortalitätsraten; vielmehr sind Hygiene, Familienplanung und die bessere Ernährung entscheidende Faktoren dafür, die Mütter- und Säuglingssterblichkeit zu senken.

Seit Anfang der Menschheitsgeschichte haben Frauen ihre Kinder mithilfe ihrer eigenen Hormone zur Welt gebracht. Diese Geburtshormone lösen auch liebende Verhaltensweisen aus, so dass sie auch Liebeshormone genannt werden. Heute hat kaum eine Frau in der klinischen Geburtssituation die Chance, diese Hormone auszuschütten. Die Folgen für den Einzelnen und für die Gesellschaft sind beunruhigend: Depressionen, Schreibabies, Überforderungsgefühle, die zu Gewalt führen können, Regulationsstörungen beim Baby. Dies sind nur einige der möglichen Folgen, die einen guten Start der jungen Familie erschweren.

Dieses Buch will dazu beitragen, dass sich bei Frauen allmählich wieder ein sicheres Gefühl ausbreiten kann und Vertrauen in die Fähigkeit wächst, ihr Kind auszutragen und aus eigener Kraft zu gebären. Das setzt voraus, dass sie sich während der Schwangerschaft gegen die Rolle als Dienstleistungskonsumentin entscheiden und darauf achten, bei der Geburtsarbeit nicht gestört, sondern respektvoll begleitet zu werden.

Die GfG, seit mehr als 30 Jahren an der Seite von werdenden Eltern engagiert, begrüßt dieses Buch außerordentlich, denn erst wenn das Schweigen durch die Mutigen gebrochen wird, trauen sich auch andere Eingeschüchterte, ihre Stimme zu erheben.

Elisabeth Geisel

Gesellschaft für Geburtsvorbereitung -
Familienbildung und Frauengesundheit – Bundesverband e.V. (GfG)

TEIL I

GEBURTSBERICHTE

MARA

Eine Ankunft in harmonischer Wärme. Achtsamkeit

Im Folgenden geht es um die entspannte Geburt eines ersten Kindes in einem sehr schönen Krankenhaus.

Mara, eine Krankenschwester mit naturheilkundlicher Prägung, schildert ihre stärkende Niederkunft in einer anthroposophischen Klinik. Ihren Wunsch, ihren ersten Sohn im eigenen Schlafzimmer zu gebären, kann sie nicht verwirklichen, denn ihr Partner unterstützt sie nicht. Sie denkt voller Freude an das Ereignis, die hier beschriebene Geburt ihres ersten Sohnes zurück, entscheidet sich jedoch bei der Geburt ihres zweiten Kindes für eine Hausgeburt.

Dieser erste Bericht handelt von einer harmonischen Geburt. Er ist auch für schwangere Frauen gut lesbar, ohne Ängste zu hinterlassen.

Der Tag, der auf den Valentinstag folgte, war ein ganz normaler Tag, dennoch erlebte ich ihn aber in ganz anderer Intensität als andere Tage meines Lebens. Denn die Nacht zum 16.2.2003 sollte mein Leben für immer verändern, unwiederbringlich. Unauslöschlich. Er sollte mich mit einer Wucht in ein anderes Leben beamen, von dem ich bis zu diesem Zeitpunkt ahnungslos war. Ahnungslos von der Tiefe der Mutterliebe, der ich von nun an fähig sein würde, für ein Kind zu empfinden.
Ich hatte mich für ein anthroposophisch erweitertes Krankenhaus entschieden, weil dort die Dammschnittrate am niedrigsten und es mir zusätzlich wichtig war, eine gute Bindung zu meinem Kind aufzubauen. Außerdem wollte ich während der Wehen die

Möglichkeit haben, mich frei zu bewegen, und nicht festgeschnallt auf einem Bett unter Schmerzen und eingequetscht mein Kind zur Welt bringen müssen. Eine Hausgeburt kam für mich leider nicht in Frage, da mein Partner davor zu große Angst hatte. Ich habe meine Entscheidung für dieses Krankenhaus nie bereut, auch wenn ich mir eine stärkere Unterstützung für eine Hausgeburt durch mein Umfeld gewünscht hätte. Ich bin mir sicher, dass eine andere Entscheidung vieles in der Beziehung zu diesem Kind und meinem Körper geändert hätte. Ahnungslos und unsicher wie ich als Erstgebärende war, hätte es leicht zu einer anderen Entscheidung kommen können.
Der Tag 40+5 meiner Schwangerschaft (40. Woche plus 5 Tage) war ausgefüllt mit Alltäglichkeiten wie Einkaufen und Putzen, begleitet von leichten Bauchschmerzen. Zweimal sprachen mich an dem Tag völlig Unbekannte an, dass es wohl bald soweit sein müsse.
Abends wurden die Wehen heftiger, sie kamen mit einem Abstand von weniger als zehn Minuten. Wir riefen im Krankenhaus an, und als die Wehen dann durch Bewegung noch stärker wurden, machten wir uns auf den Weg. Ich vermutete aber eher einen Fehlalarm. Das CTG (Cardiotocography) lief und die vaginale Untersuchung, die eine erneute Wehe auslöste, ergab eine Öffnung des Muttermundes von einem Zentimeter.
Ich war dann doch etwas enttäuscht, wieder nach Hause geschickt zu werden, mit dem Hinweis, spätestens in zwei Tagen Mutter zu werden. Und dennoch war es richtig so, denn Studien haben gezeigt, dass der Geburtsvorgang in vertrauter Umgebung besser vorangeht.
Trotzdem hatte ich die Sorge, ob ich noch einmal in das weit entfernte Krankenhaus meiner Wahl gebracht werden würde, denn mein Schwager (mein Fahrer) war der Meinung, dass man Kinder in jedem Krankenhaus gleich gut gebären könne, und zeigte wenig Verständnis für meinen Wunsch, in diesem speziellen Krankenhaus zu entbinden.
Gegen Mitternacht nahm ich die Restdosis eines pflanzlichen Mittels, welches zeigen sollte, ob es sich um echte oder unechte Wehen handelte. Es linderte die Schmerzspitzen der Wehen aber nicht, ein Zeichen, dass die Wehenarbeit stetig voranging. Ich stand alle zehn Minuten auf, um eine Wehe, auf meinen Sekretär gestützt, zu veratmen. Danach sammelte ich neue Kräfte durch Tiefenentspannung. Mein Partner wollte ins Bett gehen und wunderte sich, warum ich noch auf war. Er begriff nicht wirklich, was da Wunderbares im Gange war. Er versuchte noch wach zu bleiben, schlief dann aber ein. Dann geschah etwas, das ich im Krankenhaus nie so intensiv hätte erleben können:
Ich begann die Kraft, die Urgewalt zu spüren, mit der das Ganze gelenkt wurde. Ich spürte die Kraft meines Körpers, die er aufbrachte, um dieses Kind der Welt zu schenken. Ich fühlte mich als Teil eines großen Ganzen und ich fühlte mich verbunden mit allen Frauen, die ein Kind geboren hatten oder genau wie ich gerade dabei waren. Das stärkte mich so sehr, dass ich darüber nachdachte, mein Kind zu bekommen, ohne meinen Partner aufzuwecken. Als dann aber Blut beim Toilettengang um 4.30 Uhr kam,

hielt ich es für sicherer, meinen Partner doch zu wecken. Ich fragte ihn noch einmal, ob wir nicht zu Hause bleiben wollten, aber er bekam bei dem Gedanken Panik.
Die weite Fahrt in das Krankenhaus war nun nicht mehr angenehm, aber es blieb der einzige Ort, an dem ich mein Kind entbinden wollte, wenn schon nicht zu Hause.
Ich konnte vor Wehen schon nicht mehr richtig gehen, als wir ankamen. Beim CTG erfuhr ich, dass der Muttermund jetzt 6,5 Zentimeter offen war. Nochmals wäre ich auch nicht mehr nach Hause gefahren!
Ich kam in den Geburtsraum. Salzkristalllampen strahlten dort warmes Licht aus, und zusammen mit der behaglichen Einrichtung erzeugten sie die Atmosphäre einer warmen, gemütlichen Höhle. In aller Ruhe konnte ich meine Wehen am Nachtschrank veratmen. Ab und zu schaute die Hebamme nach mir; mein Partner war nicht wirklich in der Lage, auf mich aufzupassen, da er durch Magenkrämpfe außer Gefecht gesetzt war. Langsam ging irgendwann die Sonne auf an diesem für mich so besonderen, klaren Wintertag. Ich schaute vom Fenster direkt auf ein Gewässer. Mit einem Lächeln sagte mir die Hebamme: „Das wird ein Sonntagskind.“ Ich fragte ungeduldig, wann es denn so weit wäre. Sie entgegnete mir ganz ruhig, dass das Kind spätestens in so vielen Stunden da wäre, wie ich Finger hätte. Das hörte sich für mich nach einer absehbaren Zeitspanne an. Und das war für mich auch eine wichtige Information, und so schaute ich erleichtert halbstündlich auf die Uhr und lobte mich innerlich selbst, wieder eine halbe Stunde geschafft zu haben. Eigentlich konnte ich es irgendwie auch gar nicht glauben, dass es dann bald endlich soweit sein würde. Meine Lieblingsposition wurde unterdessen der Gebärhocker, mir wurden auch liebevoll andere Positionen angeboten, aber ich bestand darauf, auf dem Hocker zu sitzen und die Hebamme ließ mich gewähren.
Und doch waren es ihre kleinen, liebevollen Gesten, die mir das Gefühl gaben, gut umsorgt zu sein: Mal war es der wohltuende feuchte Lappen, mit dem sie mir über die Stirn strich, und ein anderes Mal war es der Becher Tee, den sie mir gab und an dem ich mich ein Stück weit festhielt. Ich weiß, dass so viel Achtsamkeit nicht in jedem Krankenhaus selbstverständlich ist, aber genau das waren die Handreichungen, die mir das Gefühl gaben, es ist jemand da, der auf mich aufpasst, auch wenn ich den Weg durch die Wehen allein gehen muss.
Während ich mich darauf eingestellt hatte, dass mein Herzenswunsch, das Kind auf dem Gebärhocker zu entbinden, in Erfüllung ginge, sagte die Hebamme plötzlich: „Die Wehen werden schwächer.“ Sofort bekam ich ein Nasenspray, welches leider keine Wirkung zeigte.
Ehe ich mich versah, hatte ich eine Kanüle in der Armvene, durch die eine Infusionslösung mit einem wehenanregenden Hormon gegeben wurde. Kurz darauf hatte ich Presswehen. Obwohl die Hebamme sagte: „Jetzt noch nicht mitpressen!“, konnte ich dem Druck, zu pressen, nicht widerstehen.
Die Ärztin war inzwischen eingetroffen, als die Hebamme verkündete, der Kopf sei da. Ein Kind mit einer Glückshaube.

Eine Wehe später hatte das Team es irgendwie noch geschafft, mich auf das Bett zu verfrachten, und mein Kind wurde mir auf den Bauch gelegt.
Mein Junge war so winzig klein und weinte. Ich konnte es kaum glauben, dass ich dieses Kind gerade eben geboren haben sollte. Er beruhigte sich schließlich, als ich seine winzig kleine Wange vorsichtig streichelte und so etwas wie „Mama ist ja da." sagte.
Die Plazenta wurde im Anschluss „geboren" und von der Hebamme kontrolliert, meine Wunde genäht, und nebenbei wurde schnell die Vorsorge erledigt, ohne ein unnötiges Bad, damit ich meinen kleinen Schatz ganz schnell wieder bei mir haben konnte.
Schließlich kam dann noch der ergreifende Moment, als er das erste Mal versuchte, bei mir Milch zu trinken, um sich anschließend glückselig schlummernd von den Strapazen zu erholen. Während der Papa den Schlaf seines frisch geborenen Sohnes bewachte, bekam ich von der Hebamme das Angebot, duschen zu gehen. Es war eine Wohltat für mich. Die Wintersonne blinzelte durch das gardinenverhangene Fenster und es herrschte Ruhe. Wir waren immer noch in dem gleichen Zimmer, in dem die Geburt stattgefunden hatte. Die Geburtshelfer hatten sich zurückgezogen, und es herrschte die Stille, die genau angemessen war, damit wir unser sehnlichst erwartetes Kind in schlafender Schönheit betrachten konnten, die Winzigkeit seiner Finger bewunderten, seinem Atem staunend lauschten und das erste Mal seinen unbeschreiblichen Babyduft genießen konnten.
Um 13.30 Uhr schließlich fuhren wir zu dritt auf der Rückbank eines Autos durch einen klaren Wintertag als kleine Familie nach Hause.
Später beschrieb ich die Geburt in einem Dankesschreiben an die Klinik als eine unvergesslich tiefe und vollkommene Erfahrung in einer Atmosphäre der entspannenden Ruhe und der harmonischen Wärme. Und genauso war es.

Wenn ich mich frage, was dafür getan wurde, dass ich die Klinik mit so einer positiven Erfahrung verlassen konnte, dann sind definitiv mehrere Faktoren dafür verantwortlich.
Eine meiner Grundängste war, dass man mein Kind vertauschen könnte, aber dort blieb es die ganze Zeit mit mir im gleichen Raum.
Eine weitere meiner Grundängste war, dass ich fürchtete, dass meine Bedürfnisse unter der Geburt einfach übergangen werden würden. Als Krankenschwester kenne ich die Angst des Personals, etwas falsch zu machen und dafür gerichtlich belangt zu werden. Das färbt auf das Verhalten während der Geburt ab. Darum ist für individuelle Bedürfnisse wenig Raum. Dadurch, dass aber im Vorfeld meine individuellen Bedürfnisse bei der Anmeldung genau erfragt wurden, konnten die Geburtshelfer unter der Geburt auf diese auch eingehen. Außerdem hatte man in diesem Krankenhaus alle Notfallgeräte hinter Holzpaneelen versteckt, sodass ich nicht ständig daran erinnert wurde, dass etwas schief laufen könnte.
Die Hebamme konnte ziemlich gut einschätzen, wann es angemessen war, sich zurückzuziehen und wann ich ihre Hilfe dringend benötigte. Das führte dazu, dass die Geburt trotz der Rahmenbedingung Krankenhaus doch sehr störungsfrei ablief. Auch die erste

Kontaktaufnahme zum Kind lief unter Bedingungen ab, die ich mir für viel mehr Frauen so wünschen würde, denn oftmals werden die Frauen in Großkliniken nach der Geburt einfach im Bett auf die Station geschoben, wo sie dann wegen der Mitpatientinnen nicht ungestört mit dem Neugeborenen sind.
Meine Entscheidung, ambulant zu entbinden, wurde in keiner Weise kritisiert, auch hier müssen viele Frauen sich in anderen Kliniken rechtfertigen, mitunter auch, weil eine Klinik an einem stationären Aufenthalt ein wenig mehr verdient. Ich ging danach mit dem Bewusstsein nach Hause, dass mein Körper den Hauptteil der Geburt allein gemeistert hatte. Allein diese Erfahrung machte es möglich, dass ich mein zweites Kind im Vertrauen auf mich selbst komplikationslos zu Hause entbinden konnte.
Eine Geburt ist ein wertvoller, tiefer, einzigartiger magischer Moment im Leben einer Frau, und manchmal lohnen sich 50 Kilometer mehr, um die Geburt an einen Platz zu verlegen, an dem die Geburtshelfer diesem Moment, der der Mutter und dem ganz besonderen kleinen Menschen gehört und sie für immer prägen wird, den Respekt entgegenbringen, der ihm gebührt.
Und niemand sollte sich einreden lassen, dass es völlig egal ist, wo das Kind geboren wird. In Großkliniken wird eine Geburt oft abgestumpft von den vielen stattfindenden Geburten als etwas Alltägliches abgetan und die persönliche Leistung der Frau nicht angemessen gewürdigt. Mit den vorhandenen technischen Geräten und dem spezialisierten Fachpersonal wird dafür geworben, dass die Geburt dann besonders sicher sei. Dabei wird die Tatsache schlichtweg ignoriert, dass ein möglichst störungsfreier Ablauf der Geburt dazu führt, dass es dabei statistisch seltener zu Komplikationen kommt.
Andererseits führen die rechtliche Lage und die wachsende Angst, verklagt zu werden dazu, dass immer mehr Störungen unter der Geburt stattfinden müssen. Viele der Maßnahmen, die die Sicherheit der Neugeborenen angeblich steigern sollen, führen paradoxerweise dazu, dass mehr Komplikationen auftreten (siehe Studien von Michel Odent). Für die Zukunft würde ich mir wünschen, dass Gebärende frei entscheiden könnten, welche Kontrollen sie unter der Geburt möchten und welche nicht, und gegebenenfalls die Geburtshelfer dann schriftlich aus der Verantwortung für die nicht stattfindende Kontrolle nehmen würden. Wichtig wäre auch, dass in den Kliniken Rahmenbedingungen geschaffen würden, in denen Zeit und Raum wäre, um die wirklichen Bedürfnisse der Frauen tiefgreifend zu erfassen und schriftlich festzuhalten, um unter der Geburt wirklich respektvoll dieser Mutter entgegenkommen zu können und sie beim großen Abenteuer Geburt wirklich unterstützen und tragen zu können.

Abschrift des Geburtsprotokolls aus dem Krankenhaus

„Datum: 16.2.

05:20	Mara kommt mit stärkeren, regelmäßigen Wehen wieder. Hat die Nacht nicht geschlafen trotz Bryophyllum.
05:30	CTG undulatorisch bei 125 spm, Akz. Keine Dips,
	Wehen alle 5 Min.
06:00	Spontanurin, Anmeldung zur Geburt
06:30	VU mm 6-7 cm, weich, (in der Wehe straff), Blase steht, -5, PN im Gradstand, palp. I. SL
07:30	Übernahme Hebamme
07:35	CTG an
08:05	VU MM bis auf Saum vollständig, Kopf -3 im II. Schrägen, FB prall
08:15	Mara hat Pressdrang > VU MM vollständig, Kopf -2, FB prall, verschiedene Positionen, Hocker, 4-Füßler stehen
08:50	CTG läuft, KHT ca. 125 spm
09:00	FB in der Scheide sichtbar > Info AvD [Arzt vom Dienst]*, Wehen ? selten, FB geht nicht auf, Syntocinonspray > kein Erfolg
09:15	Oxytocintropf [6 IE auf 500 ml Glucose 5 %] > 80ml/h
	Wehen jetzt kräftig, Mara presst mit
09:21	Spontangeburt in FB [Glückshaube] aus II. HHL, Amniotomie, Oxytropf 350 ml/h

09:40 auf NSZ [Nabelschnurzug] folgt die gelöste Plazenta und ist mit ihren Eihäuten vollständig.

Naht in LA eines hohen Scheidenrisses“

*Zusätze in eckigen Klammern, von Eva-Maria Müller-Markfort, dienen der besseren Lesbarkeit.

Transkription des klinischen Geburtsberichts von Eva-Maria Müller-Markfort

Medizinische Aspekte und ärztlicher Kommentar

Nach einer Schwangerschaft ohne erwähnenswerte Auffälligkeiten wird hier der Ablauf einer für eine Erstgebärende relativ zügigen Geburt ohne Komplikationen beschrieben. Es kommt zu einzelnen medizinischen Interventionen, die angesichts des problemlosen Geburtsverlaufs durchaus in Frage gestellt werden können. Bemerkenswert ist die Diskrepanz zwischen subjektivem Erlebnisbericht der Gebärenden einerseits und des im Geburtsprotokoll dargestellten Ablaufs andererseits.

Schwangerschaft

Besondere Vorkommnisse werden bis auf den Hinweis auf eine Toxoplasmoseinfektion nicht erwähnt. Im Geburtsaufnahmeprotokoll wird eine fragliche akute Toxoplasmoseinfektion notiert, die zum Wunsch der Eltern nach postpartaler[1] Nabelschnurblutuntersuchung auf Toxoplasmose führt. Eigentlich lässt sich aufgrund einer einfachen Blutuntersuchung bereits vor der Geburt eine Toxoplasmoseinfektion entweder behandeln oder aber sicher ausschließen, so dass die Schwangere erst gar nicht mit der Ungewissheit einer fraglichen Infektion in die Geburt hineingehen müsste.

[1] nach der Geburt

Geburt

Die Schwangere bekommt in der 41. SSW spontan Wehen, zunächst unregelmäßiger, dann allmählich regelmäßiger werdend – ein nicht ungewöhnlicher Verlauf bei der ersten Geburt. Mit bereits gutem Geburtsfortschritt erfolgt die Aufnahme in den Kreißsaal. Die kindlichen Herztöne sind immer unauffällig und bereits nach 3 Stunden Kreißsaalaufenthalt mit regelmäßigen Wehen zeigt sich der Muttermund vollständig, die Fruchtblase prall und die Schwangere verspürt erstmals Pressdrang. Es gibt keine feste Zeitvorgabe, in welcher Zeit ein Kind nach vollständig eröffnetem Muttermund geboren sein sollte. Im klinischen Alltag hat sich als Orientierungswert jedoch 1 Stunde als normaler Zeitraum für die Austreibung bei normalem Geburtsverlauf etabliert.

Doch was ist normal?

Friederike Perl und Gisela Helms schlagen im (ausschließlich von gynäkologischen Fachfrauen verfassten) Lehrbuch *Frauen-Heilkunde und Geburts-Hilfe* folgende Definition vor: *„Eine normale Geburt ist eine Geburt ohne Interventionen, an deren Ende eine gesunde Mutter und ein gesundes Kind stehen"* (1a)[2]. Und weiter heißt es: *„Die Unterteilung des Geburtsverlaufes in Abschnitte und ihre Teilaspekte ermöglicht eine kontinuierliche Bewertung des Geschehens. Bisher ist es kaum gelungen, in methodisch zuverlässigen Untersuchungen sinnvolle diagnostische Kriterien für „normalen" oder „abnormalen" Geburtsfortschritt- und damit für die Geburtsdauer- zu entwickeln"* (1b).

Für den klinischen Alltag haben sich regelmäßige, kräftige Wehen alle 2-3 Minuten bei unauffälligen kindlichen Herztönen in der Austreibungsphase als „normal" etabliert, die, zusammen mit Pressdrang bei der Schwangeren, das Kind durch den Beckenkanal schieben, es zum Beckenboden bringen, von wo es schließlich, nachdem es auch die Enge des Scheideneingangs und die Schwelle des Damms passiert hat, geboren wird.

Im vorliegenden Geburtsprotokoll wird bereits nach 45 Minuten mit Syntocinonspray, ein Wehenmittel enthaltendes Nasenspray, interveniert[3], weil die Wehen etwas nachgelassen haben. Als dies nicht sofort „Erfolg" in Form wieder stärker werdender Wehen zeitigt, wird sogleich ein Wehentropf (Infusion mit dem Wehenmittel Oxytocin) eingesetzt, mit dem bequemer und höher dosiert Wehen stimuliert und gesteuert werden können.

Eigentlich hätte die Schwangere Zeit gehabt, ohne diese Interventionen ihr Kind nur mit eigenen Wehen zu gebären. Wir sehen bei normalen unbeeinflussten Geburtsverläufen häufig, dass die Wehentätigkeit gerade kurz vor der letzten Pressanstrengung, quasi vor

---

2 s. Literaturverzeichnis zur Medizinische Fachliteratur

3 eingegriffen

dem Endspurt, nochmals etwas nachlässt, um dann mit 2-3 letzten kräftigen Wehen dem Kind das Überschreiten der letzten Hürde zu ermöglichen.

Der Einsatz eines Wehenmittels hat seine Berechtigung, wenn in dieser Phase beispielsweise die kindlichen Herztöne massiv abfallen und dadurch Gefahrenmomente für das Kind anzeigen, oder wenn die Gebärende so erschöpft ist, dass sie keine Kraft mehr für das Mitpressen aufbringt, oder wenn eine ungewöhnliche Position des kindlichen Kopfes besonders kräftige Wehen erforderlich macht.

Im vorliegenden Geburtsbericht gibt es jedoch keinen ersichtlichen Grund für den Einsatz eines Wehenmittels. Im Gegenteil: Das unnötige Forcieren am Ende der Austreibungsphase hat oft unnötige Geburtsverletzungen (z.B. einen hohen Scheidenriss, der auch im vorliegenden Geburtsprotokoll beschrieben wird) bei den gebärenden Frauen zur Folge, die bei einem natürlichen, mit Pausen versehenen Geburtsverlauf nicht aufgetreten wären.

Obwohl der Geburtsverlauf eher konventionell betreut worden ist und leider nicht ganz auf meiner Ansicht nach überflüssige Interventionen verzichtet wurde, hat die Gebärende die Geburt dennoch als insgesamt harmonisch erlebt. Es darf also kritisch angemerkt werden, ob im Kreißsaal nicht doch etwas mehr Geduld auch in der Endphase der Geburt aufgebracht werden sollte, um so mehr Respekt vor dem individuellen natürlichen Geburtsverlauf zu ermöglichen.

Ulrike Bös

Therapeutische Aspekte und Reflexionen

Maras Bericht ihrer Niederkunft in einem anthroposophischen Krankenhaus ist in mehrerer Hinsicht bemerkenswert und ermutigend: Sie schildert ihre Wahrnehmungen vor und während der Geburt, man kann ihren Wachstumsprozess von der jungen Frau zur Mutter mit Händen greifen. Die Einstellungen von zwei nahestehenden Männern, Partner und Schwager, beleuchten wichtige Aspekte heutigen Elternwerdens.

In ihrem Bericht ist zu lesen, dass Mara sehr gern zu Hause entbinden wollte. Sogar, als die Wehen sich schon kräftig eingestellt haben, bittet sie ihren Partner, doch zu Hause bleiben zu können. Da dieser von Anfang an gegen eine Hausgeburt eingestellt ist und jetzt „panisch“ reagiert, lässt sie sich zu dem weit entfernt liegenden Krankenhaus ihrer Wahl fahren. Ihr Schwager moniert dies, weil ihm jedes Krankenhaus gleich gut geeignet erscheint. Doch Mara setzt sich durch. Im weiteren Bericht fällt noch auf, dass der Partner im Krankenhaus mit Magenkrämpfen reagiert und darum als Unterstützer weitgehend ausfällt. Mara schweigt zu der Frage, ob sie darüber enttäuscht war.

Partner und Schwager sind „geburtserfahren“ – im Blick auf die selbst erlebte Geburt, und sie beeinflussen mit ihren Reaktionen die aktuelle Situation. Der eine will auf keinen Fall eine Hausgeburt, der andere meint, die Sicherheit eines jeden Krankenhauses reiche aus, um ein Kind gut zur Welt zu bringen. Er folgt nur widerwillig dem Wunsch der Gebärenden, zu einer bestimmten Klinik gefahren zu werden.

Von weiblicher Lebenserfahrung unterscheidet sich die männliche nun einmal in einem wesentlichen Punkt: Fakt ist, dass Männer die Kinder nicht gebären und darum auch nicht „wissen“ können, was Frauen während ihrer Niederkunft wirklich brauchen. Darum sollten Frauen es sich nicht aus der Hand nehmen lassen, zu entscheiden, wo sie gebären wollen. Das aber ist leichter gesagt als getan, denn wer kommt dann zur Unterstützung mit, wenn der Partner sich überfordert fühlt und es offen oder indirekt ausspricht? Es stellt für Paare eine große Belastung dar, wenn sie sich bezüglich des Geburtsortes nicht einigen können. So manche Beziehung erfährt dadurch einen Knacks.

Die moderne Familie ist der Rest einer einstmals größeren Familiengruppe, wie sie noch bis vor 100 Jahren in weiten Teilen unseres Kulturraumes existierte und die sich in Grenzsituationen des Lebens wie Geburt oder Tod gegenseitig unterstützte. Vergessen wir nicht, dass rund 200.000 Jahre lang die Menschen in Sippen organisiert waren. Damit nicht mehr zu vergleichen ist das Leben in den industrialisierten Ballungszentren des 18. Jahrhunderts, in denen Mütter- und Kinderelend um sich griffen. Bis vor 100 Jahren war die Geburt von Kindern ausschließlich Frauensache, jedenfalls auf dem Lande. Es gab immer Hebammen und weibliche Verwandte, die raten und unterstützen konnten.

Heute lebt die Großelterngeneration selten in der Nähe junger Paare, die dem Arbeitsplatz folgen müssen. Sie stehen meist selbst noch im Berufsleben und warten oftmals gespannt auf den erlösenden Telefonanruf, dass das Kind da ist. Um die Enkelkinder zu sehen, sind oft weitere Reisen und Urlaube zu planen. Bei den Kindern und Enkeln angekommen, haben Großeltern eine Gastrolle, und sie buchen nicht selten ein Zimmer im Hotel, sofern sie es sich leisten können.

Wie sollen Partner von heute, auf denen nun die Last der Unterstützung während der Geburt meist allein ruht, eigentlich solchem, ihrem Lebensgefühl erst einmal fremden Geschehen gerecht werden? Muss Männern eventuell doch mehr Spielraum gegeben werden, frei zu entscheiden, ob sie bei der Geburt ihres Kindes dabei sein wollen oder nicht? Kann die vertraute Hebamme das sozial entstandene Vakuum allein ausfüllen? Könnte eine Doula in die familiär entstandene Lücke hineinwachsen? Sie muss privat bezahlt werden.

Stressanzeige von Vätern sollte jedoch ernst genommen werden, ohne dieses als Schwäche auszulegen. Gleichzeitig sollte dafür gesorgt werden, dass überlegt wird, wo und wie das Kind geboren wird, ohne dass die Frau Kompromisse eingehen muss. Die Wahlfreiheit des Geburtsortes für Frauen zu fordern, ist das eine, die Motive der Väter fließen jedoch in den Entscheidungsprozess mit ein. Und wer gibt letztendlich den Ausschlag? Eine einzige Antwort auf diese Fragen gibt es nicht.

Ein anderer Aspekt findet möglicherweise wenig Verständnis. Er gehört dennoch hierher: Babys, die eine schwere Geburt erlebten, können als werdende Väter (und Mütter) unter erheblichen Stress geraten. Inneres Wissen signalisiert: Achtung, Gefahr im Verzug! Wir kennen durch heutige traumatherapeutische Verfahren gute Möglichkeiten, aufklärend und stressabbauend zu intervenieren. Sehr hilfreich erweist sich dabei der klinische Geburtsbericht, der 30 Jahre lang aufbewahrt werden muss und den man als Kopie anfordern kann.[4]

Die eigene Geburt, daran besteht kein Zweifel, bildet einen neuronalen Erfahrungshintergrund, der in Übergangssituationen reaktiviert werden kann. Solche Übergänge sind Kindergarten- und Schulbeginn, Prüfungen, Auszug aus dem Elternhaus, Berufsorientierung, Mutter- und Vaterschaft, berufliche und persönliche Krisenzeiten. Heutige neurobiologische Forschung und Traumatherapie können – sich ergänzend – die Folgen vorgeburtlichen und geburtlichen Stresses nachweisen und einen Zusammenhang zu Reaktionen im späteren Leben aufzeigen.

Zum Beispiel[5]: Die jugendlichen Nachkommen ehemals gestresster Mütter zeigen bei einem Speicheltest gegenüber nicht gestressten Gleichaltrigen einen erhöhten Cortisolspiegel (Cortisol ist ein körpereigenes Stresshormon.). Das bedeutet, dass diese Jugendlichen latent gestresst sind und sich dauerhaft in erhöhter Reaktionsbereitschaft befinden. Dass gestresste Jugendliche sich im sozialen Miteinander anders einbringen als entspannte Gleichaltrige, können wir uns vorstellen.

Verlass auf Technik und dadurch erhoffte Sicherheit könnte also auch der Versuch sein, selbst erlebte Angst und Kontrollverlust bei der eigenen Geburt durch technische Überwachung (unbewusst) ausgleichen zu wollen.

Das eigene Geburtserleben wirkt sich entsprechend beim geburtshilflichen Personal aus. Wir alle sind einst unter mehr oder weniger gesundem oder überforderndem Stress geboren worden, je nach den individuellen Umständen. Das kann sich in der Vorbereitung auf die Elternschaft und bei der Berufswahl und -ausübung unbewusst auswirken und Entscheidungen beeinflussen. Zum Beispiel ist zu fragen, warum seit mehr als 20 Jahren der

---

4 s. Musterbrief im Anhang, Teil III,

5 Van den Bergh et al (2006, 2007, 2008)

Einsatz des CTG als Routineüberwachung beibehalten wird, ohne dass es je gelang, einen positiven Einfluss auf die Geburt nachzuweisen. Welche irrationalen Entscheidungen mögen diesem Technikeinsatz zugrunde liegen, der teuer ist, Mutter und Kind stört, die Frau zwingt, verkabelt dazuliegen und der keinen nachweisbaren Nutzen hat? „In 50% der Fälle ist die Interpretation des CTGs zur Diagnostik eines fetalen (kindlichen) Gefährdungszustands falsch.“[6]

Durch Technik gewonnene Daten *über* soziale, biologische und psychische Vorgänge zu stellen, ist Einstellungssache und Teil unserer Geburtskultur. Diese ist hierzulande an ärztlichen Denktraditionen orientiert. Sie birgt die Gefahr eines Irrweges. Der Irrtum liegt darin, dass die Macht von sozialer Dynamik und psycho-biologischen Wechselwirkungen bei der Geburt unterschätzt werden. Je besser sich die Gebärende menschlich fürsorglich begleitet sieht und physiologische Abläufe beachtet werden, desto gelassener und zuversichtlicher kann sie das Baby zur Welt bringen.

Bei sehr vielen Klinikgeburten fehlt es an Rücksichtnahme auf das Kind und dessen Weg ins Leben aus eigener Kraft. Das machen wir fest am geringen Stellenwert der Beachtung einer vorteilhaften Geburtshaltung. Nach neuester Studie[7] an ca. 60.000 Klinikgeburten in Hessen bei risiko*losen* Gebärenden müssen 86,1 Prozent dieser Frauen immer noch liegend gebären. Das ist physiologisch nachgewiesenermaßen gefährlich, weil so die Geburt verzögert wird und das Kind in der Waagerechten viel schwerer seinen Weg finden kann. Erfahrungswissen kann verloren gehen – zum Schaden der eigenen Nachkommen, die nun vermehrt Stress, Panik, Kontrollverlust, Medikamenten und Eingriffen von außen ausgesetzt sind.

Mara erlebt bei ihrer Niederkunft zum Glück etwas anderes, weil sie sich gründlich informiert hat und trotz geringer Unterstützung des Partners eine gute Klinik findet. Von Anfang an entsteht der Eindruck, dass sie sich in gutem Kontakt zu sich selbst, ihrem Körper und zu ihrem Kind befindet. Sie steht im Fluss des Lebens und fühlt sich eingebunden in tausende Generationen von Frauen, die vor ihr Leben weitergaben. Sie vertraut vollständig dem Geburtsgeschehen, und darum ist es ihr auch möglich, die erhabenen Augenblicke der Geburt zu spüren und zu genießen.

Es häufen sich Berichte dieser Art, in denen Frauen die Kraft des Gebärens in sich entdecken. Sie konzentrieren sich darauf, Leben weitergeben zu *können*. Gut, wenn männliche und weibliche ärztliche Begleitung diese weibliche Befähigung achten und aushalten können, ohne “überwachend und rettend eingreifen“ zu müssen.

---

6 s. Aufruf des Arbeitskreises Frauengesundheit von 2012 zur Senkung der Kaiserschnittrate, Teil III

7 GKV-Pilotstudie 2011 s. Teil II, Anstoß zur Reform der Klinikgeburt

Momente der Geburt eines Menschen, berührend und authentisch beschrieben, bilden die Fülle weiblicher natürlicher Autorität und Autonomie, die wir zu sehen und zu achten haben, individuell und gesellschaftlich.

In der Gegenwart ist es höchst wichtig, dass Frauen ihr Erleben dokumentieren, damit wir wegkommen von der Illusion der Verfügbarkeit über das Leben. Ein Kind ist immer noch eine Zugabe des Lebens an Mutter und Vater, die beiden Herkunftsfamilien und an die Gesellschaft. Leben ist immer noch ein Geschenk, das niemand sich selbst verdankt. So gesehen weist dieser Geburtsbericht auf eine immaterielle Erfahrung hin, die uns nachdenklich machen und erwärmen kann.

Irene Behrmann

ANDREA

Eine Niederkunft in Freude und Optimismus. Zurückhaltung und Ruhe

Im Folgenden geht es um eine spontane, selbstbestimmte Geburt nachts im Krankenhaus.

Andrea beschreibt die Geburt ihres Kindes wie einen Spaziergang, den sie genießt und bewusst und wissend durchlebt. Nichts und niemand stört oder bedrängt sie. Die Zeit zu Hause wird optimal genutzt, die Partnerschaft trägt. Dieser Bericht ist auch für schwangere Frauen gut lesbar.

Wie alles begann
An dem letzten Advents-Samstag vor Weihnachten saß ich nachmittags im Wohnzimmer beim Einpacken von Geschenken. Nebenher lief eine Serie im TV, die ich zwar schon hin und wieder mal gesehen, aber nie richtig verfolgt hatte. In dieser Serie sprach ein Kind recht traurig mit seiner Mutter und mir kullerten Tränen runter. Da ich sonst nie beim Fernsehen „heulte", ahnte ich gleich, dass etwas anders war.
Am Montag besorgte ich mir einen Schwangerschaftstest, und als das Ergebnis positiv war, machte ich einen Termin bei meiner Frauenärztin aus. Bei meinem ersten Besuch fing sie mit leichten Vorwürfen an, warum ich schon länger nicht in ihrer Praxis gewesen sei. Wenn ich vorhätte, schwanger zu werden, müsste das ja mit dem Frauenarzt abgesprochen werden, damit die zukünftige Mutter, also in diesem Fall ich, rechtzeitig mit der Einnahme von Folsäure beginnen könne. Als ich ihr erklärte, dass ich schon seit einigen Wochen täglich Folsäure nahm, war sie beruhigt.
Zu meinem zweiten Frauenarzt-Termin im Februar musste ich frühmorgens nüchtern erscheinen, da ein erster Zucker-Test (auf meinen eigenen Wunsch hin – meine Mutter

wurde kurz nach meiner Geburt Diabetikerin) gemacht wurde. Da es sehr kalt war und ich etwa drei Kilometer laufen musste, habe ich mich nach dem Zwiebelprinzip entsprechend dick angezogen, mit dicker Strumpfhose, Leggings und mehreren Shirts unter dem Pulli. Wenn ich eines hasse, dann Frieren.
In der Praxis sollte ich gewogen werden. Die Arzthelferin habe ich darauf hingewiesen, wie dick ich angezogen war und dass ich gerne noch ein bisschen mehr ausziehen könne zum Wiegen. Sie meinte, das bräuchte ich nicht, es würde einfach etwas mehr abgezogen werden. Im Mutterpass hat sie aber das Gewicht eingetragen, das die Waage zeigte.
Etwas später lag ich dann auf dem Stuhl vor der Ärztin, die mich noch einmal vaginal untersuchte. Nebenbei warf sie einen Blick in meinen Mutterpass und meinte dann ungefähr so etwas wie, bei der raschen Zunahme in so kurzer Zeit solle ich aufpassen, dass ich hinterher keine fette Kuh würde.
Mit Mühe und Not habe ich meine aufbrausenden Gefühle unterdrückt und sie nicht durch den Raum gejagt (obwohl mir genau danach am liebsten war). Ich habe ihr noch gesagt, dass das Gewicht so ja gar nicht stimme, da ich ja „in voller Montur“ auf der Waage gestanden habe und sie da einfach nur ein bisschen mehr abziehen müsse. Aber mir war in dem Moment auch schon klar, das mich diese Ärztin nicht wiedersehen würde.
Auf Nachfrage bei einer anderen Frauenarzt-Praxis erfuhr ich, dass die Krankenkasse wohl innerhalb eines Quartals keine zwei verschiedenen Frauenärzte für dieselben Untersuchungen bezahlen würde, so dass ich erst im April bei meinem neuen Frauenarzt vorstellig werden konnte. Die gemeinschaftliche Zusammenarbeit zwischen Frauenarzt und „praxiseigener“ Hebamme hat mir dort mit am besten gefallen. Die Vorsorge-Untersuchungen wurden nun abwechselnd vom Frauenarzt und der Hebamme durchgeführt. Ich habe mich bei beiden absolut gut aufgehoben gefühlt.
Die Schwangerschaft war unglaublich schön, einfach und problemlos. Manchmal habe ich extrem auf unangenehme Gerüche reagiert, aber von dauerhafter Morgenübelkeit blieb ich zum Glück verschont.

Es geht los

Entbindungstermin war der 14. August. Am Samstag, den 04. August, ging es los mit dem Gefühl der Verstopfung. Da war ich anfangs ganz schön stinkig. Ich dachte mir, die ganze Schwangerschaft war nun so schön problemlos und anderthalb Wochen vor dem Termin gehen die Schwangerschaftsbeschwerden los.
Nachdem ich ca. 1,5 Stunden im Bad abwechselnd auf dem Töpfchen saß (ergebnislos) und im Bad herumgerannt bin, bekam ich stärkere Schmerzen. Also ließ ich mir eine schöne heiße Badewanne ein. Um meinen Kreislauf nicht zu ärgern, habe ich auch nur gesessen und das Wasser immer wieder auf den Bauch geschüttet. Es hat sich angefühlt wie ganz normale Regelschmerzen, wenn diese etwas stärker ausfällt.
Da wir Besuch zum Grillen geladen hatten, bin ich zwischendurch immer mal wieder raus in den Garten gegangen. Da ich aber nicht recht wusste, was eigentlich nun be-

quem war – Sitzen war nicht so toll, aber die ganze Zeit da Herumlaufen wollte ich auch nicht –, bin ich wieder in die Wanne gegangen. Habe ein bisschen Wasser herausgelassen, wieder heißes dazugetan. Das war gut auszuhalten.
Danach wollte ich nicht mehr zum Besuch und blieb im Schlafzimmer. Irgendwann kam mein Mann und meinte: „Ach Schatzi, ich kann dir gar nicht helfen.“ Ziemlich pöbelig habe ich ihm klargemacht, dass er ja zumindest den Besuch nach Hause schicken könne. (Entschuldigung an meinen Liebsten an dieser Stelle nochmals den vergriffenen Tonfall!)
Das tat er dann auch. Gegen 23.00 Uhr waren wir allein. Ich ließ mir noch ein bisschen den unteren Rücken massieren, doch auch das war nicht wirklich erfolgreich. Gut auszuhalten waren die Schmerzen eigentlich nur noch mit Katzenbuckel im Vierfüßlerstand.
Weil ich mir die eigentlichen Geburtswehen schlimmer vorgestellt hatte, dachte ich immer noch, dass dies Vor-, Senk- oder sonstige Übungswehen wären.
Um 23.15 Uhr bat ich darum, das Taxi fürs Krankenhaus zu rufen. „Wie?“, meinte mein Mann, „glaubst du, es geht schon los?“ „Schatz, ich habe keine Ahnung, aber im Krankenhaus fühle ich mich sicher aufgehoben und gut beraten“, antwortete ich nur.
Dieser Abend war übrigens der einzige, an dem mein Schatz mir die Schuhe anziehen musste. Ich habe noch schnell meiner Freundin eine SMS geschickt, dass das Taxi jetzt käme, weil ich sie dabeihaben wollte.
Um 23.45 Uhr waren wir im Kreißsaal. Beim Untersuchen kam es zu folgendem Dialog.

Hebamme: „Haben Sie gerade eine Wehe?“
Ich: „Das weiß ich nicht, ich dachte, das können Sie auf dem Gerät erkennen.“
Sie: „Oh, der Muttermund ist aber schön weich.“
Ich: „Ja, und noch zu?“
Sie: „Nee, schon sechs bis sieben Zentimeter.“
Ich (zu meinem Mann): „Super, dann brauchen wir nur noch circa drei Stunden hier zu sein, bis der Kleine da ist.“

Die Hebamme untersuchte mich vaginal und ich weiß noch, wie ich ihr sagte, dass das jetzt aber sehr unangenehm sei. Prompt ergoss sich das Fruchtwasser zu ihren Füßen. Also hat sie mich in dem Moment völlig überrumpelt und ohne mir vorher etwas davon zu sagen, die Fruchtblase gesprengt, was ich aus heutiger Sicht als völlig unnötig erachte.
Gegen Mitternacht traf auch meine Freundin ein, die vorher noch mit ihrem Mann gewitzelt hatte, wenn sie in zwei bis drei Stunden wieder zu Hause wäre, dann wäre es ein Fehlalarm gewesen.
Daraufhin teilte ich der Hebamme mit, dass ich mein Kind gern in der Geburtswanne zur Welt bringen wollte. Als sie antwortete, sie wisse nicht, ob das gehe, durchfuhr mich ein richtiger Schreck. Ich dachte ja, das ginge immer, wenn keine körperlichen

Probleme bei Mutter und Kind auftreten, und bislang war ja alles problemlos gewesen. Also fragte ich freundlich nach, warum das nicht ginge, der Angstschweiß auf meiner Stirn floss in dem Moment regelrecht. Sie antwortete: „Ja, bei dem Tempo, das Sie hier vorlegen, weiß ich nicht, ob die Wanne noch rechtzeitig voll wird. Aber ich gehe mal Wasser einlassen."

Ein paar Minuten später, es war gegen 0.15 Uhr, konnte ich in die Wanne, es war genug Wasser eingelassen. Mein Mann hat auch zwischendurch meine Hand gehalten und den Nacken massiert, ich weiß nur nicht mehr genau, wann. Jedenfalls saßen zur Geburt hin die Hebamme an meinem rechten Bein und meine Freundin an meinem linken. Ich gebe zu, auf die Beinhaltung konnte ich mich nicht wirklich konzentrieren, so war ich froh, dass die beiden die Beine hielten.

Bald darauf kam von der Hebamme der Hinweis, dass man das Köpfchen sehen könne. Nach einem langen „Ahhh" von mir war auch schon der Kopf draußen, und einen „Flutsch" später war unser Kleiner um 0.25 Uhr geboren.

Auf die Frage, ob er die Nabelschnur durchtrennen möchte, antwortete mein Schatz: „Man muss ja nicht gleich übertreiben ..." Gut, da er nicht wollte, hat meine Freundin die Aufgabe übernommen. Ich finde, dass das eine sehr schöne Sache war, um ihre „Patenschaft" zu dem Kleinen zu festigen.

Nach kurzer Zeit kam auch die Ärztin, die es nicht geschafft hatte, rechtzeitig zur Geburt aufzutauchen. Sie half der Hebamme, die Nachgeburt zu holen, indem sie beide zusammen auf meinem Bauch herumdrückten. Das war der einzig unangenehme Vorgang im Zusammenhang mit der Geburt. Ganz ehrlich, ich denke, es gab wohl kein Problem, das dies erfordert hätte. Vielleicht, wenn ich den Kleinen sofort hätte stillen dürfen, wäre sie auch von allein noch gekommen. Aber das Kind musste ja gewaschen, gewogen, vermessen, angezogen und fotografiert werden, da ist ja fürs Stillen nicht so viel Zeit ...

Meine persönliche Vermutung jetzt, nachdem ich etwas mehr Wissen darüber habe als seinerzeit, ist ganz einfach, dass sie mich aus dem Kreißsaal haben wollten, um in Ruhe putzen zu können oder um noch ein bisschen die Nachtruhe zu genießen.

Nach dem Motto: Jetzt kam das Kind so schön schnell, da warten wir doch keine Stunde auf die Nachgeburt.

Abschließend wurden wir in den Ruheraum gebracht. Als die Hebamme noch einmal kurz darauf reinschaute, hab ich gleich nach dem richtigen Anlegen fürs Stillen gefragt. Sie hat Béla richtig positioniert und los ging's.

Béla kam mit 3.050 g, 51 cm Länge und 33 cm Kopfumfang auf die Welt und hat das Krankenhaus am 08. August auch mit 3.050 g verlassen.

Ich brauchte weder irgendein Schmerzmittel, noch bin ich eingerissen oder dergleichen.

Ich danke allen Beteiligten, meinem Mann, meiner Freundin und der Hebamme für dieses wundervolle Erlebnis!

Abschrift des Geburtsprotokolls aus dem Krankenhaus

23:45	Aufnahme in den Kreißsaal mit Wehen, 39. SSW
	Vag. U: MM 6-7 cm, dünnsäumig, weich, Kopf tief und fest im BE
	[Beckeneingang]*, spont. Blasensprung, klares FW
00:17	Pat. möchte in die Gebärwanne, Rücksprache mit Dr. U. „spricht nichts dagegen“
00:20	vag. U: MM vollständig, Kopf auf BB (Beckenboden)
00:25	Geburt

Geburtsbericht der Ärztin

00:25	Wassergeburt eines lebensfrischen reifen Jungen aus der v. HHL
	3 IE Oxytocin [Wehenmittel] i.m.
	die Nachgeburt folgt rasch und vollständig“

*Zusätze in eckigen Klammern, von Eva-Maria Müller-Markfort, dienen der besseren Lesbarkeit.

Transkription des Geburtsberichts von Eva-Maria Müller-Markfort

Medizinische Aspekte und ärztlicher Kommentar

Es wird von einer problemlosen Schwangerschaft berichtet, die nur zu Beginn von der Erfahrung mit unsensiblen Umgangsformen in der ersten betreuenden frauenärztlichen Praxis getrübt wird. Der Geburtsverlauf ist komplikationslos und für die Geburt des ersten Kindes sehr zügig. In der Klinik werden minimale Routineinterventionen vorgenommen, die in den allermeisten Kliniken auch heute noch zu den Routineabläufen gehören. Die Gebärende hat diese teils zu Recht als störend wahrgenommen, teilweise aber auch fehlinterpretiert.

Schwangerschaft

Absolut kritisch ist hier der Umgang mit einer erstmals schwangeren Frau in der frauenärztlichen Praxis zu sehen. Die vorwurfsvolle Haltung im Umgang mit der Patientin mag symptomatisch für eine überarbeitete Ärztin mit lustloser Attitüde[8] gegenüber ihren Patientinnen sein. Sie kann aber auch Ausdruck eines falsch verstandenen Berufsethos sein, der Patientinnen nicht als mündiges Gegenüber betrachtet, sondern sich in autoritärer Weise über sie stellt und durch seine respektlosen Umgangsformen Würde und Autonomie aberkennt. Sätze wie „*Wenn Sie vorhaben, schwanger zu werden, müssen Sie das (wegen der Folsäureeinnahmeempfehlung) mit ihrem Frauenarzt absprechen*" sind ebenso wie „*fette Kuh*" absolut inadäquat und respektlos.

Gegen die Einnahme von Folsäure in der Frühschwangerschaft spricht davon abgesehen natürlich nichts. Sie reduziert die Wahrscheinlichkeit für die Entstehung einer Neuralrohrfehlbildung beim Kind erheblich.

Das Modell der kombinierten Schwangerenvorsorge, wo ein Frauenarzt oder eine Frauenärztin zusammen mit einer Hebamme die Vorsorgetermine im Wechsel vornehmen, sorgen bei einer unkomplizierten, normalen Schwangerschaft für die Berücksichtigung sowohl medizinischer, sozialer, psychischer und alltäglich-praktischer Bedürfnisse und verhindern unnötige Pathologisierungen[9]. Sie ermöglichen daneben jederzeit die flexible Erweiterung zur intensivierten Vorsorge, falls es zu Komplikationen im Schwangerschaftsverlauf kommt.

Geburt

Den spontanen Wehenbeginn und den größten Teil der Eröffnungsphase verbringt die Schwangere noch in häuslicher, vertrauter Umgebung. Fast unbemerkt hat sich der Muttermund 6-7cm geöffnet, und der Kopf ist tief in den Beckeneingang getreten, ideal für einen normalen Geburtsverlauf. Die Gebärende betritt den Kreißsaal, und knappe 2 Stunden später ist bereits ihr Kind geboren.

---

8 Einstellung/ Haltung

9 Blickwinkel unter Krankheitsvorzeichen

Es sind die kleinen Routineinterventionen, auf die bedauerlicherweise selbst bei solch problemlosem Verlauf dennoch nicht verzichtet wird. Im Rahmen der Aufnahmeuntersuchung im Kreißsaal kommt es zum Blasensprung mit Abgang von klarem Fruchtwasser. Die Schwangere fühlt sich überrumpelt und interpretiert den spontanen Blasensprung als Amniotomie, also vorsätzlich durch die untersuchende Hebamme eröffnete Fruchtblase. Im Geburtsprotokoll wird der Vorgang nachvollziehbar mit „spontaner Blasensprung" dokumentiert, d.h. dass die Fruchtblase zufällig bei der Untersuchung platzte. Dies würde auch zum bis dahin völlig unauffälligen Geburtsverlauf passen.

Die kindlichen Herztöne sind unauffällig, der Geburtsfortschritt ist gut. Die Schwangere äußert den Wunsch, ihr Kind in der Geburtswanne zu gebären. Sie erlebt *„einen richtigen Schreck"*, bei dem *„der Angstschweiß in dem Moment regelrecht auf ihrer Stirn floss"*, als dieser Wunsch zunächst abgelehnt wird. Die Begründung der Hebamme gegenüber der Gebärenden hört sich zwar plausibel an: Es liege am raschen Geburtsfortschritt, der im Ungewissen lasse, ob noch Zeit genug bleibt, die Wanne mit Wasser zu füllen. Liest man jedoch im Geburtsprotokoll, dass erst einmal die Ärztin vom Dienst um Erlaubnis gefragt werden musste, erscheint die Begründung der Hebamme nur vorgeschoben. Sehr wahrscheinlich gehört in dieser Situation die Rücksprache mit der diensthabenden Ärztin zur reinen Klinikroutine. Eine Hebamme, die laut Hebammengesetz „die regelrechte Geburt ab Wehenbeginn völlig selbstständig ohne Arzt" leiten darf (2)[10], sollte sich die Entscheidung, ob sie eine Gebärende bei völlig unauffälligem Geburtsverlauf in die Geburtswanne steigen lässt, getrost auch ohne Rücksprache mit der ÄvD[11] zutrauen.

Laut Geburtsprotokoll wurde ein lebensfrischer vitaler Knabe geboren. Danach werden sofort 3 IE[12] Oxytocin gespritzt. Nach dieser Routineintervention folgt – laut Geburtsprotokoll – rasch die stark verkalkte Plazenta. Ein Oxytocinausstoß erfolgt aber auch, wenn das Kind kurz nach seiner Geburt zum ersten Mal an die Brust gelegt wird. Die Stimulation der Brustwarzen gibt den Impuls dazu. In den meisten Kliniken ist die Gabe von 3 IE Oxytocin kurz nach Geburt des Kindes Routine. Warum? Es gibt verschiedene Begründungen: Damit sich das Warten auf die Nachgeburt (üblich ist eine Wartezeit von maximal 1 Stunde) verkürzt; damit man einer eventuellen Nachblutung, die aufgrund mangelhafter Uteruskontraktion[13] entstehen, vorbeugt, damit die Plazenta sich komplett löst….

Es steht in keiner Leitlinie der DGGG[14], dass das so sein muss. Man könnte getrost abwarten, bis die Plazenta sich von selbst löst und währenddessen der Mutter in aller Ruhe

[10] s. Medizinische Fachliteratur im Anhang, Teil III
[11] Ärztin vom Dienst
[12] Internationale Einheiten
[13] Zusammenziehen der Gebärmutter
[14] Deutsche Gesellschaft für Gynäkologie und Geburtshilfe

das Anlegen ihres Kindes an die Brust ermöglichen. Dies hat die Gebärende im Bericht meiner Ansicht nach richtig wahrgenommen: „*Ganz ehrlich, es gab wohl kein Problem, das dies erfordert hätte.*“ Auch das gewaltsame auf-dem-Bauch-herumdrücken ist nur in Sondersituationen in Betracht zu ziehen. Im Geburtsprotokoll handelt es sich um reine Routine, die keine besondere Erwähnung findet. Wir können also davon ausgehen, dass es keinen medizinischen Grund für diese Intervention gab, vielleicht aber tatsächlich der rein menschliche, dass sich auch medizinisches Personal nachts über jede zusätzlich gewonnene halbe Stunde Schlaf freut.

Insgesamt ist dies ein Geburtsverlauf, wie ihn sich eine Erstgebärende wünschen kann. Die wenigen, minimalen Interventionen sind hier unnötig. Eine Geburt wie sie idealer nicht sein könnte, um sie zu Hause oder im Geburtshaus zu erleben.

Ulrike Bös

Therapeutische Aspekte und Reflexionen

Andrea gehört zu den Frauen, die in der Klinik mit wenigen Eingriffen ihr Kind zur Welt bringen. Bei einer Studie aus ca. 1 Mill. Krankenhausdaten aus Niedersachsen wollte man wissen, welche technischen, operativen und /oder medikamentösen Eingriffe wie oft gemacht werden.[15] Nur 7% der Frauen erlebten die Geburt ohne jede Intervention. Alle anderen mussten mehr oder weniger medizinische Handlungen hinnehmen.

Was geschieht bei 93 % der Klinikgeburten? Bei ca. 615 000 Frauen (2011) werden Schmerz- und Beruhigungsmittel, Psychopharmaka, Wehen beschleunigende und Wehen hemmende Medikamente eingesetzt. Es wird geschnitten und operiert, eine PDA gesetzt, an den Tropf gelegt, um den Kreislauf in Schwung zu halten. Man legt CTG und macht Mikroblutuntersuchungen beim noch ungeborenen Kind. Mancherorts legt man dem Kind eine Kopfschwartenelektrode für verfeinerte Messungen des Herzschlags an, routinemäßig wird die Kopfhaut des Kindes verletzt. Neuerdings wird mancherorts wieder Lachgas für einen Kurzrausch der Mutter während des Durchtritts des Köpfchens verabreicht.

Warum macht man das alles mit Frauen? Wir sehen doch an Andrea, die ihr Kind aus eigener Kraft bekam, dass es auch ohne all das geht. Andrea fühlt sich als Erstgebärende erstaunlich sicher. Sie ist sehr gut im Kontakt mit sich selbst und spürt genau, was sie

[15] Beate Schücking (2007).

braucht: Entspannungsbad und ein Abwarten in Ruhe. So wählt sie auch den Zeitpunkt der Bestellung des Taxis richtig. Die Geburtsmedizinerin hatte einfach keine Gelegenheit mehr, irgendwie einzugreifen. Die Fruchtblase zu öffnen – Andrea bemerkt es zutreffend –, wäre nicht nötig gewesen. Der kleine Sohn wäre auch ohne diesen Eingriff vollkommen selbstbestimmt in dieser Welt gelandet. Kinder, die während der Geburt autonom ihr Ziel erreichen, verfügen über einen psychischen Vorteil und ein günstiges Erlebnismuster. Die Fruchtblase wird gesprengt, um damit die Geburt zu beschleunigen. Risiko: Damit entfällt gleichzeitig ein manchmal wichtiger Schutz für das Kind.

Die Plazenta, die sich meist von alleine löst, wird durch Druck von Hebamme und Ärztin auf den Bauch herausbefördert. Risiko: Wenn Reste des Mutterkuchens an der Wand der Gebärmutter hängen bleiben, muss unter Vollnarkose operiert werden.

Andreas Vermutungen, warum das gemacht wurde, werden den Kern der Sache treffen, dem ist nichts hinzuzufügen.

Was könnten Frauen, denen beim ersten Kind eine selbstbestimmte Geburt nicht ermöglicht wurde, aus Andreas Bericht mitnehmen?

Zunächst möchte ich festhalten, dass die Klinikroutine ein hohes Maß an Selbstbestimmung in den meisten Fällen gar nicht zulassen kann. Klinikroutine und Selbstbestimmung schließen sich in den meisten Fällen gegenseitig aus.

Bei einer selbstbestimmten Geburt wird in Ruhe die Entwicklung der Hormone bei Mutter und Kind abgewartet. Das Startsignal kommt vom Kind, welches seine Reife anzeigt. Auf Stammhirnebene reagiert der mütterliche Organismus mit Wehen. Die Geburt beginnt. Es braucht Zeit und Ruhe, damit in ungestörter Atmosphäre die Wehen einsetzen und langsam stärker werden können. Diejenigen Hebammen und Ärzte, die diesen Weg der gebärenden Frauen befürworten, sind in der Minderheit. Sie gehen davon aus, dass die Geburt eines Kindes ein vegetativer Prozess ist, der in den allermeisten Fällen nur zugelassen zu werden braucht. Vorteilhafte Geburtsstellungen nehmen die Frauen meist von selbst ein, um dem Kind den Weg durch das Becken zu erleichtern. Selbst schmerzlindernde Hormone entwickelt der weibliche Körper selbst sowie das sog. Liebeshormon Oxytocin, welches bei der nachgeburtlichen Bindungsentwicklung zwischen Mutter und Kind und der menschlichen Liebe grundsätzlich so bedeutsam ist. Die Geburt einer Erstgebärenden kann 10 bis 20 Stunden dauern.

Im Gegensatz dazu setzt sich der medizinische Weg über die körpereigene Hormonentwicklung der Frau und des Kindes hinweg und greift verstärkend oder hemmend in die Wehentätigkeit ein. Dabei wird die Muskulatur der Gebärmutter stimuliert. Frauen, die den Vergleich haben, äußern, dass künstlich herbeigeführte Wehen deutlich schmerzhafter seien als die natürlichen. Die Medizin stellt zur Schmerzlinderung Medikamente und

Entspannungsmittel zur Verfügung. Bei der PDA wird der Unterkörper der Frau empfindungslos. Wie das Kind auf die Betäubung reagiert, wird in Therapeutenkreisen kritisch diskutiert[16]. Der Zusammenhang zwischen PDA, abfallenden Herztönen und anschließendem Kaiserschnitt wird häufig in der Literatur erwähnt. Ein Kaiserschnitt ist für das Kind immer ein Schockerlebnis mit z. T. nachhaltigen Folgen. Wissenschaftliche Studien dazu durchzuführen, wäre Aufgabe des Kinderschutzes.

Ein weiterer Nachteil für die Gebärende und ihr Kind, die den medizinischen Weg geht, besteht darin, dass dem Dauer-CTG mit kontinuierlicher Herztonüberwachung mehr Bedeutung beigemessen wird als Bewegungsfreiheit und aufrechte Geburtshaltung. Fürs CTG, dessen Nützlichkeit bisher nicht bewiesen ist, verkabelt zu sein, verträgt sich z. B. nicht mit einer Wasser- oder Gebärstuhlgeburt. So erklärt sich, dass 86,1 % gesunder Frauen in Kliniken immer noch horizontal ihr Kind zur Welt bringen müssen.

Der Einsatz medikamentöser oder technischer Mittel während der Geburt zieht sehr häufig Weiteres nach sich. Einmal in den Hormonhaushalt eingegriffen bedeutet, dass das natürliche hormonale Wechselspiel zwischen Mutter und Kind nicht mehr funktionieren kann. Kritische Mediziner sprechen es aus und aufmerksame Hebammen beobachten, dass viele Kaiserschnitte durch vorangegangene Interventionen bedingt sind.

Die Art der Geburt wirkt sich für das Kind aus. Es ist von Bedeutung, dass ein Kind möglichst natürlich geboren wird. Es hat für eine gesunde körperliche und psychische Entwicklung Gewicht, dass bei der Geburt sämtliche physiologisch notwendigen Umstellungsprozesse vom Kind und von der Mutter in Ruhe bewältigt werden. Die Geburt als Übergang vom ersten Zuhause im Mutterleib ins soziale Nest der Familie wird neuronal genauestens registriert. Jede Drehung des Körpers, die kräftige Massage beim Passieren des Geburtsweges, die schrittweise Voranentwicklung, der erlösende Durchtritt und die Umstellung auf die Lungenatmung ist auch für das Kind ein erregendes, einmaliges Erlebnis. Erfolgreich durchgestanden ist die natürliche Geburt die beste Voraussetzung, um bei weiteren Übergängen des Lebens, bei kleinen und großen Herausforderungen gewappnet, zuversichtlich und erfolgreich zu sein.

Es ist bedenklich, dass eine Gesellschaft, die in hohem Maße die Leistungsbereitschaft des Einzelnen fordert, sich so wenig für eine entsprechende Geburtsbegleitung interessiert. Dem natürlichen „Leistungswillen" des Kindes, nämlich geboren werden zu wollen, ist genügend Raum und Zeit einzuräumen. Respekt vor der Anstrengung des Kindes und seiner Mutter sollte an die Stelle des Respekts vor Medikamenten und Technik treten.

---

[16] s. Stichworte PDA

Noch so komplexe Technik kann nicht den Schutz geben, den eine Gebärende und ihr Kind bei ihrer Niederkunft wirklich brauchen. Das ist nicht viel: Eine Hebamme, der Partner, eine Freundin oder Doula….

Jedes Paar, das die Klinik betritt, muss sich fragen, ob ihm außer Sicherheit durch Technik auch genügend Achtung entgegengebracht wird. Diese verträgt weder Eile noch Routine, weder Körperverletzung der Mutter noch des Kindes.

Es wird kaum erfolgreich sein, wenn Eltern sich vornehmen, während der Geburt ihres Kindes für eine natürliche Geburt zu kämpfen. Kampf bringt Stress mit sich, der den Geburtsprozess stört. Immer wieder äußern Gebärende, wie schnell sie durch Bemerkungen, Uneinigkeit oder Andeutungen bei ihrer Geburtsarbeit irritiert worden waren. Die Geburtssituation selbst ist ungeeignet für Diskussionen über Grundsatzfragen.

Gebärwanne, Gebärstuhl und Rooming-In gibt es in Kliniken, weil Eltern nachfragten, darauf bestanden, oder wegen der Konkurrenz zu Geburtshäusern. Es ist ratsam, im Vorfeld genau nachzufragen, was routinemäßig gemacht wird. Notfalls können Eltern schriftlich vorlegen, was sie auf keinen Fall wollen. Das entlastet evtl. sogar die Diensthabenden. Eltern stellen so auch sicher, dass über wirklich notwendig erscheinende Maßnahmen das Einverständnis mit ihnen hergestellt werden wird. Das Potential von Eltern, etwas an der Klinikroutine zu verändern, ist jedenfalls nicht ausgeschöpft.

Andrea nutzt die Zeit zuhause sehr gut und trifft in der Klinik auf eine Hebamme, die sie kompetent begleitete. Die medizinischen Eingriffe blieben begrenzt. Andrea weiß jetzt genau, was sie bei einer nächsten Geburt genau so wie beim ersten Mal machen würde und was sie nicht will.

Irene Behrmann

ISABEL

„Dann war mein Baby weg". Bevormundung durch Geburtshelfer

Im Folgenden geht es um eine geplante Hausgeburt, die ohne Hast ins Krankenhaus verlegt wird. Dort wird die Familie wenig liebevoll begleitet.

Ein Elternpaar geht nach problemloser Schwangerschaft auf eine Hausgeburt zu. Die Mutter hat Angst vor einer Klinikgeburt. Sie ist Insiderin. Die sich abzeichnende Beckenendlage führt zu einer Verabredung zwischen Mutter und Hebamme, dass die Klinik aufgesucht wird, wenn eine von beiden es für notwendig erachtet. Eine Verlegung wird tatsächlich nötig und auch ohne Hast durchgeführt. In der Klinik sieht sich das Paar mit Vorwürfen der Verantwortungslosigkeit konfrontiert. Direkt nach der Geburt werden die Eltern von ihrem Kind für 45 Minuten getrennt und ohne Informationen allein gelassen. Negative Prognosen stressen und ängstigen sie. Ohne akuten Befund wird das Kind auf die Kinderstation verlegt.

Dieser Bericht dokumentiert einen unangemessenen Umgang der Geburtshelfer mit der Familie. Er ist daher nur eingeschränkt für schwangere Frauen geeignet.

Die Geburt unseres ersten Kindes

Mein Freund und ich wussten bereits in der fünften Schwangerschaftswoche von unserem Glück. Der Test bei der Gynäkologin war positiv, eher ein Zufallsbefund, der genau zur rechten Zeit kam. Es wurde auch gleich ein Ultraschall vorgenommen, bei dem aber keine sichere Schwangerschaft festgestellt werden konnte. Leider wurden wir daraufhin sehr schlecht aufgeklärt. Die Gynäkologin meinte, dass eine Eileiterschwanger-

schaft vorliegen könnte und ich sie bei jedem kleinen Bauchzieher sofort informieren solle, damit es nicht zum Äußersten käme. In zwei Wochen sollten wir zur Kontrolle wiederkommen.
Das waren die schlimmsten zwei Wochen meines bisherigen Lebens. Ich, die ich sowieso schon immer unter Blähungen litt, hatte von morgens bis abends Bauchzwicken und ständig gingen Winde ab. Das abzugrenzen von pathologischen Bauchziehern war mir unmöglich. Außerdem erfuhr ich durch eigene Recherche, dass es vollkommen normal sei, dass die Herztöne des Kindes erst ab der 7. Lebenswoche im Ultraschall zu sehen sind. Ich wusste dennoch nicht, ob ich mich auf das Leben in mir freuen sollte oder besser nicht, um mir die Enttäuschung zu ersparen.
Nach zwei Wochen dann die Erleichterung: Ein winziger, vibrierender Punkt flimmerte über den Bildschirm. Unser Baby. Ab diesem Zeitpunkt war alles ganz einfach. Ich bekam auf der Arbeit sofort ein Beschäftigungsverbot, da meine Tätigkeit nicht mit dem Mutterschutzgesetz vereinbar ist. Ich hatte unendlich viel Zeit, um mich mit meiner Schwangerschaft, dem Kind, unserer neuen Familie und mir zu befassen. Ich hatte fast keine Beschwerden, ab und an war mir übel und mein Ischias tat mir weh, eine Folge meines schweren Jobs. Ansonsten genoss ich einfach die Zeit.
Ich nutzte diese für viel Recherche im Internet. Ich wollte keine Ratgeber oder Fachbücher lesen, die den Familien irgendwelche Rezepte vorsetzten, die in meinen Augen hanebüchen sind. Ich wollte gerne auf meinen Instinkt hören, wusste aber noch nicht genau, was dieser mir sagte. Also las ich viel, vor allem in Foren, und das, was ich für gut befand, überdachte ich dann.
So kam es, dass ich mich dafür entschied, mein Baby nicht nur in der Schwangerschaft zu tragen, sondern auch danach und dass es windelfrei oder zumindest „topffit“ (Anmerk.: topffit ist ein Markenname. Er bezieht sich auf das empfehlenswerte Buch von Laurie Boucke, erschienen im Anahita Verlag. Die Babys lernen bei dieser Methode vom ersten Tag an in Töpfchen zu pieseln und benötigen dadurch nur selten Windeln) sein sollte. Dass ich ein Jahr lang stillen würde und unser Baby bei uns schläft, war mir schon vor der Schwangerschaft klar. Ich merkte, wie ich immer offener gegenüber den Alternativen wurde und mich von der Norm wegbewegte. Mir war schnell klar, dass ich nicht in einer großen Klinik entbinden wollte, sondern eher abseits des Massenbetriebs. Mein Freund fragte mich, ob wir nicht eine Hausgeburt machen sollten, was ich vehement ablehnte. Die Risiken! Kein Arzt weit und breit! Das machen nur Öko-Eso-Frauen!
Es ging mir so gut. Immer noch keine nennenswerten Beschwerden, die ganzen gut gemeinten Ratschläge von allen Seiten ignorierte ich zum größten Teil, ob es da ums Essen ging oder die Klinikwahl oder Schwangerschaftsrisiken, ich nahm nur das an, was mir natürlich erschien, zum Beispiel aufs „Babyfernsehen“ zu verzichten und nur die nötigsten Schalls zu machen.
Ich fühlte mich so sicher. Und eines Tages dann der Gedanke: Natürlich, Hausgeburt, was sonst? Also wieder ins Internet. Ich fand eine Hausgeburtshebamme in der Umge-

bung, rief sie an und hatte bald darauf den ersten Termin. Die Chemie stimmte von Anfang an, mein Freund und ich waren uns einig: Die ist es.

Von diesem Zeitpunkt an hatten wir losen Kontakt, die Vorsorgeuntersuchungen teilten wir auf zwischen ihr und der Gynäkologin, bei unseren Terminen fütterte sie mich mit Daten und Fakten, was die Hausgeburt anging. Ich machte mir einen Spaß daraus, auf die Frage anderer Leute, in welcher Klinik wir denn entbinden würden, provokant mit „Zu Hause natürlich!" zu antworten und dann die Gesichtsentgleisungen zu beobachten. Nur wenige waren so angetan von unserem Vorhaben wie wir.

In der 31. Schwangerschaftswoche begann der Geburtsvorbereitungskurs. Das Baby war bis dahin nur in Beckenendlage gesessen. Meine Hebamme zeigte uns mehrere Tricks, wie wir das Baby zum Drehen animieren könnten, unter anderem mit der indischen Brücke oder dem Aufhängen eines Glöckchens auf Höhe meines Schambeins, damit es hören kann, wo es hin soll. Ich war etwas nervös, da ich in der darauffolgenden Woche auch einen Termin mit dem letzten Ultraschall hatte und mir wünschte, dass das Kind bis dahin in Schädellage sein würde.

Ich hatte bis zu diesem Termin sehr häufig das Gefühl, dass sich mein Baby drehen wollte, da der Bauch oft hart wurde und viel Bewegung zu spüren war. Irgendwann war ich überzeugt, dass es jetzt endlich in Schädellage lag.

Beim Arzt wurde ich immer erst von einer Praxishebamme angeschaut, die schon meinte, dass es eventuell immer noch in Beckenendlage sein könnte. Wir redeten ein bisschen über die verschiedenen Möglichkeiten, die zur Drehung führen könnten, da sonst vielleicht keine Hausgeburt möglich war. Wir waren uns beide einig, dass ich auf jeden Fall versuchen sollte, spontan zu entbinden. Bei der Gynäkologin dann die Gewissheit: Das Baby war immer noch in Beckenendlage. Die Gynäkologin riet uns sofort zu einer Sectio, da das Kind sonst stecken bleiben könnte, behindert wäre und wir uns unser ganzes Leben lang Vorwürfe machen würden.

Wieder daheim angelangt, war ich fix und fertig mit den Nerven und musste erst einmal weinen. Dann rief ich sofort bei meiner Hebamme an und machte einen Termin zum Moxen[17] aus. Die nächste Woche sah dann so aus, dass ich ständig Zwiesprache mit meinem Baby hielt, dass es sich doch bitte endlich drehen solle und mein Freund moxte mich jeden zweiten Tag.

Doch beim nächsten Termin zeigte sich immer noch das gleiche Bild. Ich war fertig. Also schritten wir zum Äußersten und versuchten bei einem Experten eine äußere Wendung. Ich hatte dabei keine Schmerzen und war sehr entspannt. Der Arzt, der die Wendung versuchte, war sehr beruhigend und wirkte absolut kompetent. Aber leider steckte der Po unseres Babys schon so tief im Becken, dass eine Drehung nicht gelang. Im Vorfeld der Wendung hatte ich Angst vor meiner Reaktion, wenn diese misslang. Aber im Endeffekt war ich erleichtert. Nach Wochen der Anspannung wusste ich jetzt: Mein Baby sitzt und es ist okay so.

---

[17] Stimulation des Blasenmeridianpunktes durch Hitze, mit Hilfe einer Moxazigarre. Ziel, das Kind zum Drehen zu animieren.

Was also weiter? Meine Hebamme riet uns zur Vorstellung in der Kinderklinik. Dort wurden die Proportionen ausgemessen und wir bekamen grünes Licht für einen Spontanversuch, allerdings in der Klinik. Ich sollte mich nach dem Blasensprung sofort liegend in die Klinik begeben.
Und ich überlegte ... In der Klinik zu entbinden, kam für mich trotzdem nicht in Frage. Ich hatte richtige Angst davor, Angst vor Kontrollverlust, vor schnellem Kaiserschnitt, mich nicht so bewegen und geben zu können, wie ich es brauchte.
Sollte ich trotz der Lage des Babys eine Hausgeburt versuchen? Mein Freund meinte, dass er alles mitmache, was ich für mich als gut befände. Trotzdem konnte ich mich zunächst nicht dafür entscheiden. Ich ging in mich und stellte fest, dass es nur einen einzigen Grund gab, warum ich keine Hausgeburt wollte: Die Angst, dass sich meine Mutter zu große Sorgen macht und es verurteilt. Also sprach ich mit ihr und sie sagte, dass sie natürlich Angst habe, aber mich in jeder Entscheidung unterstütze.
Wieder war ich erleichtert. So viel Unterstützung von so vielen Seiten! Als nächstes fragte ich meine Hebamme, ob sie dazu bereit wäre. Auch sie war einverstanden.
Also gingen wir in die Vorbereitung. Meine Hebamme kümmerte sich um mögliche Unterstützung während der Geburt (leider fand sich keine Kollegin, die Zeit gehabt hätte) und wir klärten, was wann passieren könnte und was dann zu tun sei. Wir waren uns einig: Wenn ich oder meine Hebamme während der Geburt sagen, dass wir in die Klinik müssen, dann würden wir sofort gehen, ohne Diskussion. Auch sollte ich einen venösen Zugang bekommen.
Nur, weil ich meiner Hebamme blind vertraute, kam die Hausgeburt trotz Beckenendlage überhaupt für mich in Frage.
Und jetzt hieß es nur noch warten. Ich war entspannt und zuversichtlich, für mich war mein sitzendes Baby zur Normalität geworden. Ich hatte zu keinem Zeitpunkt Angst, dass es steckenbleiben könnte. Nur die fortgeschrittene Schwangerschaft bereitete mir Probleme, mir war ungemütlich und ich wünschte mir mein Baby aus dem Bauch in meine Arme.
Und dann war es endlich soweit.
Abends gegen 19 Uhr ging das Kindszeichnen ab. Ich behielt das für mich, weil ich schon so oft gedacht hatte, dass es endlich losging, dass ich mir keine falschen Hoffnungen mehr machen wollte. Ich traf noch letzte Vorbereitungen, duschte mich ausführlich und ging aufgeregt ins Bett. Mein Freund musste lange arbeiten, und weil Wochenende war, traf er sich danach noch mit einem Bekannten. Als er um vier Uhr morgens zurück kam und sofort einschlief, gingen die Wehen los. Sie waren schon recht stark, aber ich konnte liegenbleiben und habe mich bei jeder neuen Welle einfach nur gefreut, dass es endlich losging. Die Wehen kamen dann schon alle vier Minuten, als die Fruchtblase um sechs Uhr platzte. Auch da hielt ich inne und freute mich, dass es sich genauso angefühlt hatte, wie ich immer dachte und auch kürzlich erst einer Freundin erzählt hatte: Als wenn man ein Nimm2 mit flüssiger Füllung zerbeiße. Ich musste lachen. Dann weckte ich meinen Freund, der schlaftrunken sofort aufstand und alles vorbereitete. Zuerst zog er sich aber eine Jeans und einen Gürtel an. Unsere

Nachbarn hatten uns erzählt, dass während der Geburt der Gürtel am allerwichtigsten war, weil sich da die Frau einhängen konnte. Ich war gerührt und glücklich, dass mein Freund sofort daran gedacht hatte.

Dann rief ich meine Hebamme an, die sich gleich auf den Weg machte. Bis sie eine halbe Stunde später da war, kamen die Wehen schon jede Minute und waren sehr heftig. Ich lag auf dem Gymnastikball und veratmete so, wie ich es im Vorbereitungskurs gelernt hatte. Außerdem war mir sehr übel, ich hatte mir schon einen Eimer hingestellt, weil ich Angst hatte, erbrechen zu müssen. Meine Hebamme gab mir dann auch gleich Globuli gegen die Übelkeit, die gut halfen. Diese nahm ich dann noch öfter.

Und dann konzentrierte ich mich nur noch auf die Wehen. Ich fand alles sehr schmerzhaft und sehr anstrengend. Mir war heiß, ich schwitzte und ich freute mich sehr auf die Dusche nach der Geburt. Gegen neun Uhr dachte ich so für mich, dass es doch auch einfach nett wäre, sich hinzulegen und zu schlafen und einer schnitte das Kind für mich heraus. Meine Hebamme fragte, ob ich in die Klinik wolle. Ich war schon fast sauer, als ich sie fragte, was das denn bitte bringen solle. Sie meinte, dass man die Schmerzen da einfach anders händeln könne. Das kam für mich aber überhaupt nicht in Frage.

Gegen die heftigen Wehen bekam ich nochmals etwas Homöopathisches, das kurzzeitig gut half. Am besten war aber, dass ich mich frei bewegen konnte. Ich wechselte vom Boden auf den Ball, auf die Couch, auf die Toilette, kniend, sitzend, stehend, kauernd, liegend. Ich fühlte mich, als ob ich dauerkotzen würde: Ich wollte raus aus meiner Haut, wusste aber gleichzeitig, dass ich da jetzt durch muss. Am Ziel würde mein Baby warten. Auch mein Freund unterstützte mich sehr gut. Er legte mir kalte Waschlappen auf Stirn und Nacken, massierte mich, wenn ich es zulassen konnte, gab mir zu trinken, nahm mich in die Arme und hielt mich fest, wenn ich es brauchte. Ohne ihn hätte ich es nicht geschafft.

Zum Glück ging der Muttermund langsam, aber beständig auf. Ich bat meine Hebamme immer wieder, nachzumessen, denn umsonst wollte ich diese Schwerstarbeit nicht machen.

Und dann ging es an die Austreibung. Einige Male war das kleine Gesäß schon zu sehen, rutschte aber immer wieder hinein. Wir versuchten es in den unterschiedlichsten Positionen, aber ich schaffte es einfach nicht. Es war sehr frustrierend und ich war einfach nur noch fertig. Ich sagte es auch: „Ich wünschte, ich könnte nur zehn Minuten schlafen."

Aber mein Baby war ja noch nicht da.

Leider wurden dann die Herztöne schlechter und meine Hebamme entschied, dass wir jetzt gehen sollten. Mein Freund holte schnell die Kliniktasche, die wir für alle Fälle vorbereitet hatten, meine Hebamme spritzte mir ein Wehen hemmendes Mittel und wir gingen zum Auto und fuhren die zehn Minuten zur Klinik. Im Auto veratmete ich die sehr leichten Wehen gezielt in den Bauch, um meinem kleinen Schatz Platz zu geben. Ich hatte übrigens zu keiner Zeit Angst um mein Kind. Ich spürte, dass alles in Ordnung war. Unterwegs rief meine Hebamme im Kreißsaal an und kündigte uns an. Wir wurden mit einer Liege empfangen und ich wurde sofort in den Kreißsaal geschoben. Es wurde ein CTG angelegt, die Herztöne waren in Ordnung. Dann wurde ich noch vaginal untersucht. Ich empfand das alles als sehr unangenehm, da ich sehr berührungsempfindlich war. Außerdem war das Kreißbett viel zu klein, ich hatte Angst, dass ich herunterfalle. Der Oberarzt kam auch und stellte sich vor. Als ob mich das interessiert hätte.

Und dann setzten die Wehen wieder ein. Sofort rief eine Hebamme leise, dass der Oberarzt sofort kommen solle, das Kind komme schon! Ich wurde in den Vierfüßlerstand gehievt, der Arzt kam und ich hörte und spürte, wie er in der Wehenpause einen Dammschnitt machte, bevor ich irgendetwas sagen konnte. Das tat fürchterlich weh und ich wollte nicht mehr pressen aus Angst, in der Mitte auseinander zu reißen. Meine Hebamme, die als Privatperson mitgekommen war, nahm meine Hand und sagte: „Komm, press, dann kommt dein kleiner Schatz!“ Also presste ich und spürte, wie das Baby endlich aus mir herauskam. Die Wehe war vorbei, der Kopf steckte aber noch. Also sagte der Arzt, ich solle weiterpressen, damit der Kopf käme. Ich presste noch einmal und auch der Rest meines Babys flutschte aus mir heraus.

Die Hebamme rief: „Hups“, und ich spürte, wie mein Junge auf das Bett fiel statt aufgefangen zu werden. Sofort fing er an zu schreien, ich konnte nur durch meine Beine hindurch ein rosiges, kleines Etwas sehen. Mein Freund sollte sofort die Nabelschnur durchschneiden und dann war mein Baby weg, mit allen Ärzten aus dem Raum heraus. Ich hatte es nicht angefasst, nicht richtig gesehen, nicht gerochen, nur kurz gehört.

Mein Freund half mir, mich wieder auf den Rücken zu legen, und da begannen wieder die Nachwehen. Die Hebamme erklärte mir, dass jetzt noch die Plazenta kommen müsse, wies mich an zu pressen und drückte auf meinen Bauch und zog gleichzeitig an der Nabelschnur. Die Plazenta kam sofort ganz heraus, aber das Drücken auf meinen Bauch war unglaublich unangenehm und sehr schmerzhaft. Bevor die Hebamme ging, fragte sie noch, ob wir bleiben wollten und wir sagten, dass wir wieder nach Hause gehen wollten und plötzlich waren wir nur noch zu dritt. Meine Hebamme blieb noch kurz und sagte dann, dass sie zu uns nach Hause führe, aufräume und wir uns melden sollten, wenn wir wieder daheim seien, dann würde sie noch einmal vorbeikommen.

Zu zweit warteten wir gespannt, wann wir endlich unser Baby willkommen heißen konnten. Es kam aber niemand. Irgendwann läuteten wir nach der Hebamme, weil ich auch das Gefühl hatte, auszulaufen. Es kam wieder eine andere, die kurz auf meine Vagina sah und meinte, dass alles in Ordnung sei. Auf die Frage, wo unser Kind sei, blaffte sie uns an, dass es wohl eine Unverschämtheit sei, dass wir so spät in die Klinik gekommen seien und wir froh sein könnten, dass alles gut gegangen wäre. Wir waren sprachlos.

Etwas später kam auch wieder „unsere“ Hebamme, die meinte, dass unser Baby gleich komme und alles in Ordnung sei. Wir warteten weiter.

Nach 45 Minuten kam die Kinderärztin mit unserem Kind, das schon eine Infusion liegen hatte und erklärte, dass das Knie luxiert (ausgerenkt) sei und eventuell operiert werden müsse. Außerdem sei der Po ganz rot und offen und das Baby würde deswegen

höchstwahrscheinlich eine behandlungsbedürftige Hyperbilirubinämie (Neugeborenengelbsucht) entwickeln. Aus diesen Gründen müsse er verlegt werden. Ich durfte ihn aber noch anlegen. An der ersten Seite klappte das auch sehr gut. Ich wusste, worauf es ankam und ließ mir und dem Kind viel Zeit damit. Als es an die zweite Seite ging, war die Hebamme wieder da und als sie sah, dass das Baby die Brustwarze nicht direkt in den Mund nahm, kam sie sofort und versuchte, mit ihren behandschuhten Händen die Brust in den Mund zu drücken. Als ich meinte, dass ich das schon schaffen würde, fragte sie nur, ob es denn an der ersten Seite geklappt hätte.
Und dann musste unser Baby schon wieder weg von uns. Ich bat meinen Freund, mit der Ärztin mitzugehen und es zu beschützen, weil ich noch liegenbleiben musste, der Schnitt musste ja auch noch vernäht werden.
Also war ich allein und die Ärztin nähte mich zu. Meine Hebamme hatte mir schon gesagt, dass es ein sehr langer Schnitt sei, und so fühlte es sich auch an. Die Hebamme dort sagte, dass es höchstens zwei Zentimeter wären, aber die Ärztin nähte ungefähr eine Viertelstunde.
Irgendwann kam mein Freund wieder und erzählte mir, wo unser Baby untergebracht sei und dass die Kinderschwester recht nett sei. Mir war alles egal, ich wollte das Kind selbst sehen. Nach einer ewig langen Zeit durfte ich endlich aufstehen und auf die Toilette gehen, danach mich anziehen und in einen Rollstuhl setzen. Wir fuhren dann mit der Hebamme kurz auf die Kinderstation und dann weiter in mein Zimmer. Natürlich ließ ich mich stationär aufnehmen, denn ohne mein Kind wollte ich nirgendwohin gehen. Auf dem Weg zu meinem Zimmer erklärte mir die Hebamme, wie ich abpumpen sollte, falls ich unser Baby nicht anlegen können sollte. Ich war aber überhaupt nicht aufnahmefähig.
So schnell wie möglich waren mein Freund und ich aber schon wieder bei unserem Baby und wir kuschelten und ich legte ihn an.
Bis dahin war er auch schon vermessen und das Gewicht war sehr gering. Am nächsten Tag wurde noch einmal gewogen und es stellte sich heraus, dass es ein Messfehler war, das Kind wog eigentlich ein Kilo mehr.
Wir waren noch zwei Nächte in der Klinik. Mein Kind bekam einmal über die Infusion ein Schmerzmittel und wurde einmal geröntgt. Am Entlasstag mussten wir selbst zum Orthopäden, da er von der Kinderärztin zu spät informiert worden war und deshalb keine Zeit mehr hatte, sich unser Baby anzusehen. Das Knie war weder luxiert noch behandlungsbedürftig, und der Orthopäde versicherte uns, dass die Überdehnung normal für eine Beckenendlage sei und sich das wieder von allein gäbe. Der Bilirubinwert blieb im normalen Rahmen.
Ich durfte nicht jederzeit mit meinem Kind kuscheln, da es im Zimmer eine Klimaanlage gab und diese nur angeschaltet werden durfte, wenn alle Babys in ihren Bettchen lagen. Da der Zimmerschwester so heiß war, wollte sie die Anlage anmachen. Ich wurde dazu überredet, meinem Kind Formula zu geben, weil es alle zwei Stunden an die Brust wollte und das ein Zeichen dafür sei, dass es nicht satt werde. Mein Einwand, dass ich sogar noch nach dem Stillen Vormilch ausstreichen könne, wurde übergangen.

Am ersten Abend nach der Geburt habe ich mir massive Vorwürfe gemacht, dass ich dieses kleine, leichte Kind (die Maße waren noch nicht korrigiert) nicht aus eigener Kraft daheim hatte entbinden können. Bis heute mache ich mir Vorwürfe, dass ich meiner Hebamme zu Hause nicht klarer formuliert habe, dass ich eine Pause brauchte. Dass ich nicht „Stopp!" geschrien habe, als sie das Kind sofort nach der Geburt von mir weggenommen haben. Dass ich nicht das Kind auf eigene Verantwortung mit nach Hause genommen habe. Dass ich ihm Formula gefüttert habe trotz besseren Wissens.
Der Gedanke, dass die erste Erfahrung im Leben meines Babys Schmerzen waren und ich nicht da war, um es zu schützen, frisst mich auf. Jedes Mal, wenn es am Anfang im Schlaf geweint hat, habe ich mitgeweint, weil ich Angst hatte, dass es die Erlebnisse nach der Geburt durchlebt.
Der Dammschnitt war fünf Zentimeter lang, die Naht ging fünf Tage nach der Geburt wieder auf. Auf die Länge von einem Zentimeter ist die Naht nicht mehr zusammengewachsen. Sie tut heute noch beim Geschlechtsverkehr weh und ich fühle mich gedemütigt, dass einfach so, ohne ein Wort, geschnitten wurde. Es wurde nicht einmal eine Presswehe abgewartet, um zu sehen, ob der Schnitt überhaupt notwendig war.
Noch heute kann ich mir nur unter Tränen schöne Geburtsberichte durchlesen oder -videos ansehen, weil ich mir so sehr wünschte, dass auch mein Baby mir nach der Geburt auf die Brust gelegt worden wäre.
Was wir zu Hause gemacht haben: Mein Baby und ich hatten fast ständig Körper- und Hautkontakt. Entweder lag es auf mir oder ich habe es getragen. Natürlich schläft es bei uns. Ich stille so oft und so lange, wie es will. Wir haben außerdem ein Rebonding zu dritt im Bett gemacht: alle drei nackt, das Baby nass auf meiner Brust.

Geburtsverlauf basierend auf mütterlichem Bericht

Aus den Aufzeichnungen der Mutter ergibt sich

5. Woche: Schwangerschaftstest positiv

7. Woche: Herztöne positiv auf Ultraschall zu sehen

31. Schwangerschaftswoche (SSW): Geburtsvorbereitung

fragliche SSW: Kind noch in Beckenendlage > Rat zur Sectio

fragliche SSW: 2. Gynäkologe versucht äußere Wendung, misslingt

Tag 1	abends zu Hause
19h00	erstes Zeichnen
Tag 2	
04h00	erste Wehen
06h00	Wehen alle 4 min. Fruchtblase platzt > Wehen jede Min.
	Anruf Hebamme
	Hebamme kommt > 2x Homöopathika
Fragliche Uhrzeit:	Gesäß sichtbar, rutscht immer wieder hoch
Fragliche Uhrzeit:	Hebamme sagt: Schlechte Herztöne > gibt Wehenhemmer intramuskulär

In der Klinik:

CTG, HT normal > Wehen wieder stärker

Hebamme: Kind kommt > Info OA, sofort kommen

Mutter Vierfüßlerstand > Dammschnitt in der Wehenpause

Geburt spont. Expulsion, Kind schreit > Kind wird rausgetragen

Nach 45 min. Kind zurück:

> Infusion liegt

> Knie sei ausgerenkt > evtl. OP

> Po rot und offen > Gefahr der Hyperbilirubinämie

> müsse zur Kinderstation verlegt werden

> Kind wird zuvor noch gestillt

>Dammnaht (5 cm)

Zusammenfassung der mütterlichen Angaben von Eva-Maria Müller-Markfort

Medizinische Aspekte und ärztlicher Kommentar

Ein Originalgeburtsbericht liegt hier nicht vor. Dennoch lässt sich aus den Eckdaten eine unkomplizierte Schwangerschaft, ein zeitlich im normalen Rahmen für eine Erstgebärende (7-17 Stunden von Wehenbeginn an) liegende Geburt und ein relativ komplikationsloser Geburtsverlauf, sieht man vom kurzen Ortswechsel der Verlegung ab, erkennen. Auch den Umstand, dass es sich um eine Beckenendlage handelt und die Geburt zu weiten Teilen zu Hause erlebt wird, schmälern diese Tatsachen nicht.

Betrachten wir allerdings in diesem Kontext den Umgang des geburtsmedizinischen Personals mit Schwangerschaftsrisiken und dem Verhalten einschließlich der Interventionen während und nach der Geburt, entstehen hier die eigentlichen Komplikationen. Diskrepanzen zwischen eigenem Anspruch und Wirklichkeit, die sich vor allem in Abgrenzungsbemühungen zeigen, werden aber auch in den Schilderungen des subjektiven Erlebens der Schwangeren deutlich.

Schwangerschaft

Gleich zu Beginn der Schwangerschaft hören wir von einer der häufigsten, höchst überflüssigen missverständlichen Situation, wie sie leider in vielen gynäkologischen Praxen und bei zahlreichen schwangeren Paaren auftritt: Die Schwangere bemerkt schon bald nach Ausbleiben der Periodenblutung Befindlichkeitsveränderungen, ahnt die Schwangerschaft, die ohne Verzug mit einem jederzeit verfügbaren und überall erhältlichen Schwangerschaftstest festgestellt werden kann. Der Test mittels des in den Urinstrahl gehaltenen Teststreifens/-stäbchens führt frühestens ca. 14 Tage nach der Befruchtung der Eizelle zu einem Ergebnis mit einer Zuverlässigkeit von über 95 Prozent. Ob eine intakte Schwangerschaft vorliegt lässt sich jedoch mit Sicherheit erst dann sagen, wenn die klopfende Herzaktion des Embryos (= Keim oder Kindsanlage) innerhalb der Gebärmutterhöhle mittels einer Ultraschalluntersuchung dargestellt werden kann. Die Schwangere beschreibt dies sehr schön als *„winziger, vibrierender Punkt, der über den Bildschirm flimmert*". Dies ist allerdings erst ab 4 Wochen Embryoleben möglich, was der beginnenden 7. Schwangerschaftswoche entspricht.

Im gynäkologischen Praxisalltag gelingt es nicht immer, schwangere Frauen oder auch Paare davon zu überzeugen, noch etwas Geduld bis zur Durchführung der ersten Ultraschalluntersuchung, nämlich 3-4 Wochen nach dem ersten positiven Schwangerschaftstest, aufzubringen. Bei einer Ultraschalluntersuchung in der 5. Schwangerschaftswoche kann zwar eine Fruchthöhle in der Gebärmutter gesehen werden, aber noch keine Kindsanlage.[18]

Sinnvoller wäre es darum, eine Schwangere davon zu überzeugen, erst nach der 7. Schwangerschaftswoche eine Ultraschalluntersuchung durchführen zu lassen, dann, wenn wirklich eine aussagekräftige Information gewonnen werden kann.

Es muss hervorgehoben werden, dass die überwältigende Mehrheit der Schwangerschaften nach der erfolgreich stattgefundenen Einnistung des Embryos normal verläuft. Leider werden wir MedizinerInnen heute aus Gründen der juristischen Absicherung immer wieder darauf hingewiesen, möglichst detailliert, vollständig und frühzeitig auf die Risiken einer Schwangerschaft hinzuweisen.

Die für die Schwangere so beruhigende Internetrecherche wirkte sich in diesem Fall zwar entlastend für sie aus. Die intensive Nutzung von Internetforen ist aber meiner Erfahrung nach in der Schwangerschaft durchaus kritisch zu sehen. Es handelt sich in den meisten Fällen um ungeprüfte, unausgewogene und sehr subjektive persönliche Meinungen, die im Einzelfall zwar Anregungen geben können, sich vom Informationstypus her

---

[18] Ein ähnliches Bild zeigt sich auch bei Eileiterschwangerschaften, gestörten Frühschwangerschaften bzw. Frühaborten. Nur in 1-2% aller Schwangerschaften liegt der Embryo nicht in der Gebärmutterhöhle, handelt es sich also mit hoher Wahrscheinlichkeit um eine Eileiterschwangerschaft (3). Die Rate an gestörten Frühschwangerschaften ist relativ hoch und schwankt je nach betrachteter wissenschaftlicher Untersuchung (4). Es ist zwar nicht falsch, die geringe Wahrscheinlichkeit einer Eileiterschwangerschaft oder die Wahrscheinlichkeit einer gestörten Frühschwangerschaft zu erwähnen, in Anbetracht der frühen Schwangerschaftswoche, wäre aber etwas Zurückhaltung mit vorschnellen Prognosen angebrachter. (3) und (4) s. Medizinische Fachliteratur.

gesehen jedoch in nichts von konventionellen „*Ratgebern oder Fachbüchern (unterscheiden), die den Familien irgendwelche Rezepte vorsetzen*." Viele Internetforen bieten teilweise ebensolche „*hanebüchenen Rezepte*", von denen die Schwangere sich so gerne distanzieren möchte. Ob das nun der Wahrnehmung des eigenen Instinktes eher förderlich oder abträglich ist, sei dahingestellt.

Verständlich ist allerdings das Bedürfnis, den eigenen Weg im Umgang mit den ‚anderen Umständen', mit der neuen Situation Schwangerschaft zu finden. Dies wird meines Erachtens zunächst einmal mit der ungeprüften Übernahme von Pauschalurteilen (*Hausgeburten bedeuten „Risiken! Kein Arzt weit und breit!"*) oder mit stigmatisierender Abgrenzung von bestimmten gesellschaftlichen Gruppierungen („*Das machen nur Öko-Eso-Frauen!*") versucht.

Leider verhält sich die betreuende Gynäkologin in dieser Hinsicht keinen Deut besser. Ihr Kommentar zur Beckenendlage[19] des Kindes – *„die Gynäkologin riet uns sofort zur Sectio, da das Kind sonst stecken bleiben könnte, behindert wäre und wir uns das ganze Leben lang Vorwürfe machen würden"*- ist nicht nur fachlich als Fehlinformation zu werten, sondern spricht mit seinem abwertenden und einschüchternden Charakter für wenig Einfühlungsvermögen in die häufig besonders sensible Gefühlslage einer Schwangeren.

In Deutschland hält sich unter Gynäkologen und Gynäkologinnen das Vorurteil, dass Beckenendlagenkinder „stecken bleiben könnten" hartnäckig und wird zusammen mit anderen bildreichen und angsteinflößenden Horrorszenarien eingesetzt, um die Empfehlung zum geplanten Kaiserschnitt zu unterstreichen. Auch im vorliegenden Erfahrungsbericht der Schwangeren verfehlte diese Art der Information nicht ihre Wirkung.

Die Methode der äußeren Wendung besitzt einen hohen Stellenwert, um Kinder aus Beckenendlage mit wenigen Handgriffen schmerzfrei aber in Kaiserschnittbereitschaft in Schädellage zu bewegen (5). Sie kann ab der vollendeten 36.Schwangerschaftswoche ambulant und ohne Anästhesie durchgeführt werden. Die Überwachung der kindlichen Herztöne während und nach der Wendung sowie die Ultraschallkontrolle nach erfolgter Wendung sind obligatorisch. Diese relativ sanfte Vorgehensweise ist unspektakulär, kann aber nicht alle Beckenendlagenkinder dazu bewegen, die Schädellagenposition einzunehmen und auch in ihr zu verbleiben.

Trotz allem ist die Beckenendlagengeburt als Risikogeburt definiert und wird deshalb normalerweise nicht geplant als Hausgeburt durchgeführt. Ob für eine Schwangere die Möglichkeit einer Hausgeburt in Frage kommt, liegt im Ermessen der begleitenden Hebamme, die dafür die volle Verantwortung trägt. Es gibt weltweit zahlreiche Untersuchungen, die Hausgeburten und Klinikgeburten miteinander vergleichen – am bekanntesten

[19] Beckenendlage s. Stichwortverzeichnis

sind große Studien in den Niederlanden (6,7), in Großbritannien (8) und in den USA (9) – die bezüglich Risikoerwägungen keinen signifikanten Unterschied zwischen den beiden Geburtsarten ergeben, vorausgesetzt, dass dieselben Voraussetzungen miteinander verglichen werden. In Deutschland zeigen Erhebungen der „Gesellschaft für Qualität in der außerklinischen Geburtshilfe“, dass außerklinische Geburten ähnlich sicher sind wie klinische Geburten (10). Auch die Bundeszentrale für gesundheitliche Aufklärung in Deutschland sieht das so: „Können alle absehbaren Komplikationen ausgeschlossen werden, ist nichts gegen eine Geburt in den eigenen vier Wänden einzuwenden“ (11).

Liest man die Stellungnahme des Berufsverbands der Gynäkologen in Deutschland zu Hausgeburten (12, 13), wird deutlich, dass hierzulande gerade beim geburtsmedizinischen Personal große Skepsis bis hin zu deutlicher Ablehnung gegenüber Geburten außerhalb der Kliniken herrscht. Das dürfte auch die offene Ablehnung erklären, die die Schwangere nach der Geburt in der Reaktion der Hebamme im Kreißsaal zu spüren bekommt („*Auf die Frage, wo unser Kind sei, blaffte sie uns an, dass es wohl eine Unverschämtheit sei, dass wir so spät in die Klinik gekommen seien und wir froh sein könnten, dass alles gut gegangen wäre*“).

Jährlich entscheiden sich in Deutschland ca. 10 000 Frauen, das sind ca. 2% der Gesamtgeburtenzahl, ihr Kind zu Hause oder im Geburtshaus zur Welt zu bringen. Diese Frauen setzen ihr Vertrauen in ihre eigenen Ressourcen mit dem fachkundigen Beistand einer Hebamme. Sie wollen die Technik und medizinische Unterstützung einer Klinik nur im Bedarfsfall in Anspruch nehmen. Sie fühlen sich sicher im vertrauten Umfeld, wollen ihr Kind ungestört im eigenen Rhythmus gebären, ohne unnötige Eingriffe oder Verletzungen (10).

Für die Schwangere im vorliegenden Erfahrungsbericht waren der Wunsch, sich während der Geburt „*so bewegen und geben (zu) können, wie sie es brauchte*“ und „*die Angst vor Kontrollverlust*“ in der Klinik, also vor zu viel unkontrollierbarer Fremdbestimmtheit, letztlich starke Motive, sich für eine Hausgeburt zu entscheiden.

Geburt

Die Geburt verläuft zunächst problemlos, sowohl von der Wehentätigkeit als auch vom Geburtsfortschritt her gesehen. Mit der Austreibungsphase sind die Herztöne nicht mehr optimal, was immer auf Stressfaktoren beim Kind hinweist. Welches Ausmaß der kindliche Stress tatsächlich annimmt und ob sich dadurch eine echte Gefahrensituation anbahnt, wird aus dem Bericht und mangels Unterlagen nicht ersichtlich. Zusammen mit der erstmals eintretenden Verzögerung im Geburtsfortschritt sieht sich die verantwortungsvolle Hebamme veranlasst, in Ruhe eine Klinik aufzusuchen. Sowohl der Gebärenden als auch dem Kind nützt dabei das für die Fahrt gespritzte wehenhemmende Mittel: Es tritt vorübergehend Entspannung und Erholung für beide ein, die danach die Geburt sogar erleichtern. So stellt sich dies auch im vorliegenden Bericht dar:

Das Kind wird problemlos kurz nach der Ankunft in der Klinik spontan geboren. Dass der Kreißsaaloberarzt einen Dammschnitt durchführt, dürfte eher vorsorglichen Charakter haben. Eine größere Notwendigkeit als bei der Geburt eines Kindes aus Schädellage ist für den Dammschnitt bei einer Beckenendlagengeburt im Vierfüßlerstand jedoch nicht vorhanden. Auch die darauffolgende schnelle Entfernung des Kindes von der Mutter, das vermeintlich luxierte Knie, der offene rote Po und schließlich die Verlegung des Kindes auf die Kinderstation zeugen von der Verunsicherung des geburtsmedizinischen Personals (Arzt und Kreißsaalhebamme), die Beckenendlagengeburten nicht mehr routinemäßig und täglich betreuen.

Nach und nach stellt sich heraus, dass alle Befürchtungen etwas voreilig waren: Ein überdehntes Knie beim normal geborenen Beckenendlagenkind ist normal und bleibt ohne langfristige Folgen. Der offene rote Po hat eher etwas mit der geburtsmechanisch bedingten Mehrbelastung des vorangehenden Kindsteils zu tun, und hat rein gar nichts mit der häufigen und gut behandelbaren Hyperbilirubinämie[20] zu tun. Das Nähen des Dammschnitts wird von den erschöpften Gebärenden subjektiv häufig als übermäßig langwierig und schmerzhaft empfunden. Objektiv dauert die standardmäßige Versorgung eines Dammschnitts höchstens 10 Minuten; es wird in Schichten genäht, um ein kosmetisch gutes Ergebnis zu erhalten.

Eine Spontangeburt bei Beckenendlage des Kindes kann genauso gut und komplikationslos sein und erlebt werden wie die Geburt eines Kindes in Schädellage. Zentral ist dabei allerdings, dass nur geburtshilflich darin erfahrenes Personal – Hebammen wie Ärzte oder Ärztinnen – mit einbezogen werden. Um einen möglichst reibungslosen Ablauf zu gewährleisten, sollten sich die Schwangere, ihre Hebamme und das betreuende ärztliche Personal vor der Geburt kennengelernt haben. Eine Beckenendlagengeburt nach risikoloser Schwangerschaft und mit komplikationslosem Geburtsverlauf ist mit erfahrenen GeburtshelferInnen auch in einer Klinik ohne Kinderklinik gut aufgehoben.

Ulrike Bös

[20] s. Stichwortverzeichnis

Therapeutische Aspekte und Reflexionen

Isabels Bericht führt zunächst auf einen sorgfältig recherchierten Weg, der in Richtung Hausgeburt weist. Sie informiert sich, studiert Erfahrungsberichte im Internet, filtert und hört auf ihre „Instinkte“. Authentisch schildert sie, wie sie überlegt und erwägt und vom Freund unterstützt wird. Auch mögliche Sorgen der eigenen Mutter funken in diesen Prozess hinein. Eine Klärung mit ihr bringt zwei Ergebnisse: Sorgen ja und gleichzeitig volle Unterstützung der Entscheidung der Tochter. Das ist ein gutes Fundament.

Die anfänglichen „schlimmsten vierzehn Tage“ ihres bisherigen Lebens waren hausgemacht. Eine Ärztin spricht von Gefahren einer Eileiterschwangerschaft und versetzt die Schwangere in Ängste. Isabel recherchiert im Internet und erfährt, dass der Herzschlag erst sicher ab der 7. Lebenswoche zu sehen ist. Halten wir fest: Eine Gynäkologin verunsichert diese schwangere Frau, die sich durch Eigenrecherche im Internet beruhigen kann. Nun ist sie erleichtert, und es beginnt eine sehr schöne Zeit der Schwangerschaft.

Isabel wird sich immer sicherer, eine Hausgeburt zu wollen, und sie wird von ihrem einfühlsamen Partner darin bestärkt. Sie sucht sich eine Hausgeburtshebamme und wechselt zwischen Ärztin und Hebamme hin und her, anscheinend mühelos.

Warum sich manche Kinder sehr spät oder gar nicht in die günstigere Schädellage drehen, wissen wir nicht genau. Hebammen-Erfahrungswissen könnte da hinzugezogen werden. Es wird jedoch kaum abgerufen. Isabel will eine Spontangeburt zu Hause versuchen, weil sie Angst vor der Klinik hat. Als Klinikmitarbeiterin möchte sie vor allem eins vermeiden: An diesem Ort Patientin sein. Die Hebamme trifft mit ihr eine feste Verabredung, unter welchen Bedingungen ohne Diskussion verlegt wird.

Für das, was nun in der Klinik folgt, fehlen passende Worte: Es liest sich wie ein schlechter Film, wie ein Programm, das sich verselbständigt: Untersuchungen, CTG, ungefragter Dammschnitt noch vor der ersten Presswehe, das Kind fällt auf die Unterlage, statt aufgefangen zu werden, wird weggetragen, wortlos. Ohne Begründung, ohne Information verlassen die Ärzte mit Kind den Raum. Nach 45 Minuten werden die Eltern angeblafft, es sei eine Unverschämtheit, so spät in die Klinik gekommen zu sein. Sie sollten froh sein, dass... Die Eltern reagieren geschockt, sprachlos, empört. Entsprechend sind ihre Schuldgefühle gegenüber dem Kind, es nicht besser geschützt zu haben.

Keine der Verdachtsdiagnosen und Szenarien, die in den Raum gestellt werden, bestätigen sich: Das Kind habe Untergewicht (Falschmessung), eine Hyperbilirubinämie werde wahrscheinlich, das Knie sei ausgerenkt, müsse möglicherweise operiert werden, der Po sei ganz rot und offen. Alle Symptome bleiben, so stellt sich heraus, im Bereich normaler Beobachtungen bei einer Becken-Endlage-Geburt.

Die nachgeburtliche Bindung wird durch die Trennung des Kindes von seiner Mutter ohne Not gestört. als gäbe es zur Bindungsentwicklung keine vierzigjährige Forschung. Die WHO Richtlinie[21], dass es nicht gerechtfertigt sei, Mutter und Kind zum bloßen Zwecke der Beobachtung voneinander zu trennen, scheint nicht bekannt zu sein.

Betroffen macht die Tatsache, dass das Paar auf ein Klinikteam trifft, das Macht zelebriert. Die Eltern setzen uns über die erlebte Ungeheuerlichkeit in Kenntnis. Tief sitzt die Verletzung. Unverständnis seitens der unmittelbaren Angehörigen oder Freunde können eine zusätzliche Bürde sein. Vielleicht fehlt einfach auch nur die Vorstellungskraft, dass so etwas möglich sei.

Welche Ressourcen wird dieses Kind mit auf den Lebensweg bekommen haben? Die Mutter erlebt abgesehen von den ersten vierzehn Tagen eine fast sorgenfreie und schöne Schwangerschaft. Isabel lässt nur das Nötigste an Untersuchungen zu und genießt ihre Zeit inklusive der Freistellung im Beruf. Sie hört sich um und studiert Erfahrungsberichte. Die bestätigen, welchen Weg sie gehen will. Das Baby wollte sich bis zuletzt nicht drehen. Mich beeindruckt, dass Isabel sich damit abfindet und einfach anerkennt: „Mein Baby sitzt eben". Ein gutes und sicheres Gefühl, voller Respekt gegenüber diesem Kind wird deutlich. Das ist eine sehr verlässliche Basis für die Mutter-Kind Beziehung. Sie und der Vater des Kindes sind vorbereitet, auch für eine unvermeidliche Geburt im Krankenhaus.

Die Aufgabe des Vaters besteht vor allem darin, entsprechend den Anleitungen von Hebammen zu unterstützen. Väter ersetzen die in früheren Jahrzehnten vorhandenen Mütter und weiblichen Familienangehörigen. Die können nicht einfach wegfallen, wie wir sehen. Dann wären Frauen nämlich vollständig dem System der Geburtsmedizin ausgeliefert. Dann gäbe es noch nicht einmal mehr Zeugen für subtile und offene Gewalt, durch sprachliche Demütigungen, durch Medikamente oder durch Technik. „Ohne ihn hätte ich es nicht geschafft", sagt die Mutter. Eine stabile Grundlage für die kleine Familie wird sichtbar.

Das Personal in der Klinik hätte einfach nur hinzuschauen brauchen, wie viel Kompetenz da war, und auch, wie viel Angst. Es wäre angebracht gewesen, dort anzusetzen, wo das Elternpaar stand.

Folgende Fragen wirft der Bericht dieses Paares auf:

---

21 WHO, Welt-Gesundheits-Organisation, Richtlinien s. Anhang

Mit welchem Recht

- tragen Ärzte und Hebammen ein Neugeborenes für 45 Min. fort, ohne ein Wort der Erklärung?

- werden Vater und Mutter allein und im Ungewissen gelassen?

- wird das Paar angeblafft?

- wird Isabel daran gehindert, ihr Kind mit ausreichend Zeit zu stillen?

- wird frisch entbundenen Eltern mit Prognosen „gedroht“?

Isabel und der Vater des Kindes finden zurück zu sich und ihrem Baby. Das Elternpaar ist sich einig, dass sie zusammen mit dem Kind ihr Nest bauen und festigen wollen.

Die Schuldgefühle, welche die junge Mutter plagen, kann sie umwandeln in die Artikulation ihrer schlimmen Erfahrung. Der erste Schritt war, diesen Bericht zu verfassen. Sie weiß, nur dann wird sich etwas ändern, wenn Mütter und Väter aufhören, zu glauben, sie seien in der Opferrolle gefangen.

Eltern erleben während der Geburt Klinikroutine und medizinische Eingriffe in aller Regel einschüchternd. Nur menschliche Nähe und Vertrauen führen dazu, dass Gelassenheit entstehen kann, nichts anderes. Väter, die der Mutter ihres Kindes beistehen wollen, werden der Klinikroutine mit unterworfen. Das ist einer der großen Mängel, den Kliniken bisher nicht oder nur begrenzt beseitigen konnten.

Werdende Eltern wissen mehr über ihr Kind als jedes Fachpersonal. Sie hatten neun Monate Zeit zum Kennenlernen. Diese vorgeburtliche Bindung ist es, die hilft, die Klippe der Geburt, den Übergang vom ersten ins zweite Zuhause heile zu überstehen.

Mutter und Vater brauchen nach der Geburt etliche Monate, um sich auf das Kind einzustellen. Die Anpassung an den neuen Tagesrhythmus und die Bedürfnisse eines so kleinen Kindes sind kräftezehrend. Da hat kaum ein Elternpaar Zeit und Ressourcen, sich rückwärtsgewandt noch einmal mit der Geburt auseinanderzusetzen. Aber es kommen bessere Zeiten, und die sollten dann genutzt werden.

Isabel und ihr Partner haben nach mehreren Jahren den Entschluss gefasst, ihr Erlebnis zu veröffentlichen. Sie hoffen, ähnlich betroffene Eltern damit zu ermutigen, diesen Schritt ebenfalls zu gehen.

Irene Behrmann

TINA

Eine „medizinische“ Geburt. Unnötige Eingriffe

Im Folgenden geht es um die medizinisch geprägte Geburt eines ersten Kindes im Krankenhaus, mit der die Mutter aus heutiger Sicht sehr unglücklich ist. Tina zeichnet realistisch den von ihr erlebten Klinikalltag nach. Sie steht zu ihrer Entscheidung, ins Krankenhaus gegangen zu sein. Der Wunsch, sich dem Erfahrungswissen des Klinikpersonals anzuvertrauen, ist für sie naheliegend gewesen. In der Wirklichkeit erlebt sie Routine und Entscheidungen über ihren Kopf hinweg. Sie zieht fürs zweite Kind die Konsequenzen. Sie sagt: „Ich hatte eine medizinische Geburt bestellt – ich habe eine bekommen“. Dieser Bericht ist nur eingeschränkt für schwangere Frauen geeignet. Die vielen Eingriffe können Ängste auslösen.

Nach starken Kontraktionen, die mich aber eher an Regelschmerzen erinnerten, erwachte ich am Morgen des 07.07. Nach einem kurzen Toilettengang setze ich mich aufs Bett und hörte ein Geräusch aus meinem Bauch – wie ein Luftballon, der unter einer Bettdecke platzt. Das war kein Tritt, das war mir sofort klar. Ich ging wieder ins Bad und verlor auf dem Weg dorthin schon eine auffällige Menge Flüssigkeit. Da ich kurz vorher auf der Toilette gewesen war, war mir ziemlich schnell klar, dass das wohl Fruchtwasser sein musste. Erfreut ging ich zurück zu meinem Mann, um ihn zu wecken und die anstehende Geburt anzukündigen.
Es war genau eine Woche vor errechnetem Geburtstermin, das Kind lag schon seit Wochen tief im Becken und es gab keinen Grund, in Panik auszubrechen. Ich legte mich wieder hin, um auf das Einsetzen der Wehen zu warten. Kaum lag ich, hatte ich auch schon die erste. Die nächste folgte bereits nach 5 Minuten. Die übernächste auch. Wir

standen also auf, um uns für die Fahrt ins Krankenhaus bereit zu machen. Wir duschten kurz, mein Mann frühstückte und ich rief meine Familie im 400 Kilometer entfernten Ruhrgebiet an, damit diese sich auf den Weg machen konnte. Es war abgesprochen, dass unsere Eltern und mein Bruder am Tag der Geburt zu uns kommen würden, um das neue Kind zu besichtigen.

Nachdem alles erledigt war, machten wir uns auf den etwa 30 Kilometer langen Weg zur Klinik. Die ganze Fahrt über hatte ich kräftige, regelmäßige Wehen. Wir kamen im Krankenhaus an und ich wurde ins Vorbereitungszimmer geführt. Man stellte fest, dass mein Muttermund bereits etwa 7 Zentimeter geöffnet war. Jemand versuchte, mir einen Zugang zu legen und erst im vierten Anlauf fand er eine Stelle, ausgerechnet am Handgelenk, an der es klappte. Total zerstochen (und entnervt) bekam ich auf eigenen Wunsch noch einen Einlauf und wurde dann direkt in den Kreißsaal geführt. Kaum dort angekommen, verspürte ich die erste Presswehe.

Irritiert über den raschen Fortschritt legten mich die Hebammen auf das Bett um noch einmal meinen Muttermund zu überprüfen – inzwischen voll eröffnet. An dieser Stelle verschwimmt meine Erinnerung etwas. Ich hatte relativ große Abstände zwischen den Presswehen, sie kamen etwa alle 10-15 Minuten. Die Hebammen dirigierten mich von einer Gebärposition in die nächste. Auf den Ball, auf den Hocker, im Sitzen, auf dem Bett, wieder anders. Irgendwann war ich nur noch genervt, verweigerte jede Kooperation und habe mich auf das Bett gelegt. Ich wollte nur noch meine Ruhe haben, diese ständigen „Stellungswechsel", die vielen gut gemeinten Ratschläge, das war alles nichts für mich. Ich war inzwischen an den Wehentropf angeschlossen worden und die Dosis wurde ständig erhöht (erzählte mir mein Mann hinterher), die Stelle für den Zugang lag so ungünstig, dass ich mich beim Pressen kaum aufstützen konnte, ohne große Schmerzen zu verspüren. Das Wehenmittel tat seine Wirkung, die Abstände der Presswehen verkürzten sich, die Zeit verging.

Die kürzeren Press-Abstände laugten mich aus, mein Handgelenk schmerzte, ich presste im Hocken, aber das Kind kam trotzdem nicht heraus. Meine Tochter war sehr klein und ich sehr groß – sie rutschte nach jeder Wehe wieder im Geburtskanal nach oben. Nach vielen, vielen Presswehen drückte die Gynäkologin auf meinen Bauch, um das Hochrutschen zu verhindern. Nachdem sie keinen Erfolg hatte, wurde sie von einem kräftigeren Mann abgelöst.

An diesen Teil der Geburt habe ich so gut wie keine Erinnerung, die Abstände der Presswehen waren auf einen winzigen Augenblick der Regeneration zusammengeschrumpft. Es gab nur noch Pressen – nichts, was um mich geschah, habe ich wirklich bewusst wahrgenommen. Insgesamt war ich etwa 3 Stunden im Kreißsaal unter Presswehen. Am Ende rutschte meine Tochter doch noch heraus. Die Nabelschnur um den Hals, eine kleine Sternguckerin in Vorderhauptslage. Ihr wütendes Protestgeschrei habe ich heute noch voll Stolz in Erinnerung.

Nachdem sich auch eine Stunde später und nach diversen Behandlungsmethoden der Hebammen die Plazenta noch nicht gelöst hatte, wurde sie (sehr schmerzhaft) durch einen kräftigen Ruck an der Nabelschnur vom Oberarzt entfernt, jedoch leider nicht

vollständig, so dass noch eine Ausschabung unter Vollnarkose vorgenommen werden musste.
Jetzt, nachdem ich 4 Jahre Zeit hatte, darüber nachzudenken, was da eigentlich passiert ist, setze ich, als Resultat dieser Überlegungen, keinen Fuß mehr zum Gebären in ein Krankenhaus.
Zusammengefasst bin ich mit wehentreibenden Mitteln vollgepumpt worden, obwohl ich mit kräftigen Presswehen loslegte – der routinemäßig gelegte Zugang für das Wehenmittel aber so geschmerzt hat, dass ich mich darauf konzentriert habe. Dieser unsinnige winzige Eingriff hatte also letztlich einen medikamentösen Eingriff zur Folge. Meine Plazenta wurde mit Gewalt vom Oberarzt aus mir herausgerupft, was eine Ausschabung mit Vollnarkose zur Folge hatte – das hat er bestimmt nur gut gemeint, aber es war trotzdem ein unnötiger Eingriff. Es gibt schließlich andere Mittel und Wege, aber auf „Kind anlegen und mich mal in Ruhe lassen" ist keiner gekommen. Nachdem vier Personen mir gesagt hatten, ich müsste jetzt mal dringend meine Plazenta gebären, lief bei mir eben nichts mehr. Deshalb: Kein Krankenhaus. Nie wieder! Die machen Probleme, die man ohne sie nicht hätte, und reden einem dabei auch noch ein, man hätte Glück gehabt, im Krankenhaus gewesen zu sein! Wer weiß, was „draußen" hätte passieren können!

Schriftliches Interview zwischen Tina und Irene Behrmann

Da Tina sich zurzeit auf ihr zweites Kind vorbereitet, haben wir uns auf ein schriftliches Interview verständigt, um den ersten Bericht noch etwas zu erweitern.

IB.: Fühlten Sie sich vor der Geburt Ihres ersten Kindes ausreichend informiert?

Tina: *Ich habe mich damals umfassend informiert gefühlt, hatte auch keine Angst vor der Geburt, sondern war sehr gespannt auf das, was auf mich zukommt.*

IB: Was hat Ihnen gefehlt, so dass Sie gar nicht auf eine außerklinische Geburt gekommen waren?

Tina: *Mir fehlte allenfalls Erfahrung mit der Geburt, – ich wusste nicht, wie gut ich selbst mit dieser Situation klarkomme. Keine Information der Welt hätte mich auf die Idee gebracht, außerklinisch zu gebären. Ich habe zwar mit einem Geburtshaus „geliebäugelt", war aber nicht besonders fixiert auf diesen Gedanken. In der Nähe unseres Wohnortes gab es so etwas nicht, also war das auch kein Thema und ich war zufrieden mit der Klinik. Eine Hausgeburt wäre nie für mich in Frage gekommen, aus ganz prakti-*

schen Gründen: Viel Blut, viel Fruchtwasser – das soll doch bitte jemand anderes wegmachen, während ich mit meinem Mann unser Kind genieße.

IB: Haben Sie die Klinik als vertrauenswürdigen und Sicherheit gebenden Ort angenommen?

Tina: *Ja, irgendwie schon. Ich dachte mir, die wissen schon, was zu tun ist, wenn es schwierig wird, und ich bin ja nicht allein. Mein Mann wird mich unterstützen und beschützen.*

IB: Sie beschreiben diesen Zugang, die Verweilkanüle, die man Ihnen gleich am Anfang setzte und die Sie am Handgelenk schmerzte und ablenkte. Was folgt daraus? Meinen Sie, eine Gebärende könnte so etwas verhindern?

Tina: *Für mich folgt daraus: Keine Klinikgeburt mehr, keine Medikamente zu akzeptieren, wenn sie nicht zwingend notwendig sind. Und ja, ich glaube, eine Gebärende kann das verhindern, wenn sie willensstark ist und den Ärzten ihren Wunsch entsprechend mitteilt. Damals dachte ich, das „muss sein". Heute weiß ich, dass ich persönlich auch im Krankenhaus so etwas nicht mehr zulassen würde.*

IB: Dann beschreiben Sie, dass die Hebamme Sie dauernd in eine andere Position dirigierte. Was folgt daraus, welche Empfehlung möchten Sie Gebärenden für solch einen Fall geben?

Tina: *Ich habe meine Hebamme (für die bevorstehende/anstehende Geburt) gebeten, mich in Ruhe zu lassen, bis ich um Hilfe bitte. Bei der ersten Geburt dachte ich eben, die wissen, was sie tun – und du weißt es eben nicht. Als es mir zu bunt wurde, habe ich mich dann ja auch verweigert.*

IB: Ich möchte Sie fragen, wo Ihr Kind war, während Sie unter Narkose standen?

Tina: *Da, wo es in so einem Fall hingehört: Auf dem Arm vom Papa!*

IB: Hatten Sie genug Zeit, um Ihr Kind zu genießen?

Tina: *Ich musste fast darum betteln, endlich aus dem Nebenraum des Kreißsaals in mein Zimmer gebracht zu werden. Ich wollte meine Familie sehen, die extra zur Geburt angereist waren. Ich bin eben ein Familienmensch und wollte so schnell wie möglich das kleine Wunder präsentieren.*

IB: Sie schreiben von diversen Methoden, um die Plazenta zum Ablösen zu bringen und dann von dem schmerzhaften Rupfen an der Nabelschnur. Glauben Sie, dass Gebärende einen Einfluss auf solch eine Handlung nehmen könnten, evtl. schon im Vorfeld?

Tina: *In diesem Fall: Nein. In Krankenhäusern ist der Zeitplan eng, der Oberarzt entscheidet und wird immer mit „medizinischer Notwendigkeit" argumentieren – die man als Gebärende kaum in Frage stellen kann. Ist auch nicht so, als ob er vorher groß gefragt hätte. Das wurde über meinen Kopf hinweg entschieden und in der Situation ist man einfach machtlos. Deswegen wieder: Diesmal geht's ins Geburtshaus!*

IB: Ich möchte Sie fragen: Was könnten andere Mütter von Ihnen lernen?

Tina: *Ich habe meine Erfahrungen gemacht und anstatt darüber zu jammern, versuche ich es diesmal anders. Ich hatte eine „medizinische Geburt" bestellt – ich habe eine bekommen. Diesmal möchte ich eine natürliche Geburt. Ich bin gelassen und freue mich schon sehr.*

Anmerkung der Autorinnen: Das dritte Kind der Familie ist tatsächlich geborgen und in Ruhe im Geburtshaus geboren, während dieses Buch fertiggestellt wird. Sowohl der Mutter als auch dem Kind geht es bestens.

Abschrift des Geburtsprotokolls

39. SSW, zweites Kind

Es liegt nur eine kurze, einseitige Zusammenfassung aus der Klinik vor.

„Eröffnungszeit:	03h40 Std.
Austreibungszeit:	02h30 Std.
Plazentageburtszeit:	00h50 Std.

Aufnahme Kreißsaal:	[Zeit?]

Blasensprung [-sprengung]	05h50 [fraglich ob interveniert wurde]*
Wehenbeginn	06h00
MM vollständig	09h30
Beginn der Pressperiode	11h15
Geburt	11h56
Geburt der Plazenta	12h50

Geburtshilfliche Epikrise.

Aufnahme..., unauffälliger Schwangerschaftsverlauf, frühzeitiger Blasensprung, beginnende

Wehentätigkeit, unauffällige Eröffnungsperiode, etwas protrahierte [verzögerte] Austreibungsperiode, Oxytozinunterstützung [Wehentropf]*, Kristellerhilfe, medio-lateraler Dammschnitt.

Spontanpartus eines Mädchens aus II. h VHL, Apgar 9/10/10,

Plazenta folgt nach 2x 3IE Oxytocin nicht spontan > Hinzuziehung OA

Plazenta folgt nun spontan auf Cordtraction, scheint jedoch unvollständig

Indikation zur Nachkurettage (Weiteres siehe OP Bericht)."

*Zusätze von Eva-Maria Müller-Markfort in eckige Klammern gesetzt dienen dem besseren Verständnis

Transkription von Eva-Maria Müller-Markfort

Medizinische Aspekte und ärztlicher Kommentar

Nach frühzeitigem Blasensprung und kräftigen Wehen erlebt die Schwangere eine rasche Eröffnungsphase, der eine etwas verlängerte Austreibungsphase folgt. Interventionen in Austreibungsphase und Nachgeburtsperiode orientieren sich zwar an üblichen Klinikstandards, lassen aber insgesamt keine dringliche Notwendigkeit erkennen. Es bleibt fraglich, ob dadurch nicht erst pathologische Verläufe produziert werden. Die Wahrnehmung der Gebärenden von der Geburt wird von diesen negativen Klinikerfahrungen geprägt und lässt eine unkompliziert verlaufene Schwangerschaft, sowie die problemlos verlaufende Eröffnungsphase der Geburt in den Hintergrund treten.

Geburt

Die Fruchtblase springt frühzeitig, d.h. während der Eröffnungsperiode unter regelmäßigen, kräftigen Wehen. Die Schwangere weiß bereits, dass das kindliche Köpfchen fest im Beckeneingang liegt und es deshalb *„keinen Grund (gibt), in Panik auszubrechen“*. Im weiteren Verlauf präsentiert sich eine häufig auftretende Situation: nach rascher Eröffnungsphase folgt die Austreibungsphase mit Presswehen, aber die Wehen werden nun ‚kurz vor Schluss' plötzlich seltener und schwächer.

Wie für alle Arbeitsvorgänge in großen Unternehmen, also auch in Kliniken, hat man zur Beschreibung des natürlichen Geburtsverlaufs Standards entwickelt, die ursprünglich dazu gedacht waren, die Qualität der Geburtsbetreuung zu verbessern. Voraussetzung dafür ist die Definition von Grenzwerten. Also: Wieviel Zeit sollte für die jeweilige der 3 Geburtsphasen verstreichen, und was ist zu tun, wenn diese Orientierungszeiten überschritten werden.

Die Geburtsphasen – Eröffnungsperiode, Austreibungsperiode und Nachgeburtsperiode – bilden fließende Übergänge und können zeitlich deshalb nur annähernd eingegrenzt werden(1)[22]. Die Dauer der Eröffnungsphase wird mit 7 bis 17 Stunden bei der Erstgebärenden (14), die Austreibungsphase mit 1-2 Stunden bei Erstgebärenden ohne PDA und bis zu 3 Stunden mit PDA (15,16) angegeben. Diese Zeitangaben sollten jedoch nicht als striktes Limit verstanden werden, gibt es doch Gründe für ein verlangsamtes Tiefertreten des kindlichen Köpfchens in der Pressperiode, wie z.B. ungenügende Austreibungskräfte oder ein noch nicht ausrotiertes kindliches Köpfchen, was soviel bedeutet wie: Das Kind muss erst noch die optimale Position zum Durchgleiten des Geburtskanals finden. Oder wie im vorliegenden Fall: eine hintere Hinterhauptslage, bei der das Gesicht des Kindes

[22] s. Medizinische Fachliteratur, Teil III

zum Bauch der Mutter blickt, was häufig als „Sternengucker“ bezeichnet wird. Greift man in diese Prozesse ein, kann das für das Kind schädlichere Folgen haben als ein zuwartendes Verhalten mit verlängerter Pressperiode.

Im vorliegenden Geburtsbericht lassen die Wehen nach. Weder im Geburtsprotokoll noch im Erfahrungsbericht gibt es einen Hinweis, dass es dem Kind oder der Gebärenden schlecht geht und dass sich Gefahr ankündigt. Abwartendes Verhalten und das Akzeptieren der vorübergehenden Entspannung der Wehentätigkeit wären in diesem Fall – auch medizinisch – vertretbare Alternativen zu intensivierten Turnübungen und zum Einsatz eines Wehentropfes. Dass der mangelnde Geburtsfortschritt in diesem Fall nicht an der fehlenden Presskraft liegt, sondern eher in der noch nicht optimierten Position des Kindes im Geburtskanal zu suchen ist, darauf weist das immer wieder zurückrutschende Kind hin.

In dieser Situation ist geduldiges Abwarten möglicherweise effektiver und schonender für Mutter und Kind als aktives Eingreifen in Form von Wehentropf und Kristellerhandgriff[23]. Noch nicht einmal hinsichtlich der Standardzeiten für Eröffnungs- und Austreibungsperiode besteht die Notwendigkeit, zu intervenieren.

Besteht Gefahr für Kind oder Mutter? Oder weshalb wird eine mediolaterale[24] Episiotomie[25] durchgeführt? Zahlreiche Untersuchungen zeigen, dass die Häufigkeit eines Dammschnitts nicht nur in den europäischen Ländern stark variiert, sondern sogar in Abhängigkeit von Gepflogenheiten der einzelnen Kliniken eine breite Streuung zeigt (90% in England, 8% in den Niederlanden (17)). Der Wert des Dammschnitts zur Vorbeugung einer späteren Beckenbodenschwäche ist umstritten und nicht eindeutig belegt. Verschiedene Studien vertreten die Ansicht, dass die routinemäßige Durchführung eines Dammschnitts abzulehnen sei (18). Im vorliegenden Fall finden wir keinen Hinweis auf die medizinische Notwendigkeit eines Dammschnitts.

In der Nachgeburtsperiode kommt es zur Lösung und Ausstoßung der Plazenta. Die übliche Dauer einer medikamentös nicht beeinflussten Plazentageburt wird mit 10-15 Min. angegeben (19). Allerdings gibt es auch hier zeitliche Spielräume. Vorausgegangene intensive Stimulation der Gebärmutter mit Wehenmittel kann in manchen Fällen die Ausstoßung der Plazenta paradox beeinflussen und sogar verzögern. Das Hauptziel einer

[23] Diese Form des manuellen Drucks auf die Gebärmutteroberkante ist ohnehin umstritten, da er ein gewisses Verletzungsrisiko der inneren Organe der Mutter sowie die Gefahr einer vorzeitigen Plazentalösung und Uterusruptur mit sich bringt. Im englischsprachigen Raum darf Kristellern als veraltete Methode nicht mehr angewendet werden.

[24] s. Abkürzungen, Teil III

[25] s. Stichworte unter Dammschnitt, Teil III

vorbeugenden Gabe von Oxytocin als Einmalgabe nach der Geburt des Kindes in die Vene der Frau verabreicht, ist die Vermeidung größerer Blutverluste. Untersuchungen haben jedoch gezeigt, dass nicht der Blutverlust selbst, sondern lediglich die Dauer der Nachgeburtsperiode günstig beeinflusst wird (20). Die routinemäßige Prophylaxe stellt eine unnötige Medikalisierung der geburtshilflichen Abläufe dar und wirkt sich negativ auf die Sorgfalt der postpartalen[26] Kontrollen aus.

Noch ein Wort zur „Cord traction", dem Zug an der Nabelschnur, um nach der Geburt des Kindes der Ausstoßung der möglichst bereits gelösten Plazenta nachzuhelfen. Die „Cord traction" darf keinesfalls übertrieben werden, da sie bei ungenügend gelöster Plazenta meist zum Abriss der Nabelschnur und - wie wohl im vorliegenden Fall geschehen - zum Zurückbleiben entweder nicht gelöster oder gelöster aber abgerissener Plazentaanteile in der Gebärmutterhöhle führen. Was wir nicht erfahren: Ist die Plazenta wirklich unvollständig? Dies kann nur durch die Gewebeuntersuchung der Ausschabungsprodukte nachgewiesen werden. Besteht eine Erschlaffung der Gebärmutter mit vermehrter Nachblutung, die eine zügige Entfernung der Plazenta durch forciertes Ziehen an der Nabelschnur notwendig macht? Oder ist diese Intervention durch Zeitdruck, Schichtwechsel, Klinikstandard, Kreißsaalgewohnheit motiviert?

Die hohe Kunst in der Geburtshilfe ist die Geduld. Die größte Schwierigkeit liegt im Erkennen, wann eine Situation sich im breitgefächerten Bereich eines natürlichen Geburtsverlaufs abspielt, wann sich Risiken oder Gefahren ankündigen und Interventionen notwendig werden. Klinikstandards können insofern die erfahrene Gelassenheit guter Geburtshelfer und Geburtshelferinnen nicht ersetzen. Deshalb ist meiner Meinung nach die Geburt keine Dienstleistung, die gebärende Frau keine Kundin, und es gibt weder die natürliche Geburt noch die medizinische Geburt auf Bestellung.

Ulrike Bös

Therapeutische Aspekte und Reflexionen

Tina schaut nach vorn. Das ist im jetzigen Moment ihre Möglichkeit. Es hat vier Jahre lang in ihr gearbeitet und es fehlte nur ein kleiner Anstoß, um sich zu entschließen, von ihrer ersten Geburt zu berichten.

Das Erlebte, das Tina. nicht wollte, bringt sie immer noch in Rage. Sie steht aber auch zu ihren Vorüberlegungen und schlussfolgert: Was ich bestellt habe, das habe ich bekom-

[26] nachgeburtlich

men. Sie gesteht selbstkritisch, dass sie auf keinen Fall mit Fruchtwasser oder Blut zu tun haben wollte. „Das soll doch bitte jemand anderes wegmachen“, sagt sie völlig ehrlich. Das Krankenhaus erschien ihr und ihrem Mann hygienisch, das Personal erfahren und war darum als Geburtsort das Nächstliegende.

Ist die Einschätzung von Tina richtig, dass man als Gebärende in der Geburtssituation machtlos ist und Entscheidungen, die über den Kopf hinweg gefällt werden, einfach über sich ergehen lassen muss?

Mich beschäftigt ihr Satz: „Ich hatte eine medizinische Geburt bestellt". Einen Geburtsmediziner hörte ich bei einem Symposium sagen: „Geburt ist eine Dienstleistung. Wir machen, was wir als notwendig erachten, und wenn die Frauen einen Kaiserschnitt verlangen, unseretwegen auch den“.

Ergänzen sich hier Erwartungen und Einstellungen von „Verbraucherinnen“ mit Dienstleistungsangeboten von „Leistungserbringern“, wie Kliniken genannt werden?

Auf den ersten Blick scheint es so zu sein, weil Tina ganz klar klinisches Handeln und klinische Rahmenbedingungen benennt und letztlich respektiert. Warum ist sie dann trotzdem so wütend?

Hätte sie wissen können, dass geburtsmedizinisches Handeln mit natürlichen Geburtserfahrungen nur noch wenig gemeinsam hat? Hätte sie wissen können, dass in der Klinik die natürlichen hormonellen Prozesse zwischen Mutter und Kind routinemäßig überlagert werden durch zusätzliche Wehen- und Schmerz- und Entspannungsmittel? Nein, sie hat das nicht wissen können. Diese Informationen erreichen Hunderttausende werdender Eltern nicht.

Geburtliches Erfahrungswissen wird von Generation zu Generation weitergegeben. Findet man solche Menschen im Krankenhaus nicht? Ja, wenn man Glück hat. Es wären weit mehr, wenn Hebammen mehr Entscheidungsbefugnisse hätten und nicht zur Bedienung technischer Gerätschaften herangezogen werden *dürften.* Im arztgeleiteten Kreißsaal sind ÄrztInnen weisungsbefugt, dominiert medizinisches Denken. Die Pathologie steht immer Pate. Die Hebammenverbände konnten nicht verhindern, dass ihre Berufskompetenzen beschnitten wurden. Arbeiten wie Technik zu bedienen und Monitore zu beobachten, anstatt statt die gebärenden Frauen zu begleiten, wurde Schritt für Schritt flächendeckend in die klinische Geburtspraxis eingeführt.

Tina hatte sich darauf verlassen, dass sie auf erfahrene Geburtshelfer treffen würde. Sie erkennt die Klinikroutine und den Faktor Zeit. Raum für Individuelles ist nicht vorgesehen, nicht für sie.

Wir begegnen einem mechanistischen Weltbild, als sei der Frauenkörper bloß Behältnis, aus dem irgendwann das in ihm gewachsene Kind, herausgeholt, herausgedrückt, heraus gezwungen, herausgeschnitten werden darf. Bei Tina wird auch mit der Plazenta so verfahren, die unter großen Schmerzen „herausgerupft" wird, wie sie schreibt.

Wird eine von der Natur des Menschen gänzlich abgekoppelte Denkweise dem Prozess der Menschwerdung noch gerecht? Welche Folgen hat das für das Kind? Was bewirkt das bei der Mutter, dem Vater, dem geburtshilflichen Personal? Müsste nicht ein Kinderbzw. Mutterschutzgesetz Einhalt gebieten?

Es ist ein schleichender Prozess, der schwangere Frauen Schritt für Schritt auf die klinische Geburtspraxis und medizinisches Denken vorbereitet. Es beginnt mit dem Arzt-Mutterpass, der von KritikerInnen als Lenkungsinstrument charakterisiert wird, weil er aus Schwangeren Patientinnen macht, die dann an ihren Fähigkeiten zweifeln, aus eigener Kraft gebären zu können.

Der Mutterpass regelt Arztrecht. Ärzte arbeiten zumeist das ab, was der Mutterpass vorgibt. Die Schwangeren wissen nicht, welche der Untersuchungen wirklich der Vorsorge wegen in Anspruch genommen werden sollten. Sie wussten meist noch nicht einmal, dass sie für die Vorsorge keine Praxisgebühr zu bezahlen brauchten, weil sie der Basisversorgung dienen. Die reicht im Allgemeinen bei 90 % aller Schwangeren aus.

Bei Auffälligkeiten ist angemessen und verpflichtend, ärztlichen Rat einzuholen. Der Mutterpass enthält eine Fülle von Fremdwörtern, welche normale Verbraucherinnen nicht verstehen. Ist ein einziges Risiko angekreuzt, wirkt es sich über die ganze Schwangerschaft aus und verändert allmählich das Selbstbild der schwangeren Frau von sich selbst.

Inzwischen müssen sich Kliniken und die Gynäkologenverbände auf eine kritischer werdende Öffentlichkeit einstellen. Eine Studie des Gesamtverbandes aller gesetzlichen Krankenkassen (GKV) vergleicht die Qualität der Klinikgeburt mit außerklinischen Geburten. Dabei stellt sich heraus, dass Erstere einen Qualitätsrückstand in erheblichem Maße gegenüber Geburten im Geburtshaus aufweisen.[27]

Tina geht mit ihren Erfahrungen an die Öffentlichkeit, weil es aufhören muss, dass die bestehenden Zustände in vielen Kliniken geduldet werden. Die Gesellschaft duldet sie, weil sie nicht ahnt, was sich in Kreißsälen abspielt. Wenn Frauen schweigen, dann deswegen, weil sie sich individuell schuldig fühlen oder sich schämen. Sie wissen nicht, dass die Geburtsmedizin es ist, die sich in eine Sackgasse hineinmanövriert hat. Der Technik- und Medikamenteneinsatz ist längst selbst zu einem Risikofaktor geworden.

---

[27] http://www.quag.de/downloads/VergleichGeburtenGKV-SV.pdf

Nach außen, z. B. bei Eltern-Informationsabenden, wird in Kliniken der Eindruck erweckt, alles im Griff zu haben, nach innen wird deutlich, dass technische Kontrollen Unsicherheit nicht beseitigen, Angst und Erfahrungsverlust den arztgeleiteten Kreißsaal dominieren. Das ist die subtile Botschaft vieler Geburtsberichte und Geburtsprotokolle.

Ausnahmen gibt es, zum Glück. Eltern sollten sich nach der Kaiserschnittrate einer Klinik erkundigen. Eine solche Statistik führt jedes Krankenhaus. Wenn sie diese Zahl kennen, haben sie einen Anhaltspunkt, welche Qualität der Geburtspraxis sie erwartet.[28]

Tina zeigt einen möglichen Weg auf, dazu zu stehen, sich geirrt zu haben. Sie weiß um die Möglichkeiten eines Krankenhauses und zieht daraus für sich die Konsequenzen.

1987 wurden in Deutschland die ersten Geburtshäuser gegründet. Mittlerweile sind es ca. 150. Dazu kommen einige Hundert Hausgeburtshebammen, die immerhin 35 % der außerklinischen Geburten betreuen.

Immer mehr Frauen denken über geburtsfreundliche und natürliche Bedingungen nach, weil sie spüren, was sie selbst und ihr Kind brauchen, um die Geburt in Autonomie und Selbstbestimmung, mit Ruhe und Gelassenheit zu bewältigen.

Irene Behrmann

---

[28] Laut Bertelsmannstiftung liegt je nach Wohnort der Mutter, „der Anteil der Kaiserschnittentbindungen je 1.000 Lebendgeborene zwischen 17,7% und 45%. Das bedeutet, dass in manchen Kreisen mehr als zweieinhalb mal so viele Kaiserschnitte vorgenommen werden als in anderen.“ https://faktencheck-gesundheit.de/regionale-unterschiede/kaiserschnitte/

SABINA

Geburt und vorheriger Verlust. Loslassen

Es geht um die ganz junge Frau Sabina, die aufgrund ihrer Situation der Klinikroutine nicht gewachsen ist.

Sabina lebt mit der Erfahrung einer Abtreibung, die sie nicht wollte und die bei der zweiten Schwangerschaft von Bedeutung ist. Sie sucht sich eine Doula zur Begleitung in der Schwangerschaft und bei der Geburt. Diese endet mit einem Kaiserschnitt. Nach der Geburt ermöglicht sie ihrem Kind und sich selbst eine osteopathische Behandlung, bei der das Baby seine Bewegungsabläufe, die es bei der natürlichen Geburt erlebt hätte, unter der Behandlung spüren darf.

Dieser Bericht ist für schwangere Frauen nur eingeschränkt geeignet.

Mein verlorenes Baby

Mit 19 wurde ich schwanger. Die Bindung zwischen mir und meinem Baby war von der ersten Sekunde an da. Ich wollte dieses Kind. Anfangs stimmten die Neuigkeiten meinen damaligen Freund freudig, doch dann kam alles anders. Ich durfte das Baby nicht bekommen. Ich würde sein ganzes Leben zerstören, wenn ich dieses Baby zur

Welt brächte, hieß es. Meine Eltern unterstützten mich auch nicht und seine Familie erst recht nicht. Diese arrangierte auch den Termin. Ich wachte erst zwei Wochen nach der Abtreibung aus meiner „Trance“ auf und fing an, das Geschehene zu realisieren. Ab diesem Zeitpunkt ging mein Leben bergab. Ich konnte nicht mehr zur Arbeit, brachte mit Müh und Not meine Lehre hinter mich, und bekam schwere Depressionen. Mein Freund verließ mich und das Loch, in dem ich saß, wurde immer größer.
Dieses Erlebnis möchte ich mitteilen, weil es für meine zweite Schwangerschaft sehr bedeutungsvoll war. In diesem Bericht geht es nun um mein zweites Kind, das nach der Abtreibung entstand.
Knapp zwei Jahre später ging ich mit meiner Schwester für ein paar Tage nach Hamburg. Dort lernte ich Colins Vater kennen. Auch er war für ein paar Tage dort im Urlaub. Wir wurden rasch ein Paar und ich wurde bereits nach wenigen Wochen schwanger (wie bei meiner ersten Schwangerschaft trotz Verhütung). Für mich war es ein Zeichen; meine Rettung zurück ins Leben. Es ging mir zu diesem Zeitpunkt zwar schon etwas besser, ansonsten hätte ich mich auch gar nicht auf eine neue Beziehung eingelassen, doch ich litt und leide noch regelmäßig an Trauer- und Wutanfällen. Diese fühlen sich jeweils an, als wäre alles erst gerade passiert.
Colins Vater wollte mich weiterhin als Freundin, aber auf keinen Fall bereits ein Kind. Er wusste von meinem Ängeli, so nenne ich mein verlorenes Baby. Er wollte, dass ich unser Baby nicht bekomme und versicherte mir, er würde sich nicht so gemein und kalt verhalten wie mein Ex-Freund. Dies alles prallte an mir ab, ich liebte dieses Baby und nichts in der Welt konnte mich davon abbringen, es zu bekommen. Also trennten wir uns in der Mitte der Schwangerschaft. Über drei Jahre ist es mittlerweile her, dass ich zum letzten Mal etwas von ihm gehört habe. Dies macht mich unglaublich traurig, speziell für Colin wünschte ich mir, er könnte seinen Papi kennenlernen.
Mein Frauenarzt empfahl mir, eine Doula mit zur Geburt zu nehmen. Da ich mir nicht sicher war, ob ich meine Mami dann wirklich dabeihaben wollte, gefiel mir die Idee einer Doula. Ich liebe meine Mami über alles, wir haben eine sehr intensive Beziehung zueinander, doch der Verlust meines ersten Kindes hinterließ Spuren in unserer Beziehung. Etwas war zerbrochen. Ich befürchtete, ich könnte unter der Geburt in Anwesenheit von ihr wütend auf sie werden. Deshalb entschied ich mich für eine Doula.
Schon beim ersten Zusammentreffen mit meiner Doula fühlte ich mich sehr wohl, und dies war mir sehr wichtig. Ich merkte, ich konnte ihr vertrauen und vertraute ihr meine Geschichte an. Sie spürte gleich, dass es sehr wichtig war, dass mein Ängeli auch in der Zeit der Schwangerschaft und bei der Geburt seinen Platz hatte.
Schlussendlich war dann auch meine Mami bei der Geburt dabei, was ich doch sehr schätzte. Ich folgte einfach meinem Gefühl und es fühlte sich richtig an, sie dabeizuhaben.
Die Geburt fand im Kreise von meiner Mami, der Hebamme und der Doula statt. Klar, mein Arzt war immer wieder mal bei mir. Doch er störte nie. Er kannte meine Geschichte, mein Leiden und wusste auch, wie wichtig es mir war, eine natürliche Geburt zu erleben.

Es war der 13. Juni. Meine Mutter war an diesem Abend bei mir. Sie begleitete mich zur Geburt. In dieser Nacht war die Straße von ihr zu mir gesperrt, und für alle Fälle dachten wir, es wäre besser, sie würde bei mir schlafen. Um etwa 23 Uhr ging der Schleimpfropf ab. Doch ich wusste, es muss nicht sofort losgehen, sondern kann noch Tage dauern. Aber dann, um ein Uhr nachts, als ich gerade ins Bett ging, knackte es. Ich merkte, ich lief aus und dachte zuerst an Blut. Doch es war kein Blut, sondern Fruchtwasser. Dann fing ich an zu weinen, ein paar Minuten später hatte ich einen Lachanfall, und so wechselten sich meine Gefühle noch eine Weile ab. Ich schrieb dann meinen zwei Babys je noch einen Brief, einen für mein Ängeli und einen für mein Baby, welches Stunden später zur Welt kam. Einerseits freute ich mich riesig, und andererseits musste ich auch Abschied nehmen, Abschied von der Schwangerschaft, welche ich sehr intensiv erlebt hatte und auch sehr genoss. Die Tatsache dass ich allein im Sinne von ohne Partner war, machte die Zeit der Schwangerschaft noch viel intensiver. Auch vom alten Leben musste und wollte ich mich verabschieden. Doch die Freude auf mein Baby war riesig!

Bald verspürte ich die ersten Wehen und ich entschloss mich, ein Bad zu nehmen. Auch rief ich meine Doula an und wir vereinbarten, uns dann direkt in der Klinik zu treffen.

Gegen 5 Uhr morgens fuhren meine Mami und ich dann los in Richtung Klinik. Ich hatte schon starke Wehen, und weiß noch genau, wie mir meine Mutter versprach, dass ich mein Kind um 9 Uhr bestimmt schon in meinem Armen halten würde. Vier Stunden nur? Super, dachte ich. Doch es kam ganz anders.

In der Klinik angekommen, konnte ich kaum mehr gehen, so stark schmerzten die Wehen. Da ich seit Jahren an der Krankheit Endometriose leide, kannte ich die Art des Schmerzes. Endometriose ist eine Erkrankung, bei der sich Gebärmutterschleimhautinseln außerhalb der Gebärmutter ansiedeln. Sie werden durch die Hormone des Monatszyklus beeinflusst, wachsen zyklisch und bluten.

Der Schmerz wurde unerträglich und ich wollte eine PDA. Nach über 30 langen Minuten bekam ich diese dann auch. Igitt, der Anästhesist war ein starker Raucher, und dieser Gestank war widerlich. Die PDA wirkte und ich konnte mich etwas ausruhen. Ich weiß noch, dass ich immer und immer wieder mit meinem Baby sprach und den Bauch streichelte. Dann kamen noch meine Schwester und mein Papi vorbei. Das war so gegen 9 Uhr. Ich war froh, sie zu sehen und auch, dass meine Mami und die Doula dabei waren, tat mir gut. Die Hebamme Anja war auch toll. Ich kannte sie vom Vorbereitungskurs. Ganz fremde Leute unter der Geburt, ich glaube, da hätte ich etwas Mühe gehabt.

Ich spürte wegen der PDA mein linkes Bein nicht mehr so gut und auch meinen Po konnte ich nicht mehr richtig spüren. Die Wehen gingen zurück, und wir versuchten, diese wieder zu stimulieren. Auch schwatzten wir immer wieder mal, es war eine gute Frauenrunde.

Mein Arzt kam dann auch noch vorbei und untersuchte mich vaginal. Er meinte, es ginge gut voran. Ich bekam ein Wehenmittel und wechselte vom Liegen ins Stehen.

Auch den Mayahocker probierte ich aus. Damit kann die Geburt durch die Schwerkraft begünstigt werden. Meine Mami war hinter mir, so konnte ich mich einfach fallen lassen.
Dann bekam ich plötzlich wieder starke Wehen und ich brauchte wieder eine PDA.
Die Schmerzen waren *so* stark, ich hielt es nicht aus. Ich atmete, schnupperte, und auch Akupunktur probierten wir aus. Das Schnuppern hatte mir meine Doula bei einem unserer Treffen vor der Geburt gezeigt.
Nach einer Weile ließen die Schmerzen dann wieder nach, und ich konnte mich etwas sammeln und ausruhen. Auch döste ich dann eine Weile.
Der ganze Tag war ein Wechselbad der Gefühle ... Oft schöne Gefühle, aber auch andere. Auch wurde ich extrem traurig wegen meines Ängelis im Himmel und sehr wütend auf den Vater des Ängelis. Traurig und wütend war ich auch auf den Vater meines ungeborenen Babys. Es war teilweise schon recht heftig. Eine orangefarbige und eine bunte Kerze leuchteten im Gebärsaal. Ich habe sie in Gedanken an meine beiden Kinder mitgenommen.
Dann fing ich auf einmal an, sehr stark zu zittern, und erbrechen musste ich mich auch noch.
Leider kam der Kopf des Babys nicht richtig ins Becken. Ich musste dann pressen, und dies ging auch sehr gut, doch mein Baby kam, aus welchem Grund auch immer, weiterhin nicht richtig ins Becken. Nach langem Probieren wurden die Herztöne des Babys schlechter, und mein Arzt informierte mich darüber, dass wir nun einen Kaiserschnitt machen müssten. Ich war verzweifelt und sehr traurig. Ein Kaiserschnitt war ein Alptraum für mich. Doch ich wusste, es ist nun wichtig für mein Kind und mich. Auch war ich sehr müde, schließlich waren seit dem Blasensprung und den ersten Wehen schon 16 Stunden vergangen.
Ich war sehr froh, dass meine Mami und meine Doula bei mir waren. Ich hatte Angst. Ich kann seit dem Verlust meines ersten Babys keinen OP-Saal oder Ähnliches sehen. Ich durchlebe dann die ganze üble Geschichte immer wieder aufs Neue.
Im OP untersuchte mich mein Arzt nochmals. Dies hatte er mir versprochen, als wir noch im Gebärsaal von vorher waren. Aber es hatte sich nichts verändert, mein Baby rutschte immer wieder nach oben.
Ich weinte und schluchzte und war einfach auch total fertig. Meine Mami und die Doula durften aber auch in den OP-Saal kommen. Dies beruhigte mich etwas. Sie durften zwar nicht zu mir kommen, aber ich wusste, sie stehen ganz nah bei mir. Und Anja, meine Hebamme, war ja auch da, und sie war dafür ganz nah und hielt meine Hand. Mein Arzt strich mir noch über die Wangen und versprach mir, es werde alles gut. Ein paar Minuten später war er da, mein Colin. Ich kann mich noch sehr genau an die ersten Minuten erinnern ... Ich war überwältigt und weinte vor Glück. Colin durfte zuerst kurz zu mir, und dann nahm ihn Anja mit für die erste Untersuchung. Meine Mami war zu diesem Zeitpunkt bei Anja und Colin. Etwas später kam Colin zurück und sie legten ihn mir auf die Brust. Es war wunderschön. Vollkommen.

Nach vier Nächten gingen Colin und ich nach Hause. In den ersten Tagen rückte der Kaiserschnitt etwas in den Hintergrund. Doch nach und nach dachte ich immer wieder an die Geburt und fragte mich, weshalb mein Baby nicht natürlich zur Welt kam. Ich weiß es bis heute nicht. Einerseits war ich extrem froh über die Zeit vor der Geburt und vor dem Kaiserschnitt, und andererseits spürte ich, dass irgendwie ein Teil fehlte. Für Colin, für mich und auch für unsere Mutter-Kind-Beziehung. Dieses Gefühl lag nicht an Colins Verhalten oder seiner Entwicklung, es war einfach eine Intuition.

Meine Hebamme, welche mich auch im Wochenbett besuchte, brachte mir eine Tummy-Tub-Badewanne mit. Diese Wanne vermittelt dem Baby das vertraute Gefühl der Geborgenheit wie im Bauch der Mutter, wegen der Begrenzung und der speziellen Form. Zudem bleibt die Wassertemperatur wegen der geringen Wasseroberfläche etwa 15 Minuten in der für Babys richtigen Temperatur. Mit Hilfe dieser Wanne stellte ich die Geburt mit Colin nach. Colin durfte in der Wanne baden und dann zu mir auf den nackten Oberkörper. Dann erzählten wir uns von unseren Gefühlen, beide weinten wir. Dieses Erlebnis war sehr intensiv und berührend.[29]

Aufgrund dieser Erfahrung wollte ich noch mehr ausprobieren. Von meiner Doula bekam ich den Tipp, mit Colin zu einer Cranio-Sacral[30]-Therapeutin zu gehen. Ich hatte ein gutes Gefühl dabei und folgte ihrem Rat.

Colin und ich gingen fünf oder sechs Mal in die Cranio-Sacral-Therapie. Bei der letzten Sitzung erlebten Colin und ich die letzten Minuten der Geburt noch einmal. Dies wollte die Therapeutin bereits zu einem früheren Zeitpunkt probieren, doch da war Colin noch nicht bereit dazu. Colin lag mit dem Rücken auf der Praxisliege, die Therapeutin saß am Ende der Liege bei Colins Köpfchen, und ich lag am Boden in entgegengesetzter Richtung. Dann geschah etwas Unglaubliches. Die Therapeutin sprach mit Colin über seine Geburt, und Colin begann zu erzählen. Mit ihren Händen formte sie den Geburtsweg. Dann robbte Colin sich an den Rand der Liege und machte die gleiche Drehbewegung, welche ein Baby im Geburtsweg macht, wenn es auf natürlichem Weg zur Welt kommt. Dann glitt Colin weinend in meine Arme, schmiegte sich an meine Brust und begann zu trinken. Dieser Moment war überwältigend und sehr erfüllend.

Diese Erlebnisse stimmten mich glücklich, und auch Colin schien es damit sehr gut zu gehen. Ich bin sehr froh darüber, dass ich auch hier meinem inneren Gefühl gefolgt bin.

Vielleicht wird Colin mir eines Tages sagen können, weshalb er diesen Weg auf die Welt wählte. Vielleicht wird es auch einen Moment geben, in dem ich die Antwort plötzlich weiß.

Nun weine ich, es sind Tränen des Glücks über die unabdingbare Liebe zwischen Colin und mir … Und es sind Tränen der Trauer um mein Ängeli.

Lieber Colin, liebes Ängeli, ich liebe euch von ganzem Herzen!

---

[29] s. Harte Landung – Beispiel einer Therapie nach Kaiserschnitt, Teil II,,

[30] s. Therapien für einen Elternteil mit Kind, Teil II

Abschrift des Geburtsprotokolls

Es muss vorangestellt werden, dass die Geburt zusätzlich zur Verschriftlichung mittels einer Graphik, eines Partogrammes, dargestellt wurde.

Kleine Feinheiten werden damit nicht mehr aufgezeichnet, es geht nur noch um Muttermund-Öffnung, die Fruchtblase wird in diesem Falle nicht mehr erwähnt. Man geht davon aus, dass sie, auf Grund der abgehenden Fruchtwassermenge, geplatzt sei. Dies muss jedoch nicht sein, bei einem sogenannten „hohen Blasensprung“ ist die Vorblase noch intakt. Dies würde den Geburtsprozess wiederum beeinflussen. Der Höhenstand des Köpfchens im Bezug zum Becken der Mutter ist hier einziger Anhaltspunkt für den Geburtsfortschritt. Es fehlen wichtige Zusatzinformationen über die Lage/Stellung, Haltung und Einstellung des Kindes, die im Laufe der Geburt immer wieder überprüft werden müssen, da diese darüber berichten, ob das kleine Kind sich auf die „richtige“ Art und Weise durch das Becken schlängelt.

Die Kopie ist schwer bzw. zum Teil nicht leserlich, hauptsächlich auf Grund der unleserlichen Handschriften des Personals. Es werden Abkürzungen gebraucht, die nicht üblich sind.

„06h00 Aufnahme KRS mit spont. Blasensprung und sehr starke ? SG [> Schmerzge fühl?]*

06h08 VU [s.o.] MM 1 cm, FB [?], Kopf …

CTG an > CTG oB reg. Wehentätigkeit, Pat. sagt, sie reagiere nicht auf [??]

06h40 [?] + PDA Labor + Infekt, Info Dr. > PDA 1000 ml [?]

06h45 Info Anästhesist > Kreislauf oB

06h42 1 Bolus Gyniprol iv

06h50 1 Bolus Gyniprol iv, ist noch nicht SG frei > CTG oB

07h00 Übergabe an Heb. …,

07h04 Anästhesist anwesend, 1 Bolus Gyniprol iv, Vorb. +Lagerung für PDA

07h30 Übernahme…, [?] reaktiv, Wehen regelm.

08h00 PDA etwas 1auf 8 [?], weit einseitig

08h30 Mama macht sich selber Bauchmassage > CTG norm undulat. Spor. Akz.. ..[?] [Dip 1er]

VU sacral, wulstig, 2 cm, VT bewegl. auf MM

09h00 [?] spürt Wehen, Pat. atmet dabei, möchte PDA nicht höher stellen, möchte noch etwas [?] machts super

09h45 [?] FhF.. , VT drückt in Wehen in BE, Ordo: Oxy Unterstützung [also Dr]

10h00 500 ml [?] + 3[?] IE Synto, Mutter möchte auf Ball, [?], 1000ml Ringer

10h20 hat [?], Bolus, PDA auf 10ml

10h?? hat starke [?], Info Anästhesie

11h00 [?] VU 5 cm, [?] Rand, VT isp -1, mehr Bewg, drückt ab [?] dicht ab [?] Anä ? (runter), nochmals Bolus [?] ml

11h10 emotionale Phase [?], > [?] vom [?], weil Medi nicht da [?], > Info Anästhesie, keine [?], 1 amp. Buscopan iv,

VU idem, gelegt SA [?]

12h00 nochmals [?] A runter

12h15 Wehe > [?], Kind [?]

VU 6-7 cm [etwas tiefer], [?]

12h45 CTG normal, > [unleserlich],

13h00 Info Dr.

13h20 möchte WC [?], .. mit Rollstuhl…

13h40 [?], 1 amp. [?], 1000ml Glucose 5, Pat. macht sich Bauchmassage

14h00 VU 8-9 cm, VT isp -1/-2, [?] eingestellt, Pat. ist sehr müde, [?] Dr. ..[?]

14h45 [?]

15h05 Vu (Dr.) CTG [?], WT regel, MM auf Saum, VT [?], … Blasenkatheter > 250 ml

15 [?]

15h45 VU 9 cm, VT [?]

15h50 Rapport Dr. > [?], Bauchmassage durch Doula,

16h10 CTG eingeschränkt, ...[?]

16h15 [?]

16h20 US[?]

16h30 PDA [?] runter

VU (Dr.) CTG: [?] VU MM..[?], VT in WT tritt deutlich tiefer ..[?],

PN [?]

16h50 [?]

17h10 Entscheid zur Sectio bei [?] .. tachycard

17h20 [?]

17h30 HT tachycard

17h50 II Notsectio bei path CTG Geburtsstillstand

Ärztliches Protokoll zur OP:

16h00 Info der Hebamme über suspektes CTG

MM vollständig, VT Beckeneingang, Ordo: abwarten

16h30 VT tritt aber deutlich tiefer

Jedoch insgesamt protrahierter [verzögerter] Verlauf in den letzten Stunden

17h10 keine Veränderung des Höhenstandes, vag. OP nicht möglich

daher jetzt bei path. CTG Entschluss zur Sectio

Später…. Problemlose Entwicklung eines vitalen Neugeborenen aus I. Schädellage.

Daten des Kindes:

17h50 geboren, 3890 g, Länge 53 cm, Kopfumfang 36 cm, Apgar 9/10/10

Pha 7.33, Phv 7.44“

Zusammenfassung

Anwesend im KRS: 12 Stunden

In der Zeit wurden gegeben:

3500 ml Flüssigkeit intravenös (ausgeschieden: 250 ml, 2x spontan)

3x Bolus Gyniprol iv

1x Buscopan iv

1x Bolus ??

1 amp. ??

Interventionen:

9x Vaginale Untersuchungen

Blutentnahme

PDA

Ultraschall

Katheterisierung der Blase

Kaiserschnitt

Für keine der medizinischen Interventionen oder Medikationen gibt es eine Angabe zur Indikation.

*Zusätze in eckigen Klammern, von Eva-Maria Müller-Markfort, dienen der besseren Lesbarkeit.

Transkription und Zusammenfassung von Eva-Maria Müller-Markfort

Medizinische Aspekte und ärztlicher Kommentar

Diese Geburt beginnt mit Blasensprung und spontan einsetzender Wehentätigkeit. Die Schwangere wünscht bereits während der frühen Eröffnungsphase eine Periduralanästhesie (PDA) zur Linderung der Wehenschmerzen. Teilweise mit, teilweise ohne Unterstützung durch einen Wehentropf schreitet die Geburt ohne Komplikationen voran bis der Muttermund vollständig ist. Die Austreibungsphase, die bei einer Erstgebärenden unter PDA auch bis zu 3 Stunden im Normalfall dauern darf, wird nach einer Stunde durch einen Kaiserschnitt wegen erhöhter Herztonfrequenz beim Kind beendet. Während Medikamentengaben und die meisten Interventionen unter der Geburt im Zusammenhang mit der PDA stehen, lässt sich für einen Notkaiserschnitt keine Indikation erkennen. Bleibt für die Mutter noch die ungeklärte Frage zurück, weshalb ihr Kind durch Kaiserschnitt zur Welt gekommen ist. Es lassen sich anhand des aufschlussreichen Geburtsprotokolls und durch Kenntnis von Klinikroutinen weniger medizinische als ablaufbedingte Gründe dafür vermuten.

Geburt

Nach vorzeitigem Blasensprung wenige Tage vor dem errechneten Geburtstermin setzen bald spontan Wehen ein. Die Schwangere berichtet von unerträglichen Schmerzen, die bereits kurz nach Ankunft in der Klinik im Wunsch nach einer PDA münden. Sie scheint große Angst vor Schmerzen zu haben, was zum Teil auf Schmerzerfahrungen durch endometriosebedingte[31] Beschwerden zurückgeht. Auf andere Möglichkeiten des Umgangs mit Schmerz lässt sie sich nicht ein. Dies geht aus der Bemerkung gegenüber der Kreißsaalhebamme, sie reagiere nicht auf Schmerzmittel, hervor.

Die PDA ist ein Verfahren, das den Geburtsschmerz verhindern oder erleichtern kann. Das Prinzip besteht darin, dass ein örtliches Betäubungsmittel, manchmal auch mit einem opiatartigen Schmerzmittel kombiniert, über einen kleinen Schlauch (Katheter) in den Epiduralraum (der schmale Raum, der zwischen dem von Hirnhaut umhüllten Rückenmark und der Innenwand des Wirbelkanals liegt) gespritzt wird. Dadurch wird die Fortleitung der Geburtsschmerzimpulse durch Blockade der durch den Epi- oder Periduralraum ziehenden Nervenfasern unterbrochen. Wenn die PDA sachgerecht durchgeführt wird, kann in 80% der Fälle eine vollkommene Schmerzfreiheit während der Wehen erreicht werden. In weiteren 10-15% der Fälle wird zumindest eine deutliche Erleichterung der Wehenschmerzen bewirkt (21)[32]. Dessen ungeachtet ist bekannt, dass diejenigen Patientinnen, die bereits zu Beginn der Eröffnungsperiode stärkste Schmerzen haben, einen oft verzögerten Geburtsverlauf mit lang dauernder Eröffnungs- und Austreibungsphase erleben. Dies ist auch im vorliegenden Geburtsverlauf der Fall: Der Muttermund öffnet sich langsam, aber stetig, das kindliche Köpfchen bleibt im Beckeneingang. Während die Schwangere mit der Information *„der Kopf des Babys kam nicht richtig ins Becken“* zurückbleibt, heißt es in der ärztlichen Verlaufsbeschreibung des Operationsberichtes, dass der Kopf zwar *„deutlich tiefer tritt“, „jedoch bei insgesamt protrahiertem (verzögertem) Verlauf.... keine Veränderung des Höhenstandes“* stattfindet. Was sich so vage liest, beruht durchaus auf einer Untersuchungssystematik des Geburtsbefundes, die zwar komplex ist, aber dennoch als brauchbarer Code für die Vermittlung von den Geburtsfortschritt beschreibenden Untersuchungsbefunden dient. Bei der vaginalen Untersuchung während der Geburt werden Gebärmutterhals, Muttermund, Farbe des Fruchtwassers, Art und Höhenstand des vorangehenden Kindsteils in Bezug auf das mütterliche Becken und den Geburtskanal, sowie Haltung und Einstellung des kindlichen Köpfchens beurteilt. Begnügte man sich früher mit ungefähren Bezeichnungen wie Beckeneingang, Beckenmitte und Beckenausgang zur Beschreibung des Höhenstandes des kindlichen Köpfchens, so werden heute Höhenstandsangaben nach de Lee[33] verwendet.

---

31 Endometriose s. Stichwortverzeichnis, Teil III

32 s. Medizinische Fachliteratur im Anhang, Teil III

33 Höhenstandsbeschreibung nach dem amerikanischen Frauenarzt J.O. de Lee (1869–1942): Dabei ist die Interspinalebene – eine gedachte Verbindungslinie zwischen den Sitzbeinstacheln – der Bezugspunkt. Dieser entspricht dem Nullpunkt. Der Höhenstand des kindlichen vorangehenden

Im vorliegenden Geburtsprotokoll wird ein PDA-typischer Geburtsverlauf beschrieben. Auch sämtliche verabreichte Medikamente, vom wehenhemmenden Mittel, das mehrmals gegeben wird, um die Wehentätigkeit vorübergehend zu stoppen, bis zur intravenös verabreichten Flüssigkeit, sind notwendig, um eine PDA anzulegen und damit von der Gebärenden indirekt veranlasst. Gegen 16.30 Uhr am Nachmittag ist der Muttermund „vollständig", die frühe Austreibungsphase beginnt. Gepresst werden sollte erst, wenn das Köpfchen des Kindes die Beckenmitte passiert hat. Die Gebärende wird viel zu früh zum Pressen angeregt, da sich das Köpfchen laut Geburtsprotokoll noch im Beckeneingang befindet. Pressen zum falschen Zeitpunkt bringt außer Erschöpfung der Mutter und reaktiver Herztonverschlechterung beim Kind keinerlei Gewinn für den Geburtsfortschritt.

Und nun nimmt der Verlauf der Geburt ein rasches und abruptes Ende: nach nur einer knappen Stunde Austreibungsphase (zur Erinnerung: Die Austreibungsphase darf bei einer Erstgebärenden unter PDA auch bis zu 3 Stunden dauern), werden die kindlichen Herztöne tachykard, d.h. sie zeigen eine Frequenz von mehr als 160 Schlägen pro Minute (normale kindliche Herzfrequenz: 120-160 Schläge pro Minute). Leider liegt kein CTG vor, um dies zu überprüfen. Formal kann dies zwar als pathologisch bezeichnet werden, im Kontext des Geburtsverlaufs könnte eine plötzlich auftretende Tachykardie der kindlichen Herztöne aber auch durch Flüssigkeitsmangel der Mutter oder als Reaktion auf die ineffektive Pressanstrengung gedeutet werden. Sicher ist sie aber keine hinreichende Erklärung für einen Notkaiserschnitt. Therapeutisch würde man in einem solchen Fall zunächst die Wehentätigkeit vorübergehend hemmen, damit sich die Herztöne wieder normalisieren.

Eine echte Indikation für einen Notkaiserschnitt wäre beispielsweise ein plötzliches Abfallen der kindlichen Herztonfrequenz auf Werte unter 80 Schläge pro Minute, die sich auch durch eine rasche Wehenhemmung (eine sogenannte Bolustokolyse) nicht normalisiert. Die pH-Messung des Nabelarterienblutes des Kindes und die Zustandsbeschreibung des Kindes mittels APGAR[34] Score sind so gut, dass sich auch hier angebliche Stressfaktoren, die zum Notkaiserschnitt geführt haben könnten, nicht nachvollziehen lassen. Bleibt der Blick auf die Uhrzeit - es ist kurz nach fünf Uhr nachmittags - und die Tatsache, dass es sich um eine belegärztlich betreute Geburt handelt. Das heißt, der betreuende Arzt kann sich in der Regel nicht ausschließlich der Kreißsaal- und Kliniktätigkeit widmen, sondern hat einen Tag mit Sprechstunden, vielleicht noch weiteren betreuten Geburten hinter sich. In der kommenden Nacht ist ununterbrochener Schlaf als

Teiles wird in Zentimetern oberhalb bzw. unterhalb der Interspinalebene angegeben. Das kleine Becken der Frau wird dabei in acht Zentimeter eingeteilt. Es wird also ein Wert angeben von I-4 bis I+4 verwendet.

[34] s. Abkürzungen im Anhang, Teil III

Belegarzt nicht garantiert, der nächste Tag wartet mit der üblichen Tagesroutine außerhalb des Kreißsaals auf. Dass hier Zeitdruck der Belegarztroutine mit der erforderlichen Geduld für die Geburt der Erstgebärenden kollidieren, ist offensichtlich und ein häufig anzutreffendes Dilemma von Belegabteilungen.

Die geringe Schmerztoleranz der Gebärenden, die eine sehr frühzeitige PDA zur Folge hatte, wenig Zeit und Geduld in der Austreibungsphase und die oft verkannten erschwerenden Umstände belegärztlicher Geburtshilfe mit ihren unsichtbaren, unausgesprochenen Zeitvorgaben haben hier ungünstig zusammengewirkt. Ob überhaupt ein Kaiserschnitt notwendig gewesen wäre, darf deshalb in Frage gestellt werden.

Ulrike Bös

Therapeutische Aspekte und Reflexionen

Sabina lässt uns Teil haben an einem Geschehen, welches seinen Anfang nimmt mit einem Kind, welches in Liebe gezeugt wird und dann nicht sein darf. Der Partner und beide Familien entziehen der werdenden Mutter ihre Unterstützung. Zwischen Sabina und ihrer Mutter entsteht eine Art Bruch, wie sie sagt. Sie reagiert auf die Abtreibung mit Depressionen und verkraftet den Verlust ihres ersten Kindes nur langsam. Ihr Ängeli ist immer anwesend, auch bei der Geburt des zweiten Kindes.

Sabina spricht offen über ihr Erleben und wir merken, dass unsere menschlichen Bindungen sehr tief verwurzelt im Leib unserer Mütter ihren Anfang nehmen. Gibt es Störungen im sozialen Miteinander, wirkt sich das aus und es braucht Kraft und Liebe, Verletzungen ausheilen zu lassen.

Das betrifft uns alle, unsere eigenen frühbiografischen Erfahrungen als ehemalige Ungeborene und Kleinstkinder. In eine bestimmte Familie hinein, in bestimmter Zeitgeschichte und unter individuellen Umständen wurden wir gezeugt, lebten wir neun Monate im Bauch unserer Mütter, erlebten wir mit der Geburt den Übergang ins familiäre Nest.

Sabina beschreibt, wie sie versucht, dem zweiten Kind eine natürliche Geburt zu ermöglichen. Sie wollte dieses Kind auf jeden Fall und sie bekommt es ohne den Vater des Kindes. Auch dieser Partner verlässt sie im Zusammenhang mit der Schwangerschaft.

Ihre vertrauten heftigen Menstruationsschmerzen, deren Ursprung die Krankheit Endometriose ist, lassen sie befürchten, dass die Wehen für sie nicht aushaltbar sein könnten.

Angst vor Schmerz und Krämpfen verengt die Gefäße. Vielleicht stagniert die Geburt dadurch? Wir wissen es nicht.

Den Geburtsschmerz erlebt sie, wie befürchtet, als so unerträglich, dass sie eine PDA wünscht. Die häufig eintretenden Folgen des Kreislaufabfalls, des Nachlassens der Wehentätigkeit und des notwendig werdenden Kaiserschnittes lassen sich nicht aufhalten.

Sabina bereitet sich umsichtig auf die Geburt vor. Sie nimmt die Tipps ihres Arztes an und sucht und findet eine Doula[35], durch die sie sich gut begleitet fühlt.

Bei aller Trauer über den Geburtsausgang sieht sie sich nach Möglichkeiten um, für sich und ihr Kind das fehlende Stück Erfahrung, die sie und ihr Kind bei einer natürlichen Geburt gemacht hätten, nachzuerleben. Die Behandlung mit Cranio-Sacral-Therapie, mit berührungsintensiven körperlichen Drehungen zeigt eindrucksvoll, dass Colin seinen Geburtsweg „kennt" und dass die Natur ihn mit diesem inneren Wissen ausgestattet hat. Der Erlebnisgewinn für Colin besteht darin, dass er ohne Kontrollverlust wie beim Kaiserschnitt, die von der Natur vorgesehenen Bewegungsabläufe unter gleichzeitigem Handkontakt durchführt. Wichtig ist die Nachahmung der Enge des Geburtskanals durch die Hand der Therapeutin. Die Bewegung durch den Geburtsweg hindurch aktiviert eine Vielzahl neuronaler Prozesse, welche für eine gesunde Motorik und damit verbundene geistige Entwicklung höchst wichtig sind.

Das Baden in einem recht engen Behälter[36], das anschließende Herausnehmen des Babys und legen auf die Brust der Mutter ermöglicht dem Kind, die erwartete Geburtserfahrung, die bei einer Kaiserschnittoperation entfällt, nachzuholen.

Sabina tut das Richtige zu einem guten Zeitpunkt für sich und ihr Kind. Das Austragen eines Kindes ist ein tief wirksames Erleben, was dem Frausein Würde verleiht, Frau sein initiiert. Das spürte sie von Anfang an, bei ihren beiden Schwangerschaften. Es ist zu lesen, dass sie am Ende ihres Berichtes schreibt, dass sie gleichzeitig vor Freude und Trauer weinen kann.

Abschied und Neubeginn liegen nahe beieinander, beides bekommt seinen Platz.

Irene Behrmann

---

35 s. Anhang Teil III

36 s. Harte Landung – Hinweis auf „Geburtsbad", Teil II

KATJA

Manche Babys brauchen länger. Terminüberschreitung

Es geht um die unkomplizierte Geburt des zweiten Kindes einer Familie im Krankenhaus, das sich erneut etwas Zeit lässt. Auch Klara ist wieder zehn Tage „über" den Termin. Nachdem die Geburt des ersten Kindes zuvor traumatisch war, können ähnlich betroffene Eltern durch diesen Bericht Mut schöpfen. Die physiologische Wechselseitigkeit zwischen Mutter und Kind kann erfolgreich sein, wenn beiden Zeit für den Geburtsprozess gelassen wird.

Geeignet für Schwangere mit guten Nerven.

Klaras Spontangeburt bei Entbindungstermin plus 10 Tagen.
Auf einmal war der Jänner da. Die Geburt unserer zweiten Tochter rückte näher. Ich hatte zwei Entbindungstermine bekommen. Einen am 14.01. und einen am 21.01. War wahnsinnig gespannt, wann die Kleine käme, und ob es von selber losginge.
Die erste Geburt wurde bei Entbindungstermin plus 10 eingeleitet und ich hoffte, dass eine Einleitung diesmal nicht nötig war.
Der geburtsvorbereitende „Wahnsinn" erreichte seinen Höhepunkt mit Heublumen-Dampfbädern, Akupunktur, Dammmassage und Geburtsvorbereitungstee.
14.01. (ET 1): Nachdem ich die letzten Tage schon immer recht starke Vorwehen hatte, war ich guter Dinge, dass es bald losgehen würde.
21.01. (ET 2): Die ganze Woche war sowas von ruhig. Wenn ich nicht den Riesenbauch hätte, wüsste ich nicht, dass ich schwanger wäre. Kein Ziehen, kein gar nichts.

Ich beäugte kritisch meinen Bauch und fand, dass er sich kein Stück gesenkt hatte. Die Untersuchungen in der Schwangerenambulanz waren auch mehr als ernüchternd. Der Muttermund je nach Arzt mal weich, mal fest und maximal fingerdurchgängig geöffnet. In einem Punkt waren sich die untersuchenden Ärzte aber immer einig: Befund unreif.

Da ich ja vom Krankenhaus auf den 14.01. datiert wurde, ging die Streiterei um eine Einleitung los.

14 Tage sollte gewartet werden. Aber von welchem Termin aus? Die Ärzte meinten, ab 14.01., und so stritt ich mich bis zum Oberarzt durch, bis ich erreicht hatte, dass man erst vom 21.01. aus rechnen würde und ich so noch eine Woche gewonnen hatte. Der kleine Erfolg würde aber nicht viel bringen, wenn sich nicht wirklich was tat. Langsam, aber sicher wurde ich sehr nervös. Googelte stundenlang nach natürlichen Einleitungsmethoden und wurde fast verrückt vor lauter Reinhorchen in mich.

Nach einer eingeleiteten Geburt bei meiner Ältesten hatte ich schon Bedenken bekommen, ob mein Körper überhaupt wusste, was zu tun ist. Was wäre, wenn ich von selber gar keine Wehen produzieren konnte? Die Nerven lagen blank.

29. Jänner: Endlich Wehen! Ich war so glücklich, und voller Enthusiasmus fuhren mein Freund und ich mit Wehen im 4-Minuten-Takt ins Krankenhaus. Muttermund-Untersuchung: 2 cm geöffnet, verkürzt und weich! Ich konnte es nicht glauben, endlich tat sich was!

Allerdings brachten Stiegen steigen und spazieren gehen auf Anordnung der Hebamme nicht den gewünschten Erfolg – ein Zentimeter in vier Stunden. Mir wurde klar: Fehlalarm! Heute bekäme ich kein Kind.

Also nach einer Beobachtungsnacht im Krankenhaus wieder ab nach Hause. Mit Baby im Bauch und Frust im Herzen. Den nächsten Tag verbrachte ich damit, gar nichts zu tun. Ich wollte den blöden Damm nicht massieren, kein Dampfbad nehmen und schon gar nicht nachdenken.

Tat ich aber doch und kam zu den Entschluss: Auch *diese* Geburt würde eingeleitet werden und ich könnte es nicht ändern. Ich versuchte, mich damit abzufinden und machte mir zum Mantra, dass es um das Kind ging. Egal, wie es zur Welt käme. Zufrieden war ich damit aber nicht. Glücklich schon gar nicht.

Ich stärkte mich und versuchte, meine Wünsche für diese Geburt zu verinnerlichen, mich nicht überfallen zu lassen und mir trotz einer möglichen Einleitung ein gewisses Maß an Selbstbestimmung zu wahren.

31. Jänner (ET +10 oder ET +17, je nachdem): Meine Hebamme kam mich vormittags besuchen. Wir besprachen das Vorgehen bei einer Einleitung, da ich ja eine ambulante Geburt geplant hatte. Außerdem hatte sie den ehrgeizigen Entschluss gefasst, den Muttermund ein wenig aufzudehnen und die Eihäute zu lösen, in der Hoffnung, dass ich Wehen kriegte.

Also Handschuhe drüber gezogen und nachgeschaut: Der Muttermund war aber so weit nach hinten gerutscht, dass sie ihn gar nicht erwischte. Mehr als unreif. Na bravo!

Sie ließ mir noch die Zutaten und das Rezept für einen Wehencocktail da, den ich am Tag vor der Einleitung (in 4 Tagen) trinken sollte.
Ich brachte sie noch zur Tür und ging dann auf die Toilette. Was entdeckte ich in der Unterhose? Den Schleimpropf! Unverkennbar. Ich war ein bisschen vor den Kopf gestoßen, weil ich ja wusste, wie es um meinen störrischen Muttermund stand. Ich ging für meine Tochter kochen und stattete zwischendurch etwa alle drei Minuten dem stillen Örtchen einen Besuch ab, um zu sehen, ob da noch was käme und was sich untenrum so tat. Eine leichte Blutung setzte ein.
Ich rief vorsichtshalber meinen Freund an und berichtete vom Stand der Dinge. Er freute sich und hoffte. Der Alltag mit mir, 10 Tage über Termin, war wohl nicht mehr ganz so einfach.
Und plötzlich waren Wehen da. Noch unregelmäßig, aber recht stark. Meine aufkommende Unruhe versuchte ich mit „Das sind nur Vorwehen“ zu beruhigen. Ich speiste mein Töchterlein ab und brachte sie ins Bett. Wollte mich hinlegen und ein bisschen schlafen, aber die Wehen waren lästig, und ich brachte kein Auge zu. Die Unruhe verstärkte sich, und plötzlich wusste ich, was gemeint war mit „Wenn Sie sich daheim nicht mehr wohl fühlen, dann ist es Zeit, ins Krankenhaus zu fahren.“
Ich rief meinen Freund und meine Mutter an. Mutter sollte auf die Maus aufpassen und mein Freund mit mir ins Krankenhaus fahren. Aber bitte beeilen!
15 Uhr: Ankunft im Krankenhaus. Wehen alle 2 Minuten und sehr stark. Die Autofahrt habe ich damit verbracht, mich in den Sitz zu krallen und zu hoffen, dass ich die Geburt überlebe. Eines war mir ziemlich klar: Diesmal konnte das kein Fehlalarm sein! Eine Hebamme nahm mich auf und wollte mich ans CTG hängen, ließ es aber dann, weil laut ihr sogar ein Bauarbeiter merken würde, dass das Geburtswehen waren. Ich wurde meiner Hebamme zugewiesen und wir bezogen den Kreißsaal. Ich schlüpfte in ein Hemd, wurde doch an ein CTG gehängt, zum Protokollieren der Geburt, und dann schlug die Stunde der Wahrheit: Muttermunduntersuchung.
Niederschmetterndes Ergebnis: Immer noch drei Zentimeter und sehr stramm. Wie Tage zuvor!
Ich versuchte nicht durchzudrehen. Das gelang auch nur, weil ich mit den Wehen kämpfen musste.
Die Hebamme riet uns, eine Stunde zu warten, und wenn sich dann nichts getan hätte, eine PDA setzen zu lassen und einen Wehentropf anzuhängen, weil die Wehen zu stark wären, als dass ich sie stundenlang bei geringem Fortschritt aushalten würde.
Ich war sehr traurig und kam mir vor wie zwei Jahre zuvor bei der Geburt unserer ersten Tochter. Aber was sollte es. Ich war zehn Tage drüber und mochte nicht mehr. Ohne Kind würde ich nicht mehr heimgehen. Mein Freund und ich füllten das Formular mit der PDA-Einverständniserklärung aus und er versuchte, mir Mut zu machen, während ich im Kreißsaal herum watschelte und ab und zu am Pezzi-Ball rumhopste. Die Wehen würden mich noch umbringen, mehr konnte ich nicht denken. Alle zwei Minuten überkamen sie mich mit einer solchen Wucht, dass es mir fast den Atmen nahm. Instinktiv atmete und tönte ich und ertrug Minute für Minute.

15.45 Uhr: Die Hebamme kam eine Dreiviertelstunde später schon zur Untersuchung, damit ich mich nicht unnütz quälen müsse. Handschuh drauf, Finger rein und „Gute Frau, der Muttermund ist 6 cm eröffnet und butterweich".
Das gab's ja nicht! Vor lauter Überraschung und Freude vergaß ich zu tönen und bereute es fast. Also keine PDA und schon gar kein Wehentropf für mich, sondern weiter arbeiten. Plötzlich aber bekam ich neue Kraft, neuen Mut – mein Körper arbeitete mit mir. Der Gedanke keimte in mir auf, dass ich es doch schaffen konnte!
16.45 Uhr: Eine weitere Stunde: 8 Zentimeter. Jetzt ging es mir selber fast etwas zu schnell. Ich jammerte ein wenig herum; behauptete, dass ich nicht mehr könne und war stinkig.
17 Uhr: Die Hebamme kam mit einer Ärztin angerauscht und sie erklärten mir, dass der Kopf meiner Tochter noch sehr weit oben sei und 10 Zentimeter tiefer rutschen müsse. Ich kriegte zwei Mal Globuli verabreicht, die ihn tiefer rutschen lassen sollten. Funktionierte nicht.
Also schlugen sie vor, die Fruchtblase zu öffnen. Ich kriegte es mit der Angst zu tun, weil ich schon oft davon gehört hatte, dass die Wehen dann noch stärker werden und ich war an meiner Schmerzgrenze angelangt. Mehr konnte ich nicht aushalten (so kann man sich täuschen).
Aber ich wollte es auch hinter mich bringen, die Hebamme machte mir Mut, und die Ärztin stocherte mit einem Haken in mich rein und es rann gleich warm die Beine runter.
Schlagartig wurden die Wehen noch stärker, mein Bauch kam mir plötzlich irgendwie kleiner und verkrampfter vor und bei jeder Wehe kam noch Fruchtwasser mit heraus.
Die Schmerzen überrollten mich und ich sehnte mich nach meinen 2-Minuten-Abständen. Die hatten sich nämlich verabschiedet und ich war in einer einzigen langen Wehe gefangen.
Irgendwann wieder Muttermund-Kontrolle durch die Hebamme: Verstrichen! Ich könnte pressen, wenn ich wollte. Aber ich wusste nicht, ob ich wollte. War ganz fertig vor lauter Schmerzen und auf einmal presste ich einfach.
Mein Körper übernahm gänzlich die Führung und wusste ganz von alleine, was zu tun war. Ein Wahnsinnsgefühl! Neue Kraft inklusive!
18.21 Uhr: Nach drei Presswehen war unsere wunderschöne Tochter da. Warm glitt sie zwischen meine Beine, rosig und ganz sauber lag sie da. Die Hebamme gab sie mir sofort, ich machte mein Nachthemd auf und lege sie mir auf die nackte Brust. So lagen wir da.
Mein Freund und ich waren überwältigt von dem Moment und vor allem von dem Tempo.
Die Hebamme ließ die Nabelschnur auspulsieren, ließ uns generell viel Zeit. Mein Freund nabelte das kleine Menschlein ab und ich beobachtete staunend, wie sie anfing, nach meiner Brust zu suchen. Ich half ihr und dockte sie an und sie begann sofort zu saugen.

Ich atmete ihren Duft ein, horchte auf ihre kleinen Schmatzgeräusche und spürte ihre Haut auf meiner. Mein Freund spähte ständig neugierig unter das Handtuch und bewunderte sie.
Ganz nebenbei presste ich noch zwei Mal, um die Nachgeburt zu gebären, und mein kleiner Dammriss wurde vernäht. Alles ganz entspannt und beinahe schmerzlos.
Diese Momente hatten mir nach der ersten Geburt vor zwei Jahren so gefehlt. Ich war damals ganz benommen von der Geburt, und meine Tochter wurde sofort weggebracht. Ich weiß nicht, wie sie gerochen hat, habe sie nicht gestillt und auch nicht wirklich angesehen. Benommen von endlosen Wehen, endend mit Saugglocke, Schnitten und Rissen, haben wir die Nacht allein verbracht, jeder für sich. Wir haben uns erst Stunden später kennengelernt.
Ich bekam noch eine ziemlich starke Blutung, die sich aber im Laufe der Nacht gab. In dieser Nacht schlief ich auch kaum. Meine Tochter und ich lagen gemeinsam im Bett und schauten uns an, stillten und kuschelten. Gefühlsmäßig war ich noch nicht wieder auf der Erde angekommen. Konnte es nicht glauben, wie gut alles gelaufen war und war so wahnsinnig stolz auf mich und meine kleine Tochter. Wir hatten es ganz allein ohne Schmerzmittel und irgendwelche Eingriffe geschafft! Haben perfekt zusammengearbeitet und sie durfte allein bestimmen, wann sie zu uns kommen mochte.
Am nächsten Morgen holten uns mein Freund und die stolze große Schwester ab und wir fuhren gemeinsam nach Hause, da wir wie geplant unsere ambulante Geburt haben konnten.
Es war alles perfekt, und kein Fremdgefühl da wie beim ersten Mal. Vom ersten Moment an war klar: Wir sind eine Familie, wir haben es geschafft!
Klara, 54 cm, 4000 g und 36,5 cm Kopfumfang.
4 Jahre nach der Geburt fällt mir im Nachhinein auf, dass ich trotz allem sofort wieder in die Krankenhausroutine gedrängt worden wäre, ohne Alternativen aufgezeigt zu bekommen.
Die erste Maßnahme wären PDA und Tropf gewesen und ich wäre wieder in ein Rad gekommen, das oftmals Komplikationen mit sich bringt. Zum Glück kam ich umhin, aber trotz guter Vorbereitung ist und bleibt man in der Klinik ein Stück weit entmündigt.

Medizinische Aspekte und ärztlicher Kommentar

Die Problematik der Terminüberschreitung bei unklarem Geburtstermin prägt die Haltung, mit der die Schwangere die Geburt erwartet. Es kommt zu spontanem Wehenbeginn 10 Tage nach dem Geburtstermin (bei der ersten Geburt zwei Jahre zuvor war die Geburt eingeleitet worden). Ein zügiger Geburtsverlauf und 3 Stunden später die normale problemlose Geburt des zweiten Kindes, ohne dass eingreifende Maßnahmen notwendig gewesen wären, lassen Katja gestärkt und selbstbewusst auf die Geburtserfahrung zurückblicken.

Geburt

Der Erwartungsdruck einer jeden Schwangeren steigt, je näher der errechnete Geburtstermin rückt. Häufig wird versucht, das als schwierig empfundene bloße Abwarten des Wehenbeginns und die damit verbundene Anspannung durch Aktionismus zu kompensieren (die Schwangere beschreibt das sehr schön als *„geburtsvorbereitenden Wahnsinn, der seinen Höhepunkt mit Heublumen-Dampfbädern, Akupunktur, Dammmassage und Geburtsvorbereitungstee erreicht*“).

Um die Problematik der Terminüberschreitung zu verstehen, ist es notwendig, sich die Methoden zur Bestimmung des Geburtstermins, die Mechanismen der Wehenentstehung und die möglichen Risiken, die mit dem Ausbleiben des spontanen Wehenbeginns bei Übertragung verbunden sind, anzusehen.

Klassischerweise erfolgt die Berechnung des Geburtstermins nach der Naegele-Regel.[37]

Die Ultraschalluntersuchung im 1. Schwangerschaftsdrittel ist heute als Goldstandard für die Festlegung des Schwangerschaftsalters unbestritten. Will man den Geburtstermin annähernd genau bestimmen, sind also sowohl der Menstruationszyklus der Frau, der die Berechnungsgrundlage der Naegele-Regel bildet, als auch eine sonographische Messung

[37] F. Naegele, Heidelberger Geburtshelfer im 19.Jahrhundert. Bei einer durchschnittlichen Zykluslänge von 28 Tagen errechnet sich der Geburtstermin ausgehend vom 1.Tag der letzten Regelblutung: Errechneter Geburtstermin (ET) = [erster Tag der letzten Regelblutung] + 7 Tage − 3 Monate + 1 Jahr; oder: ET= [erster Tag der letzten Regelblutung] + 9 Monate + 7 Tage. Es wird von einer mittleren Schwangerschaftsdauer von 280 Tagen ausgegangen oder 40+0 Schwangerschaftswochen.

der Scheitel-Scheitel-Länge des Embryos zwischen 10. und 12. SSW ausschlaggebend dafür, was letztlich im Mutterpass als errechneter Geburtstermin notiert wird.

Ab einer Verlängerung der Schwangerschaftsdauer um 14 Tage also ab 294 Tagen oder 42+0 SSW spricht man gemäß WHO von einer Übertragung (22)[38]. Im deutschen Sprachraum ist außerdem für die Zeit von 40+1(Tag) bis 41+6 SSW der Begriff Terminüberschreitung üblich.

Nicht immer bedeuten Terminüberschreitung und Übertragung Gefahr für Mutter und Kind, da der individuelle, biologische Geburtstermin nicht von außen vorhersehbar ist. Tatsache ist aber auch, dass es mit einem Überschreiten des errechneten Termins zu einem steilen Anstieg des Risikos für eine Totgeburt kommt (23). Wenn dies auch ein seltenes Ereignis darstellt[39] so stellt die Begleitung einer Schwangeren jenseits der 41. SSW die geburtshilflich Tätigen vor ein Dilemma:

Dem Abwarten des spontanen Geburtsbeginns mit all seinen Vorteilen stehen die Abneigung gegenüber interventionsreichen Folgen von Geburtseinleitungen und Ängste vor Gefahren für das Kind bei plötzlich einsetzender Mangelversorgung gegenüber.[40]

Über den natürlichen Geburtsbeginn herrscht bis heute noch keine völlige Klarheit. Wir wissen aber von geburtsauslösenden Triggermechanismen, die ein komplexes System hormoneller Reaktionen zur Folge haben. Diese wiederum sind für Reifungsprozesse an Muttermund, Gebärmutterhals und Gebärmuttermuskulatur verantwortlich, welche für das Auslösen von Wehen benötigt werden. Wir haben es also mit mehreren, kaskadenartig ineinander verflochtenen Vorgängen sowohl im Körper der Mutter als auch im Körper des Kindes zu tun, die schließlich zum Auslösen des Geburtsvorgangs führen.

Leider haben Maßnahmen wie Treppen steigen, spazieren gehen, heiße Bäder, Kräutertees, Akupunktur oder gar häufiger Geschlechtsverkehr keine direkte geburtsauslösende Wirkung, wenn nicht die körpereigenen Systeme sowieso schon ihre Reaktionskaskaden in Gang gesetzt haben.

Die Schwangere braucht mit all diesem Wissen trotz alledem Vertrauen und Geduld, den Geburtsbeginn abzuwarten. Bei aller Nachvollziehbarkeit von Ängsten beim medizinischen Personal, dem der stetige Risikoanstieg bei Übertragung im Nacken sitzt, ist das

---

[38] s. Medizinische Fachliteratur im Anhang, Teil III

[39] zwei tote Kinder auf 1000 Kinder jenseits der 43. SSW

[40] Die für das Kind mit einer Terminüberschreitung bzw. Übertragung verbundenen Risiken ergeben sich durch ein übergroß gewachsenes Kind (Makrosomie) und mögliche mechanische Komplikationen bei der Geburt, sowie durch Minderversorgung des Kindes über den Mutterkuchen (Plazentainsuffizienz) mit den Gefahren von Sauerstoffmangel (Asphyxie) und Kindspecheinlagerung in den Lungen des Kindes (Mekoniumaspiration).

wiederholte Betonen, dass der *„Befund unreif*" sei, oder *„die Streiterei um die Einleitung* (der Geburt)" kontraproduktiv. Sie führt im vorliegenden Bericht nur zur Fixierung der Schwangeren auf ihren *„störrischen Muttermund*". Der betreuende Arzt setzt sich unter Zeitdruck und feilscht um Verantwortung.

Spontan einsetzende Wehentätigkeit löst den Druck der Situation für alle Beteiligten auf. Wichtig scheint mir noch zu erwähnen, dass bei einer Zweitgebärenden Muttermund und Gebärmutterhals sogar bis zum Geburtsbeginn von fester oder weicher Konsistenz sein können, lang bzw. noch nicht verstrichen[41] keine Zeichen der Eröffnung ahnen lassen,

Prognosen fast unmöglich machen. Die regelmäßigen Geburtswehen können dies fast schlagartig verändern und immer wieder zu erstaunlich kurzen Geburtsverläufen führen. Das unterscheidet in der Regel Erstgeburten von allen weiteren darauffolgenden Geburtsverläufen.

Umso erstaunlicher der Ratschlag der Hebamme im vorliegenden Bericht, bei einer Muttermundseröffnung von 3cm eine PDA kombiniert mit einem Wehentropf legen zu lassen, zumal es keinen Hinweis auf ein ‚schlechtes CTG', also eine Gefährdung des Kindes, gibt. Nicht untypisch für den Verlauf einer zweiten Geburt liegen zwischen diesem Befund und der Geburt des Kindes mit regelmäßigen Wehen knappe 3 Stunden.

Von der Terminüberschreitung einmal abgesehen haben wir es mit einem natürlichen Geburtsverlauf ohne Interventionen zu tun, bei der die körpereigenen Systeme eigentlich die Gebärende leiten und ihr zum Schluss auch das befriedigende Gefühl geben, diesen Prozess gut gemeistert zu haben. Nicht nur Ungeduld und medizinischer Tatendrang, sondern auch Angst vor schuldbehafteten Versäumnissen und vor Gerichtsprozessen stehen bei den medizinisch betreuenden Geburtshelfern und Geburtshelferinnen der vertrauensvollen Geduld, die für den natürlichen Geburtsverlauf Voraussetzung ist, als Hindernis im Weg.

Ulrike Bös

[41] Verstrichener Gebärmutterhals: der 3-5cm lange Gebärmutterhals verschließt in der Schwangerschaft die Gebärmutter, die das heranwachsende Kind hält. Mit Beginn der Geburtswehen verkürzt sich bei der Mehrgebärenden der Gebärmutterhals allmählich, so dass bei vollständig eröffnetem Muttermund schließlich gar kein Gebärmutterhals mehr zu tasten ist. Dies heißt im Fachjargon „der Gebärmutterhals ist verstrichen".

Therapeutische Aspekte und Reflexionen

Katjas Erfahrungen lenken den Blick auf einzelne Aspekte klinischer Geburtspraxis.

Zwei Entbindungstermine sorgen für Unruhe. Katja erreicht, dass der Oberarzt schließlich den späteren Termin gelten lässt.

Der Entbindungstermin ist bei der Geburtshilfe von Bedeutung. Die Faustregel heißt: 42 Wochen +/- 14 Tage gelten als normal. Viele Jahrzehnte lang war dies gültige Orientierung. Mittlerweile werden Schwangere bereits wenige Tage nach errechnetem Termin in die Klinik eingewiesen. Oft wird eine Drohkulisse aufgebaut: Wenn nicht bis dahin, dann … So entsteht Druck. Wenn Arzt/Ärztin doch sagen, etwas nicht länger verantworten zu können? Sie sind doch die Experten. Mit solchen Gedanken reagieren viele werdende Eltern.

Seit 40 bis 50 Jahren gilt nicht mehr die „Kultur des gekonnten Abwartens", die bis dahin auch in der klinischen Geburtshilfe üblich war. Diese Überzeugung beruhte auf der Erfahrung, dass das hormonelle Wechselspiel zwischen Mutter und Kind Zeit braucht, um sich zu entwickeln. Zeit und Ruhe gewährt die soziale Umwelt durch Geduld und Gelassenheit. Diese sind heute Ungeduld und medizinischem Tatendrang gewichen. Künstliche Wehenmittel haben die Kreißsäle erobert. Wehenpausen werden meist als Wehenschwäche diagnostiziert und ziehen das Verabreichen von Wehenmitteln nach sich. Dass damit der individuelle Rhythmus der Geburt durcheinander kommt, wird in Kauf genommen.

Katja machte bei der Geburt ihres ersten Kindes üble Erfahrungen. Der um zehn Tage überschrittene Entbindungstermin versetzte das Personal in Angst, nicht sie. Die dann verordneten Maßnahmen erlebte sie als übergriffig, verletzend, schmerzhaft und entwertend. Am Ende sind Mutter und Kind traumatisiert. Es braucht viel Zeit, bis diese Erfahrung verblassen kann.

Große Kraft bringt Katja auf, indem sie noch einmal ein Kind bekommen will, diesmal hoffentlich anders, diesmal selbstbestimmt, ohne PDA und Kristellern[42], ohne stundenlang vom Kind getrennt zu werden.

Die Vorbereitung durch die Hebamme tut ihr gut. Aber spätestens, als der errechnete Termin näher rückt, setzt die Furcht vor Wiederholung ein. Reflektierend erinnert sie sich,

[42] Kristellern, s. Stichwortverzeichnis, Teil III

dass die Geburtsmedizin immer bereit stand, eine PDA zu verabreichen, um ihr Erleichterung zu verschaffen.

Schmerz-, Wehen-, Beruhigungsmittel, auch Psychopharmaka – die Geburtsmedizin verfügt über ein großes Arsenal von Medikamenten. „Heute, im 21. Jahrhundert braucht doch eine moderne Frau keine Schmerzen mehr zu erleiden", heißt es. Ein verlockendes und irreführendes Angebot, das teilweise selbst den Kaiserschnitt als sanft und emanzipiert hinstellt. Dabei ist der Kaiserschnitt für ein Kind immer traumatisierend, egal, ob zur Lebensrettung eingesetzt, als Folge der zuvor erfolgten Eingriffe oder auf Wunsch der Frau, etwa nach vorangegangenem Angst auslösenden oder traumatischen Erleben.

Katja beschäftigt sich immer wieder mit ihrer ersten Geburt. Gut, dass sie bei Klara eine andere Erfahrung macht, durch die sie in ihre eigene Kraft kommt.

„Mein Körper übernimmt gänzlich die Führung und weiß ganz von allein, was zu tun ist. Ein Wahnsinnsgefühl!" Dieser Satz lehrt uns, dass wir der Natur vertrauen können. Es wird Zeit, dass unsere Gesellschaft Frauen in der Schwangerschaft und bei der Geburt ermöglicht, sie selbst zu sein und dass aufhört, schwangere Frauen, Kinder vor der Geburt und Kreißsäle mit einem Experimentierfeld zu verwechseln.

Irene Behrmann

ANNA

Selbstverantwortung und entbunden werden. Schwangerschaftsdiabetes

Es geht um ein Ehepaar, das allen Unkenrufen widersteht. Annas Schwangerschaft hätte eigentlich gar nicht sein können. Wir lesen von einer aussichtslosen Ausgangslage, Negativ-Prognosen, schweigenden Ärzten und einer werdenden Familie, die mit ihren Bedürfnisse nur schwer verstanden wird. Wegen Diabetes kommt es zu einem geplanten Kaiserschnitt.

Dieser Bericht findet Worte für Unaussprechliches. Er ist geeignet für Mütter, die sich mit der Geburt ihres ersten Kindes auseinandersetzen möchten.

Ich spürte, dass ich schwanger war. Ich habe es meinem Mann gleich morgens gesagt. Aber alle Tests blieben negativ. Am 1. April bin ich zur Vertretung meines Frauenarztes gegangen, da ich Unterleibsschmerzen hatte. Sie schallte und meinte: „Schwanger sind Sie nicht. Kann auch gar nicht, Ihre Eileiter sind verklebt."
Hilfe! Was wird aus meinem Leben? Diese Gedanken schossen mir durch den Kopf. Ich wollte immer Kinder haben, mein Mann auch. Wie in Watte bin ich nach Hause. Ich habe nur geweint. Dass diese Aussage total unhaltbar und nicht der Wahrheit entsprechend war, wusste ich zu dem Zeitpunkt nicht. Wieso auch? Ich war jung, gesund.
Am Sonntag, dem 11. April, fiel mir morgens der letzte Schwangerschaftstest in die Hände. Ich dachte gar nicht nach. Habe ihn einfach genutzt. Und noch bevor der Kontrollstreifen zu sehen war, prangte mir der Positiv-Streifen entgegen. Unglaublich. Ich bin gleich in die Küche und habe meinem Mann den Test gezeigt. Er fragte zuerst nur, ob der überhaupt richtig sei. Stünde ja drauf, 99 Prozent Sicherheit. Bis ich ihm dann

in meiner Aufgeregtheit erklärt hatte, wie so ein Ding funktioniert, dauerte es eine ganze Weile. Er hat bestimmt eine halbe Stunde gar nichts gesagt. Nichts.
Dann meinte er plötzlich: „Der Real hat nächste Woche Kinderwagen im Angebot, sollen wir da hinfahren?“
Diesen Satz vergesse ich nie.
Wir haben uns so gefreut, dass es doch geklappt hat, obwohl die Frauenärztin ja meinte, es ginge nicht. Es dauerte, bis wir begriffen, dass wir wirklich Eltern wurden.
Am nächsten Tag bin ich gleich zum Frauenarzt, um die Schwangerschaft bestätigen zu lassen. Das war sehr aufregend. Ich sollte nach zwei Wochen wiederkommen, um den Herzschlag zu überprüfen.
Leider erlitt mein Frauenarzt einen Herzinfarkt, so dass ständig eine andere Vertretung in der Praxis war. Eine Vertretungsärztin war so toll, dass ich dann zu ihr und ihrem Kollegen gewechselt bin.
Ein Hebammenteam hatte ich auch schon. Aber wir wurden nicht so richtig warm. Das fiel mir leider erst sehr spät auf.
Ich habe in der 12. Schwangerschaftswoche einen oralen Glucose-Toleranz-Test machen sollen, da ich übergewichtig bin. Klar machte ich das, es sollte ja nichts passieren. Die Werte waren absolut in Ordnung.
Meine neue Frauenärztin hat mich dann irgendwann an einen Diabetologen überwiesen, der in der 24. Schwangerschaftswoche noch einen angeordnet hat. Dieser war auch in Ordnung. Er meinte aber dann, ich solle noch einen dritten machen. Dieser wurde in der 33. Woche gemacht. Und ja, wer suchet, der findet. Der zweite Wert war zu hoch. Anstatt bis 180 war er bei 188. Also stand es fest! Ich hatte einen Diabetes!
Okay, was hieß das für mich?
Ich bekam sofort ein Aufklärungsgespräch. Ich musste streng Diät halten, mich zwei Tage später wieder melden. Und natürlich meinen Blutzucker messen.
Also rief ich wieder an. Ja, also die Werte seien zu hoch, ich müsste sofort mit Insulinspritzen beginnen.
Drei Mal am Tag sowie zur Nacht.
Das war so … ja, was eigentlich? Lästig? Nervig? Nein, irgendwie niederschmetternd. Ich wollte doch nur eine ganz normale Schwangerschaft haben.
Der Diabetologe riet mir dringend dazu, in einem Krankenhaus mit Neonatologie zu entbinden. Da gab es doch die Kinderklinik gleich bei uns ums Eck mit neuer Geburtsstation. Klasse. Leider durften dort „meine“ Hebammen nicht entbinden.
Das Vorstellungsgespräch im Wunschkrankenhaus hatten wir schon hinter uns. Die Kleine wurde auf 3000 Gramm geschätzt.
Wir dachten, wir stellen uns da einfach mal vor und hören uns deren Meinung an. Ja, da saßen wir also, eine Woche später, bei der Chefärztin, die sehr freundlich und liebevoll war. Sie machte einen Ultraschall mit ihrem neuen Gerät und stellte fest, dass unser Baby ca. 4,5 Kilo wiegen sollte.
Wir gingen zurück ins Besprechungszimmer, und sie klärte uns darüber auf, dass es ein sehr schweres Kind sei und die Geburt sehr anstrengend für unsere Tochter sein würde.

Vermutlich würde sie mit den Schultern stecken bleiben. Der Diabetes dazu würde sie sehr schwächen. Für die Kleine sei also ein Kaiserschnitt besser.
Schluck, es war also besser für sie. Was ging es um mich? Es ging um unser Baby, unser Wunder, da ich doch gar nicht schwanger werden „konnte". Natürlich wollten wir nur das Sicherste für sie.
Naja, sie dürfe uns nicht dazu raten, sagte die Ärztin, sie könne nur berichten. Wir könnten es uns ja bis zum nächsten Tag überlegen. Nein, da gab es nichts zu überlegen. Wir wollten nicht, dass ihr etwas passiert. Nicht auszudenken, was passieren konnte.
Also bekamen wir gleich einen Termin. Der 1.12. sollte also der Geburtstag unserer Tochter werden. Das wäre dann 38 plus 2.
Unsere Hebammen reagierten sehr sauer und mit viel Unverständnis. Sie konnten es nicht verstehen und wollten uns auch im Wochenbett nicht betreuen.
Noch eine Stütze, die mir wegbrach. Ich wollte nur noch, dass die Kleine gesund und fit war. Und ich musste noch eine Hebamme fürs Wochenbett suchen. Zur Weihnachtszeit und nur acht Tage vor dem Geburtstag nicht ganz einfach. Drei Tage vor dem Kaiserschnitt fand ich dann eine. Wir telefonierten kurz und besprachen die Schwangerschaft und die geplante Geburt. Und die Hebamme war klasse. Ich lernte sie allerdings erst am Tag der Entlassung persönlich kennen.
Die Tage rückten also immer näher, und ich bekam immer mehr Angst. Angst, dass es meiner Tochter nicht gut ginge. Wo sie doch mit meinem Diabetes zu kämpfen hatte.
Sechs Tage vor dem Termin wachte ich nachts auf, die Unterhose war klitschnass. Also ins Krankenhaus, es könnte ja die Fruchtblase sein. Im Krankenhaus war nur ein Kollege der Ärztin vor Ort. Schon bevor ich auf der Untersuchungsliege lag, meinte er, sollte das die Fruchtblase sein, würde man mich gleich operieren. Mein Mann dürfte zwar dabei sein, würde aber dann mit Kind den OP-Saal verlassen müssen.
Aber mein Baby! Sie gehört doch zu mir! Und mein Mann auch! Ich will nicht alleine da liegen müssen, wo ich doch seit April nicht mehr alleine war! Dies alles ging mir durch den Kopf. Aber es war kein Fruchtwasser. Wir durften also wieder heim.
Ab da hatte ich nur noch mehr Bedenken, dass ich da völlig allein liegen würde, während meine Familie in einem anderen Raum war. Mein Baby …
Ich konnte in der Nacht auf den Geburtstag nicht schlafen. Jetzt war es also soweit. In wenigen Stunden durfte ich Mutter sein. Wir wären Eltern. Aber ich wäre allein.
Wir sind früh losgefahren. Überall lag Schnee. Im Krankenhaus angekommen, sollte ich im Kreißsaal ans CTG. Alles unauffällig. Ich hatte also eine Schwangerschaft ohne Wehen. So sollte es sein. Ich durfte mich dann umziehen, einen schicken Kittel an, schicke Thrombosestrümpfe. So langsam ging es los.
Hebamme Susanne und mein Mann fuhren mich in den OP-Saal. Vor der Tür habe ich sie noch einmal gefragt, ob mein Mann mit Baby bei mir bleiben dürfte.
Ja natürlich, das wäre doch normal. Ich hatte mich also völlig umsonst bekloppt gemacht. Das beruhigte mich so sehr!

Mein Mann musste draußen warten und sterile Kleidung anziehen, während ich fertig gemacht wurde. Ich habe ein Medikament als Flüssigkeit genommen. Ich konnte kaum sehen, wer alles da war. Es kam mir vor, als seien 100 Leute im OP.
Ich bekam eine Betäubungsspritze in den Rücken. Dann sollte die Spinal-Anästhesie gesetzt werden. Es brauchte mehrere Anläufe, bis sie saß, und ich musste mit rundem Rücken auf der Liege sitzen. Das war gar nicht so einfach bei dem Riesenbauch. Das Ganze dauerte ewig. Aber dann musste ich mich schnell hinlegen, denn ich spürte nichts mehr. Als ich dann lag, wurde mein Bauch eingepinselt und mir wurde der Blasenkatheter gesetzt. Das habe ich aber nur wenig gemerkt. Oben an meinem rechten Arm wurde mir die Blutdruckmanschette angelegt. Außerdem ein Zugang in die linke Hand.
So lag ich da also, beide Arme von mir gestreckt und ein grünes Tuch vor der Brust. Mein Mann, mein Fels, kam auch herein und durfte sich links neben mich setzen.
Ich ging davon aus, dass sich noch alles in der Vorbereitung befand, denn es war alles noch so ruhig. Es wackelte und ruckelte schwer an meinem Unterkörper, den ich nicht sehen konnte, über den ich keine Kontrolle hatte. Ich fragte also den Anästhesisten neben oder hinter mir, was die da machten. Antwort: „Die holen gerade Ihr Kind."
Klar, was sonst?
Die Narbe ist jetzt statt der wohl üblichen 8 cm von Beckenknochen zu Beckenknochen 19 cm lang. Das Baby wollte nicht richtig raus. Klar, wäre ich Maria, wäre ich auch lieber noch im kuscheligen, warmen Bauch geblieben, statt in den grellen, kalten OP-Saal gerissen zu werden.
Und dann hörte ich, wie die Ärztin sagte: „Oh, ein Hamster!" Maria hatte sehr viel Wasser eingelagert und ganz dicke Bäckchen. Das konnte ich aber leider erst später sehen.
Ich hielt die Hand meines Mannes so fest und ich hörte ihren ersten Schrei. Oh Gott, es war so schön und zugleich verwirrend. Ich hörte sie, aber ich sah sie nicht. Die Hebamme ging gleich mit ihr nach nebenan in den Untersuchungsraum, wo ein Kinderarzt sie durchcheckte. Es dauerte gefühlt so ewig. Ich wollte doch mein Kind haben. Mein Baby. Mein Herz.
Mein Mann und ich sahen uns nur an, wir konnten nichts sagen. Ich schaute immer wieder in die Richtung, in die sie verschwunden war. Irgendwann kam die Hebamme wieder mit ihr und sagte: „Das mit der Nase wird wieder!"
Ich konnte es ja gar nicht sehen, aber ihre Nase war platt gedrückt und ganz schief. Sie war eingepackt in ein Handtuch und hatte ein Mützchen auf. Mein Mann bekam sie in den Arm. Sie schrie so sehr. Ich wollte sie beruhigen. Aber sie war so eingepackt, dass ich sie kaum sehen konnte.
Plötzlich taten mir die rechte Schulter und der rechte Arm sehr weh. Ich konnte mich kaum noch nach links zu meiner Familie drehen. Der Anästhesist wusste nicht, woher es kam, hat aber die Blutdruckmanschette abgenommen.
Als sie endlich fertig waren mit Nähen, musste mein Mann uns verlassen. Mir wurde auf mein Bett geholfen, ich durfte zum ersten Mal mein Baby halten. Dieses kleine

Bündel wurde mir nun in den Arm gelegt. Ich war so überwältigt von meinen Gefühlen, dass ich sie nur ansehen konnte. Ich konnte nichts sagen.
Oben im Kreißsaal angekommen, haben wir dann auf meinen Mann gewartet. Mein Bedürfnis war, sie Haut an Haut auf meinem Bauch zu spüren. Also habe ich ihr das Handtuch geöffnet und sie auf meine Brust gelegt. So lagen wir dann da. Ohne Zeitgefühl, einfach nur wir zwei! So konnte ich sie auch endlich richtig sehen, sie riechen. Ja, das war mein Baby. Ich habe unter ihr Mützchen geschaut und so einen süßen dunklen Flaum erspäht.
Ich habe sie einfach angelegt, da sie suchte. So richtig viel Kraft und Willen hatte dieses kleine Menschlein. Sie war auf meinem Bauch in Richtung Brust gerutscht und schnüffelte. Da konnte ich nicht anders, als sie anzulegen. Und einen richtig guten Zug hatte sie. Ich hätte sie auch am liebsten, nackig wie wir waren, für immer festgehalten.
Mein Mann kam dann auch, er hatte sich vor Aufregung im Haus verlaufen. Dann wurde sie gewogen. 4450 Gramm! Wow, ein stolzes Gewicht. Gemessen wurde sie leider im Nebenraum, sie war 56 cm lang und hatte einen Kopfumfang von 37 cm.
Also war sie ja gar nicht so „dick" bei der Größe. Wäre sie tatsächlich steckengeblieben? Aber der Gedanke kam mir da gar nicht, ich wollte nur mein Baby wiederhaben. Zum zweiten Mal in der kurzen Zeit.
Ganz schnell war sie wieder bei mir. Mein Mann war mitgegangen, sie sollte nicht allein sein.
Als sie wiederkamen, konnten wir noch kuscheln, mein Mann hat die wichtigsten Leute informiert und Baby und ich erholten uns etwas und lernten uns kennen. Das nächste Anlegen klappte schon etwas besser.
Nach einiger Zeit kam eine Schwester, die das Baby anziehen wollte. Und mich auch. Es würde uns sonst zu kalt werden.
Also bekam ich ein angezogenes Bündel wieder. Mein Mann half mir in der Zeit in den Pyjama. So kamen wir dann auf unser Zimmer.
Eine liebe Schwester kam, um mir beim Anlegen zu helfen. Das war ja schon geschehen. Allerdings hatte das kleine Mädchen so einen guten Zug, dass schon am Abend meine Brustwarzen sehr wund waren. Ich bekam also eine Pflegecreme und die Anweisung nur alle drei Stunden zu stillen. Na, und wer erklärte das der kleinen Maus? Klappte natürlich überhaupt nicht und sie weinte somit viel. Also habe ich die Abstände wieder auf 1,5 bis 2 Stunden reduziert.
Am Nachmittag sollte ich das erste Mal aufstehen. Zum Katheter ziehen. Angenehm war anders, aber es ging. Wir hatten ein Familienzimmer, so dass mein Mann bei mir war. Das war sehr gut, denn ich konnte mich nicht gut zur Seite drehen, um meine Tochter aus dem Beistellbettchen, das direkt an meinem Bett stand, zu holen. Aber auch das hatten wir schnell raus: Dann blieb sie einfach auf mir liegen.
Ich habe mein Baby am zweiten Tag zum ersten Mal gewickelt. Das fand ich schade, war ich doch schon seit gestern Mutter und wollte dies auch vollkommen sein.
Die Tage waren gut, ich sollte zum Stillen ins Stillzimmer kommen, wo immer eine Hebamme oder Schwester war, die beim Stillen half.

Problem: Die eine hat solche Erfahrungen, die andere eben andere. Also habe ich morgens im Wiegegriff gestillt, gegen Mittag habe ich abgepumpt und mit der Flasche gefüttert, dann sollte ich mit Pre Milchersatz füttern. Hier war glücklicherweise meine Tante da, die selbst drei Kinder hat und alle lange stillte. Sie wurde vom Himmel geschickt. Sie erklärte mir dann, dass es absolut kein Versagen von mir sei, wenn das Kind Pre bekäme, auch wenn das nicht notwendig wäre. Somit habe ich das auch weggelassen. Sie half mir dann auch beim Anlegen und fragte eine Schwester, ob ich Hütchen kriegen könne. Ja klar, kein Problem. Und was war? Mit Hütchen ging es gut. Meine Tochter hatte mehr zu greifen und ich hatte weniger Schmerzen. Das Problem war nämlich, dass sie mittlerweile schon Blut schluckte und erbrach. Ich sollte allerdings noch vor und nach dem Stillen wiegen. Also konnte ich das auch nicht im Bett, sondern musste immer ins Kinderzimmer, wo die Waage stand. Bis zu dem Zimmer war es nicht sehr weit, aber es kam mir durch die große Bauchwunde sehr weit vor.
Hier wurde meiner Tochter auch am ersten Tag der Blutzuckerspiegel gemessen, der immer gut war. Meiner war im Übrigen am Tag nach der Geburt schon wieder blendend. Hatte ich also überhaupt einen Diabetes? Laut der Hebamme, die wir für unser zweites Kind ausgesucht hatten und dem Frauenarzt war das eher zweifelhaft.
Zeitlich kann ich nicht alles genau einordnen. Aber am Tag der Geburt sollte mein Mann noch mit ihr zur Hüftsonographie. Ich konnte noch nicht mit. Dafür war ich noch nicht fit genug.
Am nächsten Morgen sollte ich dann mit ihr zum Herzultraschall, denn: „Dicke Kinder haben oft Löcher im Herz."
Wir sind also runter zum Ultraschall gewackelt. Dort angekommen saßen wir wartend zwischen einigen anderen Kindern. Es dauerte ewig, bis wir dran kamen. Der Arzt, noch ganz jung, hat bei der Untersuchung, bei der Mausi nur brüllte, nicht eine Miene verzogen und sagte nichts. Wir wussten gar nicht, was los war. Auf Nachfrage sagte er dann, dass alles in Ordnung sei.
In den letzten Tagen im Krankenhaus bekam ich noch eine Zimmernachbarin und mein Mann musste „ausziehen". Das machte mir sehr zu schaffen. Außerdem bekamen wir viel lieb gemeinten Besuch, der aber unsere Arbeit zum Familie-Werden störte. So war ich froh, am fünften Tag gehen zu können.
Von da an klappte das Stillen bombig. Die Motte nahm gut zu, die Hebamme, die noch am gleichen Tag abends zu uns kam, war zufrieden damit, wie es klappte und empfahl uns, die Kleine bei uns im Bett schlafen zu lassen, statt wie gedacht im Stubenwagen gleich neben unserem Bett. Das war ein klasse Tipp und wir haben es alle genossen.
Leider habe ich mein Wochenbett nicht als solches ausgelebt und mein Körper und auch meine Psyche gaben mir gleich die Quittung. Ich hatte fast eine ganze Woche lang „Magen-Darm", so dass nichts in mir blieb.
Nach einiger Zeit hatte ich auch eine Art von Wochenbettdepression, die nur verstärkt wurde dadurch, dass ich mein Baby nicht abgeben wollte. Ich mochte sie nicht jedem zum Kuscheln geben, wollte sie nicht in „fremden" Armen weinen sehen. Unser Baby gehörte doch zu Papa und Mama.

Es fiel mir sehr lange sehr schwer, Maria an die Großeltern und andere abzugeben. Das würde ich so nie wieder zulassen. Die erste Zeit gehört einfach der Familie, wer das nicht akzeptieren kann, muss draußen bleiben.
Zum Glück hatte ich meine Hebamme und meine Mama um mich, die mir gut halfen und mich stützten. Mein Mann war und ist meine größte Stütze, obwohl es ihm zu der Zeit selbst nicht sehr gut ging. Wir hatten ein Haus zu renovieren, um aus unserer verschimmelten Wohnung zu kommen, also ging seine halbe Elternzeit dafür drauf.
Im Nachhinein kann ich nur sagen, dass ich froh und glücklich bin, meine Tochter und meinen Mann um mich zu haben, die mir täglich aufs Neue zeigen, wofür ich hier bin. Allerdings hätte ich gut auf die Erfahrung eines Kaiserschnittes und des Trennens nach der Geburt verzichten können. Ich habe lange daran geknabbert und tue dies jetzt noch.
Wir freuen uns auf unser zweites Kind, das im Sommer zu Hause geboren werden soll. Eine Hausgeburtshebamme haben wir schon und fühlen uns sehr wohl mit ihr.
Vielleicht ist sogar Maria bei der Geburt ihres Geschwisterchens dabei.
Dieses Mal werden es maximal 4 Personen sein, die das Baby willkommen heißen. Die Hebamme, Felix, Maria und ich. Niemand wird uns stören dürfen.

Gespräch mit dem Vater Felix

Das Gespräch führte Christine Trompka

CT: Welche Gedanken haben Sie, wenn Sie an die Geburt Ihrer Tochter denken?

Felix: *Die Geburt verbinde ich mit ausschließlich positiven Gedanken. Es war das erste Kind, und die Geburt/ der Kaiserschnitt an sich ist – soweit ich das beurteilen kann – reibungslos verlaufen.*

CT: Wie geht es Ihnen heute damit?

Felix: *Ich bin froh, dass das Kind gesund zur Welt gekommen ist. Beim nächsten Mal wäre es schön, wenn das Kind auf natürlichem Wege das Licht der Welt erblickt. Dann könnte auch ich mehr an der Geburt teilhaben und auch meiner Frau mehr zur Seite stehen.*

CT: Wie und wann konnten Sie den ersten Hautkontakt zu Ihrem Kind haben? War das wichtig für Sie beim Kennenlernen?

Felix: *Am Abend hatte ich den ersten Hautkontakt mit dem Baby. Es war ein schönes Gefühl, auch wenn ich in dem Moment noch gar nicht richtig realisiert hatte, dass dieses wundervolle Geschöpf mein Baby ist. Richtig kennengelernt habe ich es erst nach ein paar Tagen. Es musste sich alles erst einmal einspielen und alle mussten sich an die neue Situation noch gewöhnen.*

CT: Ihre Frau schreibt, Sie wären ihre größte Stütze gewesen. Teilen Sie dieses Gefühl?

Felix: *Ich habe mir immer Mühe gegeben, ihr eine Stütze zu sein. Habe geholfen, wo ich konnte, und sie gab mir das Gefühl, dass es ihr gut tat.*

CT: Fühlten Sie sich als Vater und Ehemann wahrgenommen oder eher bei diesbezüglichen Entscheidungen übergangen?

Felix: *Ja, ich denke schon. Zumindest wollte ich immer für sie da sein und ihr Kraft geben. Ich denke, dass es mir auch gelungen ist. In die Entscheidungen wurde ich immer eingebunden. Das erleichterte mir auch zu realisieren, dass ich schon bald Vater sein würde.*

CT: Wer war Ihre Stütze?

Felix: *Meine Frau war auch meine Stütze. Ich war während der Schwangerschaft auch manchmal nervös und aufgeregt. Da war ich froh, dass sie mir immer zuhörte und mir Mut für die neue Aufgabe gegeben hat.*

Medizinische Aspekte und ärztlicher Kommentar

Während der unerwartet spontan eingetretenen Schwangerschaft bei der übergewichtigen, aber ansonsten gesunden jungen Frau tritt ein Gestationsdiabetes auf. Diese Kohlehydratstoffwechselstörung, die erstmals in der Schwangerschaft auftritt, wird frühzeitig erkannt und entsprechend medikamentös eingestellt. Dennoch entwickelt das Kind eine sogenannte Makrosomie, ist also verhältnismäßig groß und schwer, was zur Empfehlung eines geplanten Kaiserschnitts noch vor Geburtstermin führt. Kind und Mutter überstehen Schwangerschaft und Geburt unbeschadet. Bedeutung und Einordnung von Diagnose und Therapie des Gestationsdiabetes werden der Mutter bzw. den Eltern offenbar nicht gut vermittelt, was zu Schwierigkeiten in der Verarbeitung des Geburtsgeschehens führt.

Schwangerschaft

Zu Beginn der Schwangerschaft steht eine Aussage im Erlebnisbericht der Schwangeren, die medizinisch nicht nachvollziehbar ist: *Die Ärztin schallte und meinte: Also schwanger sind Sie nicht. Kann auch gar nicht, Ihre Eileiter sind verklebt*. Verklebte Eileiter sind zwar häufig Ursache von unerfülltem Kinderwunsch; für eine Befruchtung müssen sie durchgängig sein, damit sich Samen und Eizelle zur Befruchtung treffen können. Dies kann aber nur durch spezielle Untersuchungen wie die Durchgängigkeitsprüfung mittels Chromopertubation[43] oder sonographischer Hysterokontrastsalpingographie[44] und nicht durch eine einfache Ultraschalluntersuchung festgestellt werden. Hier scheint bereits ein Kommunikationsproblem zwischen der Schwangeren und ihrer Ärztin vorzuliegen. Im übrigen kann die Schwangerschaft aufgrund der frühen Schwangerschaftswoche im Ultraschall noch nicht dargestellt werden (siehe auch Kommentar zu Isabel).

Wegen ihres Übergewichts wird die Schwangere bereits in der 12. SSW zur Durchführung eines Blutzuckertoleranztests aufgefordert[45]. Ob noch weitere Risikofaktoren vorhanden sind, wird aus dem Erfahrungsbericht nicht ersichtlich. Bei Schwangeren ohne Risikofaktoren wird dieser Screeningtest zwischen der 24. und 28. SSW empfohlen. Im vorliegenden Bericht fallen verschiedene Diskrepanzen zwischen der Wahrnehmung der Schwangeren und den medizinischen Realitäten sowie den Geburtsdaten des Kindes auf. Die Tatsache, dass ein insulinpflichtiger Diabetes mellitus vorliegt, spricht für deutliche Testergebnisse. Die Schwangere sieht diese Notwendigkeit nicht und betrachtet auch die Suchtests als überflüssig *(„Und jaaaaa, wer suchet, der findet“)*. Entweder wird die Bedeutung eines nicht entdeckten und nicht behandelten Gestationsdiabetes[46] nicht ausreichend kommuniziert, oder die Schwangere bagatellisiert die Ergebnisse, die nicht nur einen leicht gestiegenen 1-Stunden-Wert im OGTT anzeigen, sondern vor allem im anschließenden Blutzuckertagesprofil deutlich erhöhte Werte verzeichnen. Die ärztlichen Empfehlungen und Aufklärungsgespräche werden nur vor dem Hintergrund des Wissens um die Veränderung der Schwangerschaft und die Konsequenzen für das Kind, die ein Gestationsdiabetes zur Folge haben kann, deutlich (24)[47].

Bei etwa 9 von 10 Schwangeren führt eine Ernährungsumstellung (z. B. kleine, dafür häufigere Mahlzeiten, Vollkornprodukte statt Weißmehl, weitgehender Verzicht auf schnell aufnehmbare Kohlehydrate wie beispielsweise Fruchtsäfte, Limonaden) in Verbindung mit regelmäßiger Bewegung zu normalen Blutzuckerwerten. Falls dadurch keine Besserung erzielt werden kann, muss mit einer Insulintherapie begonnen werden.

---

43 Chromopertubation s. Stichwortverzeichnis
44 Hysterokontrastsalpingographie s. Stichwortverzeichnis
45 OGTT= Oraler Glucose-Toleranz-Test s. Stichwortverzeichnis unter Glucose-Test
46 s. Stichwortverzeichnis
47 s. Medizinische Fachliteratur

Aufgrund der möglichen Komplikationen wird bei Diabetesmüttern überdurchschnittlich oft zum Kaiserschnitt schon vor dem Geburtstermin geraten. Diese Situation finden wir im vorliegenden Erfahrungsbericht im Beratungsgespräch mit der Chefärztin wieder, die über Risiken und Komplikationen aufklärt und schließlich zum Kaiserschnitt rät. Wie aber soll über solche Sachverhalte aufgeklärt werden, ohne dass Angst bei den werdenden Eltern entsteht? Einerseits besteht auf ärztlicher Seite die Verpflichtung, umfassend aufzuklären, damit, wenn es tatsächlich zu Komplikationen kommt, niemand den Vorwurf erheben kann, er oder sie sei nicht informiert worden. Andererseits verursachen fast alle solche ‚Aufklärungsgespräche' vor der Geburt große Ängste, für die eine Schwangere besonders empfänglich ist. Bestes Beispiel für diesen Widerspruch ist die Aufklärung bei Schulterdystokie[48]. Ärzte und Ärztinnen werden aus rechtlichen Gründen inzwischen dazu angehalten bei geschätztem Geburtsgewicht > 4000g über die Möglichkeit einer Schulterdystokie aufzuklären. Dies ruft meist große Ängste bei der Schwangeren hervor. Für die Schwangere aber ist es von großer Wichtigkeit, sich angstfrei und zuversichtlich auf das Geburtsgeschehen einzulassen und sich voller Vertrauen in den Geburtsvorgang hineinzugeben.

Ein Dilemma! Hervorgerufen von einer Medizin, die alles richtig machen möchte und wo juristische Konsequenzen drohen, wenn Fehler nachweisbar sind, - aber auch von Eltern, die einerseits eine natürliche Geburt erleben möchten, nach der sie ein gesundes Kind im Arm halten dürfen und dennoch höchste Perfektion von der Geburtsbegleitung erwarten. Nicht zuletzt tragen auch die Krankenkassen mit ihren Forderungen nach Schadensersatz für die Behandlung kranker oder behinderter Kinder zu einer immer deutlicheren und härter formulierten Aufklärung über Risiken und Komplikationen bei.

Geburt

Der geplante Kaiserschnitt vor dem Geburtstermin findet in Spinalanästhesie statt. Wie bei der PDA (siehe auch im fünften Bericht von Sabina) erhält die Schwangere eine Rückenmarksbetäubung, die sie wach sein lässt und nur unterhalb des Lendenwirbelbereichs wirksam ist. Makrosome, große Kinder sind, wie oben beschrieben, häufig die Folge eines Gestationsdiabetes, und es ist auch beim Kaiserschnitt manchmal nicht einfach, ein fast 4,5kg schweres Kind zu entbinden. Leider zeigt sich das OP-Team, obwohl bekannt ist, dass die Gebärende unter Spinalanästhesie jedes Wort mithören kann, mit seinem zynischen Kommentar (Oh, ein Hamster!) wenig feinfühlig. Unter mangelndem Einfühlungsvermögen dürfen wir auch Bemerkungen wie „Dicke

48 Die Schulterdystokie ist ein unvorhersehbarer geburtshilflicher Notfall, bei dem nach der Geburt des kindlichen Kopfes, das Kind mit der Schulter im Geburtskanal stecken bleibt. Sofortiges Handeln ist notwendig, da es fast zeitgleich zu einem kindlichen Sauerstoffmangel kommt. Sie kommt bei 0,2 bis 3 % aller Geburten meist in Abhängigkeit vom Geburtsgewicht vor.

Kinder haben oft Löcher im Herz“ verbuchen. Dass Hüftsonographie und Herzultraschall nach Gestationsdiabetes durchgeführt werden müssen, ist sinnvoll, aber auch wieder nicht so akut dringlich, dass der operierten Mutter zuliebe nicht auch noch ein bis zwei Tage damit gewartet werden könnte. Der postoperative Stress verbunden mit sturzartigen Hormonveränderungen im Wochenbett erfordert einen sensiblen Umgang mit der Wöchnerin. Postpartal, also nach der Geburt, werden bei der Frau weiterhin Blutzuckerwerte kontrolliert. Nicht immer wird aus einem Gestationsdiabetes ein bleibender Diabetes Mellitus (Zuckerkrankheit), so dass es nicht verwundert, wenn sich erhöhte Blutzuckerwerte nach der Geburt wieder in unauffällige Normalwerte verwandeln. Das Wissen, dass die Veranlagung zur Zuckererkrankung vorhanden ist - denn das hat der Gestationsdiabetes zu erkennen gegeben -, sollte für die zukünftige Ernährung und Lebensführung nun Konsequenzen haben, um möglichst eine medikamentenpflichtigen Verschlechterung des Kohlehydratstoffwechsels zu vermeiden.

Der rechtzeitig erkannte, deshalb behandelte und gut eingestellte Gestationsdiabetes hat hier nach Abwägung der möglichen Risiken zur Kaiserschnittempfehlung geführt. Denkbar wären allerdings auch Wehenanregung und Geburtseinleitung vor dem Geburtstermin mit dem Versuch einer normalen Geburt gewesen. Das Dilemma zwischen ärztlicher Aufklärungspflicht einerseits und Verängstigung der Schwangeren andererseits bleibt. Um Schwangerschaft und Geburt besser zu verstehen und zu verarbeiten, wären nachbereitende Gespräche mit der betroffenen Frau oder mit dem Paar nach Geburt und Wochenbett sicher hilfreich.

Ulrike Bös

Therapeutische Aspekte und Reflexionen

Anna beginnt ihren Bericht mit einem sie schockierenden Erlebnis. „Verklebte Eileiter“ lautet die Diagnose. Dabei ist sie bereits schwanger. Dann wird sie aufgrund ihrer Körpergröße drei Mal zum Glucosetest aufgefordert. Nach zwei negativen Ergebnissen liegt das Ergebnis beim dritten Test statt der Obergrenze 180, bei 188. Sogar beim Lesen denkt man wie erlöst: Endlich, die Prognose hat sich erfüllt. Die Schwere des Diabetes wird nicht weiter thematisiert. Auffällig: Direkt nach der Geburt werden bei Mutter und Kind keine erhöhten Werte gemessen.

Es gibt aber aufgrund dieser Diagnose einen geplanten Kaiserschnitt in der 38. Schwangerschaftswoche plus 2 Tage, dann zählt das Kind statistisch nicht als Frühgeburt.

Annas vertraute Hebammen, die keinen Vertrag mit dem Klinikum haben und Anna daher nicht bei einer ambulanten Geburt begleiten dürfen, schätzen die Gebärfähigkeit Annas offensichtlich anders ein. Sie „reagieren sauer“ und lehnen sogar die Nachsorge ab. Kann man es ihnen verübeln? Hebammen bereiten mit Engagement die schwangeren Frauen auf die Geburt vor und sie erleben, dass Frauen durch ärztlichen Rat innerhalb weniger Tage völlig verunsichert ihre Vorsätze fallen lassen. Das macht Frust. Schwangere sollten den allerdings nicht abbekommen.

„Sehr schweres Kind“, „sehr anstrengend“, „vermutlich mit den Schultern steckenbleiben“, „der schwächende Diabetes“... welches unerfahrene Elternpaar knickt bei solchen Prognosen nicht ein? Anna schildert, in welcher Situation sie und Felix bereits waren, als die Ärztin ihnen nach dieser Drohkulisse einen Kaiserschnitt nahelegt. Aber sie dürfe ja nicht zuraten. In Ruhe noch einmal darüber nachdenken und entscheiden, das liege selbstverständlich bei den Eltern.

Für Erstgebärende bleibt da kein Spielraum, und die Sorge und Angst um das Wohl des Kindes halten die werdenden Eltern fest im Griff.

Für Anna zieht sich der ängstigende Gedanke durch, von Mann und Baby getrennt zu werden.

Als sie einige Tage vor der geplanten Operation die Klinik aufsucht, erfährt sie vom diensthabenden Arzt, wenn das und das der Fall wäre, würde sofort operiert und dann: „Mein Mann dürfte zwar dabei sein, aber hätte dann mit Kind den OP-Saal zu verlassen.“ Die Vorstellung, alleingelassen zu werden, getrennt von Felix und dem Baby, machen ihr Angst. Anna spürt ihre Verbundenheit zu beiden, und da kommt ein Mensch daher und kündigt selbstverständlich an, wie es sein wird. Die Ignoranz gegenüber natürlich gefühlter zwischenmenschlicher Zusammengehörigkeit ist unüberhörbar.

Der Bericht stellt die Aneinanderreihung von störenden und beunruhigenden Diagnosen und Prognosen dar. Wir werden Zeuge, wie ein glückliches Elternpaar Schritt für Schritt in geburtsmedizinische Denkweisen und Prozeduren hineingeschleust wird.

Ob eine außerklinische Geburt möglich gewesen wäre? Anna fragt sich das heute und „knabbert“ daran herum. Insbesondere knabbert sie an dem Umstand herum, dass sie ihr Baby nicht kontinuierlich bei sich behalten konnte. Schon die Vorstellung alarmiert sie wochenlang. Felix konnte letztlich diese Entscheidungsprozesse nur begleitend verfolgen.

Anna und ihr Mann haben nicht wirklich eine Wahl, als ihnen sämtliche Gefahren aufgelistet werden. Alles, was möglich ist, organisieren die Eltern. Anna sorgt dafür, dass das

Kind möglichst durchgehend bei ihr oder bei ihrem Mann ist und registriert jeden Moment, in dem das nicht möglich war.

War die Hüftsonographie am Tag der Geburt wirklich notwendig und Herzultraschall einen Tag später, weil „dicke Kinder oft Löcher im Herzen haben"?

Was für eine grobe Sprache! Was für ein Druck. Welche Missachtung gegenüber einem jungen Paar, das dabei ist, sich zu finden. Muss eine Frischoperierte am zweiten Lebenstag ihr brüllendes Kind von einem schweigenden Arzt untersuchen lassen? Hatte der Arzt selbst Angst, oder war er ungenügend für Gespräche ausgebildet? Spielen ökonomische Aspekte mit hinein, möglichst viele Untersuchungen durchführen zu lassen, weil das Elternpaar privat versichert ist? Ob verloren gegangenes Wissen, Unbedachtheit oder Gleichgültigkeit, solches Verhalten steht dem Bedürfnis nach Geborgenheit und Nähe zwischen Eltern und Kind im Wege.

Wir können diesem Paar dankbar sein, dass sie diesen vielschichtigen Prozess einmal im Zusammenhang dokumentierten.

Wie vital und lebenstüchtig die kleine Maria ist, kann man kaum glauben. Zu „wissen", dass sie zur Brust der Mutter hinrutschen muss, um Nahrung zu bekommen, passt genau zu dem inneren Wissen der Mutter „Da konnte ich nicht anders, als sie anzulegen", schreibt sie.

Das ist das eigentlich Wunderbare dieses Berichtes. Trotz Schwierigkeiten, Hindernissen, Einschüchterung durch Diagnosen und Prognosen durch mindestens vierzehn wechselnde ärztliche und nichtärztliche BeraterInnen, Mutter und Kind wussten von Anfang an, was sie wollten: Beieinander sein.

Es ist diesem Elternpaar gelungen, auf Umwegen sich selbst letztendlich treu zu bleiben. Damit haben sie genau das Richtige für das Baby und für sich selbst getan.

Irene Behrmann

SABINE

„Wir fühlten uns bedrängt." Geburt unter Periduralanästhesie (PDA)

Es geht um Sabine und Sascha, die eine Hausgeburt planen. Doch vier Wochen vor dem errechneten Termin öffnet sich die Fruchtblase, und die Geburt setzt ein. Die mögliche Frühgeburtlichkeit führt in die Klinik. Routine und wenig einfühlsames Personal werden beschrieben. Die Eltern fühlen sich genötigt, sich zwischen PDA und wahrscheinlicher werdendem Kaiserschnitt zu entscheiden. Schließlich wird die Geburt unter PDA medizinisch flankiert. Die Verlegung des Babys für mehrere Tage und die damit verbundene Angst und Ohnmacht der Eltern während der Trennung vom Kind werden von Mutter und Vater getrennt beschrieben.

Dieser Bericht ist für werdende Eltern mit guten Nerven eingeschränkt geeignet.

Unsere Vorgeschichte

Als Sascha und ich einander kennenlernen, ist es, als würden wir alles Glück und alle Sehnsüchte endlich gefunden haben. Dessen sind wir uns, nach kurzer Zeit zusammen, beide bewusst. Doch es ist auch so, als würden all die großen Holpersteine einer Beziehung gleich zu Anfang auftauchen. Eine harte Probe, die uns für die kommende Zeit sozusagen heilt. Das deckt unsere Prinzipien und Vorstellungen ohne langes Reden schnell auf, und fortan läuft es nun wie geschmiert.

Als wir uns entscheiden, zusammen eine Familie gründen zu wollen, stellt sich allmählich heraus, dass sich unsere eigenen Geburten stark ähneln. Wir kamen beide mit der Saugglocke auf die Welt, und die Krankenschwestern meinten, unsere Mütter hätten zu wenig Milch. Abstillen und Flaschennahrung hieß es dann. Wir sind heute beide der

Auffassung, dass unsere durch Allergie, Neurodermitis und durch Asthma begleitete Kindheit damit eng in Verbindung zu bringen ist. Sascha möchte diesem Fall vorbeugen, damit unser Baby hoffentlich keine Allergien ausbildet. Wir lesen uns einiges zum Thema durch und sind schließlich sicher und fest der Meinung, dass wir ausschließlich stillen wollen und uns auch keine andere Milch in die Tüte kommt.
Der große Tag für meine besten Freunde ist derweil schon da. Ihr erstes Baby ist gerade zur Welt gekommen. Nach der Arbeit darf ich das zarte Wesen bestaunen. Der Funke springt sofort über. Diese wunderbare und sanfte Begegnung legt bei mir offensichtlich einen Schalter um, denn beim nächsten Eisprung klappt es dann, nach fast sechs Monaten, auch bei uns. Wir sind schwanger und so aufgeregt und erfreut darüber. In den folgenden Wochen der Schwangerschaft legen wir ein gemeinsames Tagebuch an.
Da meine Mama starke Dehnungsrisse auf ihrem Bauch hat und, wie sie sagt, somit von den Schwangerschaften stark gezeichnet ist, bekomme ich Angst. Angst, dass diese vermeintliche Bindegewebsschwäche auch mich erwartet. Wir beginnen, den wachsenden Bauch mit Öl zu massieren. Es fühlt sich so umwerfend an, wenn unser Baby sich dabei zu bewegen beginnt. Es ist für mich außerdem eine entspannte und schöne Variante, mit Sascha intim zu sein und mich an ihn zu kuscheln.
Ich möchte unter der Geburt einem Dammschnitt oder -riss vorbeugen, und so beginne ich ab dem sechsten Monat zusätzlich mit einer abendlichen Dammmassage.
Abgesehen von einem Verkehrsunfall in der 28. Schwangerschaftswoche, war es eine wunderbare Zeit. Ihre Begleiterscheinungen wie Übelkeit, Krampfadern und sich erhöhende Schlappheit waren mir meist nicht lästig. Ich wollte immer gern lange schwanger sein (wie eine Elefantenkuh). Am Ende der Schwangerschaft, so wie heute auch, ist es für mich, so wie auch heute noch, eine tolle Vorstellung, diesen Bauch auch noch lange tragen zu dürfen. Doch das kam ja dann ein wenig anders als gedacht …

Schwangerschaftsverlauf – Rückblick und Auszüge aus unserem Tagebuch
Sascha merkt die Veränderung noch vor mir. Ich bin gereizt und habe Stimmungsschwankungen, bald habe ich tagelanges Kopfweh und leichte Übelkeit.
Wir kaufen einen Test. Positiv!Ach du liebe Güte – wir sind tatsächlich schwanger – juchu!
6. Woche: Meine Frauenärztin bestätigt die Schwangerschaft. Voraussichtlicher Geburtstermin: 07.09. Wir erhalten das erste Ultraschallbild, und Sascha tauft das Baby seinem Aussehen nach „Dino".
12. Woche: Erstgespräch mit unserer Hebamme im Geburtshaus.
13. – 22. Woche: Mir ist sehr viel übel, ich komme nach der Arbeit heim und bin total fertig, haue mich aufs Sofa und schlafe. Wenn Sascha kommt, essen wir, und dann schlafe ich weiter. Ich lese Ingeborg Stadelmanns Buch „Die Hebammensprechstunde" und finde Rat zu meiner Übelkeit. Auf der Arbeit fange ich daher an, Sonnenblumenkerne, andere Kerne oder Nüsse zu essen, das hilft zum Glück.

21. Woche: Seit 2 Wochen spüre ich Kindsbewegungen. Bald werden sie weniger. Unsere Hebamme stellt einen Vorwandmutterkuchen fest, der Grund für weniger spürbare Bewegungen ist somit gefunden.
22. Woche: Pränataldiagnose: Bestätigung der Vorderwandplazenta. Das Geschlecht bleibt auf unseren Wunsch ein Geheimnis. Unauffällige fetale Entwicklung und Frühgeburtsrisiko unter einem Prozent. Unser Dino hat keine Lust und dreht sich oft weg.
Mein Empfinden zu dieser Zeit ist sehr wechselhaft. Ich habe Herzrasen, oft einen festen Bauch, der daraufhin gemachte Wehentest ist jedoch unauffällig. Ich habe einen schlechten Eisenwert.
27. Woche: Verkehrsunfall: Ich werde als Fußgängerin von einem Radfahrer angefahren.
Ich verbringe eine Nacht im Krankenhaus. Dabei habe ich hinsichtlich der Schwangerschaft keine Beschwerden.
Juchu, ich darf Stützstrümpfe tragen, denn ich habe Krampfadern.
Gemeinsam mit Sascha gehe ich zum Geburtsvorbereitungskurs in unser Geburtshaus.
34. Woche: Meine letzte Vorstellung bei der Frauenärztin. Nun lasse ich mich nur noch durch unsere Hebamme betreuen.

Rückblick auf unsere Betreuung

Ich habe mich im Laufe unserer Schwangerschaft bewusst dazu entschieden, mehr und mehr unsere Betreuung in die Hand unserer Hebamme zu legen. Dort habe ich mich stets individueller betreut gefühlt. Ich habe erst später bewusst gemerkt, dass ich oft nur aus Pflichtgefühl und nicht aus Überzeugung zu meiner Frauenärztin ging. Die Besuche waren für mich, bis auf Ultraschalluntersuchungen (solange ich davon noch überzeugt war und welche machen ließ), reine Kontrolltermine, aus denen ich wenig mitgenommen habe. Meine nächste Schwangerschaft möchte ich komplett von einer Hebamme betreuen lassen und mich nur an meine Frauenärztin wenden, sollten Komplikationen auftreten und spezielle Untersuchungen nötig sein.

Die Geburt

Einen Monat vorm errechneten Termin machen wir noch eine Woche Urlaub. Ich kann zwar nicht lange wandern, doch Rad fahren macht mir Spaß wie eh und je. Bei einer ausgedehnten Radtour spüre ich regelähnliche Schmerzen in Unterleib und Rücken. Nach einer unruhigen Nacht habe ich die Idee, dass ich mich besser zurücknehmen sollte, da sich ja vielleicht der Muttermund geöffnet hat. Die Untersuchung bei der Frauenärztin ein paar Tage später bestätigt das. Sie beruhigt uns jedoch, dass mit entsprechender Ruhe nicht mit einer früheren Geburt zu rechnen sei. „Damit kommt man auch locker zum errechneten Termin." Es sei wohl ganz normal. „Das kann passieren und das Rad fahren hat sicher keinen Einfluss." Doch darüber bin ich mir bis heute unsicher.
Unser erstes Geburtserlebnis startet in der Nacht vom 08. auf den 09. August. In der vergangenen Woche haben wir alles vorbereitet, die selbstgebaute Wickelkommode,

den defekten Griff am Second-hand-Kinderwagen repariert, und eine Notfalltasche ist auch gepackt. Das Gefühl, vorbereitet zu sein, hat sich eingestellt. So schlagen wir am Vorabend zum Grillen bei meinen Eltern auf. Entgegen meines sonst so üblichen großen Hungers bekomme ich heute nicht viel runter, und meine Mutter bemerkt, dass ich irgendwie anders aussehe, so geschwollen, meint sie. Spät zu Hause angekommen, so gegen elf, huschen wir gleich ins Bett, und ich kuschle meinen Bauch ins Stillkissen. Wie sonst auch, wache ich auf und muss zur Toilette. Als ich dann wieder im Bett liege und die passende Position suche, wird es auf einmal nass unter mir. Schlaftrunken wie ich noch bin, zweifle ich an mir und befürchte, dass ich doch nicht auf dem Klo war, sondern ins Bett gemacht habe. Oder habe ich nur geträumt? Mir wird klar, ich bin wach und das bedeutet wohl …

„Schatz, ich glaub‘, meine Fruchtblase ist geplatzt." Sascha schreckt aus dem Schlaf und reagiert verwirrt. Er ist total aufgelöst und meint, wie müde er sei, dass wir doch gerade erst ins Bett seien und rennt, wie oft berichtet, total kopflos durch die Wohnung. Was, warum, wie … Ich hingegen bin total entspannt und bei mir. Ich setzte mich auf, streichle Dino ein bisschen und gehe in mich. Es verwundert mich kurz, wie ich so entspannt sein kann, doch dann hat mich dieses Gefühl wieder. Mir wird auch klar, dass zum errechneten Termin noch fast ein Monat fehlt. Ich bin erst Ende der 35. Woche. Was das für unsere Hausgeburt bedeutet, ist mir bis dahin nicht bewusst. Ich mache mir keine Sorgen oder denke großartig nach. Ich bin einfach total im Moment. Sascha rennt ganz verunsichert und verschlafen durch die Wohnung. Er ist nervös und auf der Suche nach Halt und Hilfe. „Oh nein. Wir haben doch gerade erst zwei Stunden geschlafen. Jetzt doch bitte noch nicht. Ist es denn wirklich Fruchtwasser?" Ihm fällt der Hinweis unserer Hebamme aus dem Vorbereitungskurs ein. Ich soll mich hinhocken. Beim Aufstehen läuft Wasser an meinen Beinen entlang auf den Boden. „Alles klar, das ist dann wohl Fruchtwasser", meint Sascha.

Ich habe damals (wie auch heute noch) das Gefühl, dass unser Dino in genau diesem Rahmen zur Welt kommen will. Sascha und ich lieben dieses Schlafzimmer. Nur so breit wie unser großes Bett, ein gemütliches Zimmer mit roten, sanften Vorhängen. Ein paar Kerzen, zwei Bilder von uns, Erinnerungen wie Muscheln und Steine auf dem Regalbrettchen über unserem Kopfende. Die Stille der Nacht und gerade erst haben wir die Familien getroffen, so dass erst einmal ein paar Tage Ruhe zu erwarten sind. Schließlich rechnet noch niemand mit dem Baby. Rückblickend passt das für mich zu unserer Angst, am Ende der Schwangerschaft von unseren Familien ständig belagert zu werden mit der Frage, wann es endlich losgehe. Unser Dino hat sich ein Zeitfenster mit genügend Luft ausgesucht.

Die nächste Stunde

- Sascha ruft unsere Hebamme an, sie geht nicht ran, Sascha wird noch nervöser.
- Ich beruhige ihn und er versucht es noch einmal. Sie geht ran und knapp 20 Minuten später ist sie da.

- Sie bestätigt, dass mein Fruchtwasser abgegangen ist und nimmt einige Untersuchungen vor.
- Ich bin ruhig, Sascha hingegen ist aufgeregt, wir führen zu dritt ein langes und ausführliches Gespräch, dass es zu früh für eine Hausgeburt ist. Sie klärt uns über eine mögliche Frühgeburt auf und, dass es wahrscheinlich Krankenhaus bedeutet.
- Leider hat sie keinen Belegvertrag mit einem Krankenhaus und wird somit auch nicht unsere Hebamme unter der Geburt sein können. Wir sind sehr traurig.
- 1.30 Uhr. Ich spüre schon ein unregelmäßiges Ziehen. Mein Muttermund ist bei 2 Zentimetern und dünnsäumig. Da sie denkt, dass es eine „normale" Geburt wird, empfiehlt sie uns ein bestimmtes Krankenhaus mit seinen tollen Hebammen. Sie meldet uns telefonisch bei der diensthabenden Hebamme an.
- 1.45 Uhr. Sie fährt uns in die Klinik. Mein Bauch wird regelmäßig fester, sie fühlt und meint, ich hätte Wehen.
- Ich fühle mich wohl und sicher, die warme Luft der Nacht dringt ins Auto, die vermeintlichen Wehen sind kaum unangenehm.

In der Klinik
- 2.00 Uhr: Wir kommen im Krankenhaus an. Bei der Helligkeit und den leeren, kalten Fluren fühle ich mich unbehaglich. Der Switch zwischen nächtlicher Stimmung und unserer gemütlichen Atmosphäre zu Haus ist groß.
- In unserem Geburtszimmer steht eine Wanne. Wenn schon nicht zu Haus, dann eben hier in die Wanne, denke ich. Sascha macht die Papiere fertig.
- Unsere Hebamme bleibt, damit wir in Ruhe ankommen können.
- Ich werde zu einem Toilettengang und dann zum Ultraschall gebeten. Mir wird ein Zugang in das Handgelenk gelegt – für spätere Eventualitäten, sagt man uns.
- Anschluss an den Toco- Automaten, die Herztöne seien irgendwie sprunghaft. Ich bleibe also am Automaten verkabelt angeschlossen – zur Überwachung. Eine Wannengeburt kommt somit nicht in Frage, wird uns mitgeteilt. Das Baby muss überwacht werden.
- 2.50 Uhr. Unsere Hebamme verabschiedet sich, Sascha bekommt ihre Geburtshandynummer, falls es Fragen gibt oder wir sie brauchen.
- Die uns betreuende Hebamme ist uns sympathisch und zurückhaltend, ich fühle mich an ihrer Seite wohl. Sie stärkt mich in jeder Wehe (alle 5 - 6 min) und erklärt uns sehr viel. Die Herztöne des Babys werden unterdessen immer wieder schwächer. Das beunruhigt die Ärzte und die sind nun ständig im Zimmer. Mich entspannt diese Situation nicht. Meine Wehen werden stärker, meine Töne auch. Es kommen viele Diskussionen auf, auch während der Wehen.
- Einmal schicke ich alle lauthals aus dem Zimmer. Entweder mit mir reden, wenn ich gerade kann, oder mich in Ruhe lassen, denke ich. Übelkeit kündigt sich an, ich übergebe mich.

- Die Ärzte machen mich nervös. Sie kommen mit der Frage „Warum quälen Sie sich so und lassen keine PDA machen?“ Der Muttermund ist weiterhin auf 3 Zentimetern. Die Herztöne bleiben unter den Wehen instabil.
- „Das Baby hat Stress“, sagen sie uns. „Was heißt denn das genau?“, fragt Sascha. Die Hebamme erklärt uns, dass die PDA nicht allein für mich, sondern auch für die Stabilisierung der kindlichen Herztöne gedacht ist. Ich versuche, mich zu entspannen, hoffe auf bessere Herztöne.
- Ich will keine PDA, Sascha auch nicht. Er fühlt sich allein und unsicher. Ich fühle mich von den Ärzten zunehmend unter Druck gesetzt. Sascha diskutiert und hinterfragt, was das Zeug hält.
- 5.00 Uhr. Er ruft unsere Hebamme an und bittet um Rat. Jetzt sprechen die Ärzte davon, dass ohne PDA vielleicht nur ein Kaiserschnitt bleibt. Wir sind nun stark gestresst und sehr traurig. Sascha verlässt den Raum, um mal wieder bei unserer Hebamme anzurufen, er will eine natürliche Variante erfragen, die den Muttermund weicher macht und das Baby entspannt. Unsere Hebamme ist vorsichtig mit ihren Ratschlägen, da sie nicht vor Ort ist. Die Oberschwester kommt rein und überfällt mich förmlich, kurz nach einer Wehe spritzt sie mir irgendein Medikament in den Zugang.
- Viel zu spät, um nein zu sagen. Ich reagiere auf Medikamente meist nicht gut. Ich werde sauer, hilflos und traurig. Sascha ist über die ungefragte Gabe des Medikamentes geschockt, als er wiederkommt. Wie erwartet vertrage ich das Medikament nicht und übergebe mich heftig.
- Der Anästhesist erinnert an die PDA und dass er uns nun eine Wartezeit einräumt. Wir sind ratlos. Die leitende Hebamme erwähnt während einer heftigen Wehe, dass ich noch nicht genug schreie. Das dauert noch, meint sie.
- Unsere Bedenkzeit ist vorüber, die PDA wird vorbereitet.
- Wir fühlen uns entmündigt, überrollt und traurig, reden uns aber auch ein, dass es vielleicht besser ist. Mir kommen nun auch positive Gedanken hinsichtlich der schmerzerleichternden Wirkung.

In der Zwischenzeit hat es einen Schichtwechsel gegeben, und eine andere tolle Hebamme betreut uns nun. Ich bereite mich auf die PDA vor, indem ich mich auf die Liege setze und vornüber in Saschas Schoß hänge. Der sitzt auf einem Stuhl vor mir. Ich soll einen ganz runden Rücken machen und stillhalten. Doch dabei kommt die nächste heftige Wehe. Ich soll sie in dieser Stellung irgendwie ertragen, da der Arzt schon angefangen hat. Das ist in diesem Moment für mich unvorstellbar, aber es erscheint auch irgendwie nötig. Ich habe Angst, durch eine Bewegung verletzt zu werden. Als die Spritze gesetzt ist, prüft der Anästhesist die Reaktion meiner Beine. Ich kann Kälte und Wärme spüren. Der Arzt prüft kurze Zeit später noch mal mit einem Kältespray. Ich bin anscheinend noch immer nicht betäubt.

Der mir ohnehin schon unsympathische Arzt wird nun harsch und fragt mich, ob ich denn wirklich noch etwas spüre oder nur mehr wolle. Dieser Spinner! Eigentlich wollten wir doch gar nicht! Doch dann fragt er mich, wie groß ich sei und ihm fällt auf, dass die Dosis für meine Größe vielleicht zu gering war. Gut für uns, denn so bin ich

nicht ganz raus. Eine Untersuchung des Muttermundes unterdessen zeigt nämlich, dass dieser nun ausreichend geöffnet ist. Die letzte Wehe hat ihre Wirkung gezeigt, und die PDA war somit unnötig, denke ich.
Ich bin traurig, aber auch glücklich, erschöpft und sauer zugleich. Endlich verlässt das Personal den Raum und wir sind mit unserer Hebamme allein. Wir verabreden mit ihr, die Wirkung der Betäubung als Erholungspause zu nutzen und machen irgendwie das Beste draus. Ich kann sogar lachen und ein wenig ausruhen. Ich spüre die Wehen zwar noch, doch viel weniger als zuvor. Immer wenn eine Wehe kommt, atme ich mit der Hebamme nach Anleitung.
Die Presswehen setzen ein und ich werde angefeuert. Die Hebamme lobt mich, dass ich es gut mache und ich presse. Wir machen einen Stellungswechsel, damit Sascha hinter mir sein kann und ich mich mehr abstützen kann. Doch das finden wir unbequem und gehen zurück zur typischen Liegeposition, wobei ich meinen Oberkörper mehr aufrichten mag. Die Hebamme schiebt sich irgendwann einen OP-Tisch mit Besteck ran. Sie meint, dass es sein könne, dass sie in der nächsten Wehe den Damm schneide. Ich habe große Angst davor und versuche, zu entspannen. In der nächsten Wehe sagt sie, dass ich das super mache. „Ich brauche gar nicht mehr schneiden."
Puh, die letzten Wehen sind anstrengend und schmerzhaft. Ich habe das Gefühl einer riesigen Verstopfung und glaube mein Kopf und Popo platzen bald. Ich presse und presse unter Anfeuerungen der Hebamme und mit Saschas Hand. Auf einmal habe ich das Gefühl, der Kopf sei da. Die Hebamme lässt mich fühlen. Haare! Wow! Noch drei Mal pressen und auf einmal fühlt es sich an, als falle mein Bauch schlagartig zusammen und die gesamte Luft oder sei raus aus mir. Ich bin kurz wie leer. Ich atme tief, weil ich mich so zusammengefallen fühle. Da fragt unsere Hebamme, ob ich mir mein Baby selber nehmen wolle, und stößt die Hand der Ärztin weg. Sascha und die Hebamme ziehen mich hoch, und ich beuge mich nach vorn. Das Bündel liegt mit dem Rücken zu mir, und ich denke kurz an meinen Wunsch, ein Mädchen zu bekommen. Ich ziehe es aus der Mitte und drehe es um. „Es ist ein Junge", sage ich zu Sascha, und wir tauschen intime Blicke aus. Er hat Tränen in den Augen. Ich freue mich so unbeschreiblich und lege unseren Sohn auf meine Brust.
Wir bestaunen das winzige Wunder.
Schade nur, dass wir nicht darauf vorbereitet waren, unser Baby im Krankenhaus auf die Welt zu bringen.

Die Geburt aus Saschas Sicht

Es war ein Samstag im frühen August. Dinos Hausgeburt war für Anfang September geplant. Ich befand mich in den letzten Zügen meiner Doktorarbeit. An diesem Abend waren wir noch bei Sabines Eltern, und ich weiß noch, wie erschöpft ich war, als wir gegen 23 Uhr zu Hause ankamen und uns schlafen legten. Gegen 1 Uhr nachts weckte mich Sabine mit den Worten: „Ich glaube, meine Fruchtblase ist geplatzt." Ich machte das Licht an, und sie zeigte mir einen großen, nassen Fleck auf dem Laken. Ich war perplex und empfand große Aufregung.

In der folgenden halben Stunde war ich absolut hilflos und brauchte für jeden Schritt, sei es einen Telefonanruf bei der Hebamme oder das Anziehen meiner Socken, eine detaillierte Beschreibung von Sabine. Wenig später bestätigte unsere Hebamme den Blasensprung. Da Dino sich einen Monat früher als „errechnet" auf die Reise machen wollte, war eine durch die Hebamme begleitete Hausgeburt nicht möglich, und wir fuhren ins Krankenhaus. Dort wurde Sabine dann diversen Messungen unterzogen, an die ich mich im Detail nicht erinnern kann oder „will".
Wenige Stunden später war Sabine in stärkeren Wehen. Zu diesem Zeitpunkt fühlte ich mich sehr gestresst. Ich erinnere mich gut daran, wie uns die anwesende Ärztin empfahl, eine PDA zu machen. Ihr Kommentar: „Es geht doch einfacher." Ich erklärte ihr, dass eine PDA für uns nicht in Frage kommt. Ich fühlte mich von ihr bedrängt. Sie fragte mich, ob ich wirklich wolle, dass Sabine solche Schmerzen hat. Sie konnte das nicht verstehen. Ich fühlte mich so verloren, wollte ich doch bei Sabine sein und sie unterstützen und war nun mit dieser Situation konfrontiert. Nach mehreren Diskussionen entschied ich mich, mit unserer Hebamme zu telefonieren. Ich war erleichtert, als sie meinen Anruf entgegennahm. Ich erklärte ihr die Situation. Sie sagte, dass es aus der Entfernung schwierig sei, zu urteilen. Ich fühlte mich so allein und verloren. Ich spürte meine Verantwortung als enorme Last.
Sabine hatte mich aber gebeten, solche Entscheidungen mit zu treffen. Als ich zurückkam, sagte mir Sabine, dass sie soeben ein Medikament verabreicht bekommen habe. Ich konnte es nicht glauben. Ich war nur fünf Minuten nicht dagewesen. Sabine reagierte auch prompt auf das Medikament und erbrach sich stark.
Die Ärztin teilte uns mit, dass es auf einen Kaiserschnitt hinauslaufen könnte, da die Geburt nicht „voranging". Ich wollte genau wissen, warum und was das heißt, „es geht nicht voran". Wir waren doch noch nicht lange hier. Sie sagte uns auch, dass das Kind Stress habe. Ich habe bis heute nicht verstanden, was das genau bedeutet. Die Ärztin hat es auch nicht weiter erklärt. Sie sagte nur immer wieder, dass das Kind Stress habe. Unter diesem Druck unterschrieben wir irgendwann das Einverständnisblatt zur PDA. In keinem Fall wollten wir einen Kaiserschnitt riskieren.
Der Anästhesist setzte die Spritze. Für mich begann ein absurdes Szenario. Wo Sabine bis eben starke Wehen mit Schmerzen gehabt hatte, konnte sie sich jetzt unterhalten, als sei nichts. Zur gleichen Zeit öffnete sich der Muttermund weiter, und Dinos Kopf war mehr und mehr zu sehen. Ich war glücklich und erleichtert, als kurz vor der Geburt die Wirkung der PDA verschwand und Sabine alles spüren konnte. Dann war er da. Ich weiß noch, wie Hebamme und Ärztin zuvor wetteten, ob es ein Junge oder Mädchen würde. Anhand der Kindsbewegungen war sich die Hebamme absolut sicher, dass es ein Junge sei.
Dino durfte dann kurz an Sabines Brust. Dann wurde er gewogen und gemessen. Trotz seiner „errechneten" Frühgeburt war er normal groß und schwer. Gleichwohl wurde er dann von einem, aus einem anderen Krankenhaus extra gerufenen, jungen Arzt begutachtet und aufgrund unregelmäßiger Atmung verlegt.

Dino wurde dazu in einen Brutkasten gelegt und anschließend transportiert. Sabine wurde noch untersucht. Ich durfte meinen Sohn nicht im gleichen Krankenwagen begleiten. Wenn ich das heute schreibe, bin ich absolut erschüttert, wütend und traurig darüber. Damals war ich hilflos. So schnell wie möglich machte ich mich auf den Weg zu ihm. Er war in seinem Brutkasten, voller Kabel. Um ihn herum standen die Überwachungsgeräte. Sabine weinte sehr, als sie ihn sah. Sie wollte so gern für ihn da sein. Eine Woche mussten wir bleiben. Eine Woche mit Glukoselösungen, Blutabnahmen, nur alle drei Stunden Stillen, Wickeln und Kontakt haben. Wir bekamen kein Familienzimmer. Sabine war anfangs noch auf einer anderen Station. Erst nachdem Sabine sich selbst entlassen hatte, konnte sie ein Zimmer direkt vor Dinos Station beziehen. Ich kam beide jeden Tag besuchen.
Am Entlassungstag lachte Dino dann zum ersten Mal – zu Hause!

Abschrift des Geburtsprotokolls aus dem Krankenhaus

„Aufnahme Klinik: 9.8. 01h59, 36. SSW, vorz. Blasensprung, wenige, unkoordinierte Wehen.

Äußere Untersuchung: Rücken links, Köpfchen unten, I. Schädellage

02h43	Dr. informiert, > Sono, 2600-2900g, FW Menge unter Norm, Doppler Art. Umb. RI 0,70, Fundus Plazenta o. B.
03h00	Innere U: Portio verstrichen, zentral, MM dünnsäumig, 2cm, VT fest im BE, Fruchtblase nicht tastbar, FW Abgang klar [hier ist die Reihenfolge Portio, MM, VT, Blase, im Protokoll vorgegeben]*.
03h15	CTG BL 130, sporadische Akzelerationen, leichte frühe Dezelerationen Dip I angedeutet, WT unkoordiniert
03h??	Cefarolin [Medikament unleserlich] 2g iv
03h55	Pat. gibt Schmerzen an der Symphyse an, auch ausserhalb der Wehe
03h57	Info Dr.

04h00	Dr.: z. Zeit kein Anhalt für Uterus Ruptur. Pat. möchte kein Schmerz mittel haben. Pat. hat regelmäßige, starke Wehen. ..[?] im CTG, Sectio Labor abgenommen [Blutentnahme für den Fall eines Kaiserschnitts]
04h17	CTG BL 130 spm, WT unkoordiniert, jedoch regelmäßig
04h40	VU, MM verstrichen, 3cm, straff, Kopf fest auf BE, PN nicht zu tas ten. PDA empfohlen – das Ehepaar lehnt es ab. Gespräch über mögli che Vorgehen und Kapazitäten des Kindes bei Frühgeburt.
05h15	Buscopan iv
05h50	PDA Aufklärung – Pat. ist mit PDA einverstanden > Info Anästhesie
	1000,0 Sterofundin iv
06h00	Frau sitzt aufrecht im Bett und veratmet die Wehen
06h10	VU auf Wunsch der Frau, > Druckgefühl: MM zentral, 6-7 cm, MM lippig
06h20	Ordo: 1 ml Partusisten
06h30	Ordo: 1 ml Partusisten
06h35	RR 140/90
06h38	Ordo: 2 ml Partusisten, Anästhesie anwesend, Pat. sitzt,
06h45	Legen des PDK [Periduralkathete]
06h55	Pat. auf den Rücken gelagert. Hauptdosis Carbosisten 0,25% in PDK gespritzt.
07h07	Ordo Dr: 1000 ml Sterofundin 1/1 iv
07h10	Pat. auf der linken Seite gelagert
07h15	Pat. hat keine Erleichterung von der PDA > 1 amp. Sufenta in PDK (Dr). CTG BL 125-130, eingeengt, leicht variable Dezell., (gute Oszill. In der Dez. erreichen die BL sofort nach der Dezell.,

	[bedeutet, dass die Schwankungen der HT im Rahmen des Normalen liegen.]
07h25	Pat. hat weniger Schmerzen
07h38	VU MM vollständig, Kopf auf BE, fest, PN kl. Fontanelle unter Sym physe, kl. Geburtsgeschwulst > Schaukellagerung nach jeder Wehe
07h55	Abfall kindl. HT bis ca. 75 spm. Info Dr.
07h57	Kind erholt sich spontan
07h58	VU Kopf fest- BE, kl. Geburtsgeschwulst, PN im I. Schrägen, mäßi ger Druck in der Wehe;
08h15	Ordo Dr.: O DTr [Oxytocin Dauertropf] bei schwächer werdenden We hen [Vorher VU]
08h20	O DTr 15 ml/h
08h30	CTG BL 130 -135; K- Urin, ca. 500 ml
08h40	After klafft- VU Kopf BM, PN ant.-post., in der Wehe Kopf BB > ODTr 30ml/h
08h47	Pat. in die tiefe Hocke gelagert
08h49	Kind reagiert sofort in der Wehe mit einer tiefen variablen Dezelleration bis 55 spm. Dr sofort informiert
08h53	Pat. möchte nicht in die Seitenlage > Aufklärung, dass es dem Kind nicht gut tut in der tiefen Hocke. Ankunft Dr.
08h55	Pat. willigt ein u. dreht sich auf die linke Seite
08h59	CTG BL 135 spm, eingeengt, variable Dezel. Bis 115. Kind erholt sich nach der Wehe.
09h02	Kopf sichtbar in der Wehe. Pat. hat noch keinen starken Pressdrang. (PDA sitzt noch gut).
09h05	Pat. dreht sich in Rückenlage

09h06	Pat. presst kräftig in der Wehe – Kopf steigt ein wenig
09h07	Info Kinderklinik
09h08	Dr. gibt Kristellerhilfe in der Wehe. Damm dehnt sich sehr gut. In Ab sprache mit Dr. wird eine Epi. gemacht.
09h10	Kopf wird geboren. Straffe NS Umschlingung. Pat. wird angeleitet von Dr. weiter zu drücken.
09h11	Spontangeburt eines lebensfrischen Jungen (voll Vernix) aus I. HHl. Klares FW, NS 1x straff um Hals. Apgar 9/10/10, ApH 7,16/-6. 3 IE Syntocinon iv.
09h16	Es folgte die vollständige Plazenta und Eihäute nach Duncan. Pat. Blu tet verstärkt bei einem fest kontrahierten Uterus. Blutung kommt aus dem Scheidenriss. Info Dr.
09h20	Dr. beginnt mit der Naht (in PDA). Kind liegt auf der Brust der Mut ter, ist rosig, hat ein Munddreieck, atmet regelmäßig und unauffällig.
09h30	Ankunft Kinderklinik. Kind wird zum Rea Raum gebracht und von Dr. und Ki. schwester weiter betreut.
09h50	Naht beendet.
10h00	Uterus fest, N-1, Blutung normal.
10h10	Kind darf vor Verlegung an die Brust. Er dockt gleich an und saugt kräftig.
10h30	Kind hat aufgehört zu saugen, ist rosig und unauffällig.
10h35	Kind wird von der Kinderschwester in den Inkubator gelegt.
10h45	Kind wird verlegt nach Kinderklinik.
11h00 bis 12h20	Versorgung der Mutter."

Zusammenfassung

Verweildauer im KRS Ankunft – Geburt: 07h12.

In dieser Zeit sind gegeben worden:

Antibiotikum iv (das Legen eines Venenzugangs wird nirgends erwähnt)

2x 1000 ml Sterofundin

2x 1 amp. Buscopn iv

2x 1 ml Partusisten iv

2 ml Partusisten iv

Carbosisten in PDK

1 amp. Sufenta in PDK

Oxytocin Tropf

3 IE Oxytocin iv

Interventionen

Sonographie

Doppler

Blutabnahme

PDA

2x K-Urin

Dammschnitt

Kristellern

Naht des Dammschnittes

*Zusätze in eckigen Klammern, von Eva-Maria Müller-Markfort, dienen der besseren Lesbarkeit.

Transkription und Kommentare von Eva-Maria Müller-Markfort

Medizinische Aspekte und ärztlicher Kommentar

Die unauffällig verlaufende Schwangerschaft endet mit einem vorzeitigen Blasensprung in der 35+6 SSW. Nach raschem, spontanem Wehenbeginn schreitet die Geburt für eine Erstgebärende jedoch kontinuierlich voran. Der Gebärenden wird zu einer PDA geraten, wobei nicht ersichtlich wird, ob der Grund dafür in den fetalen Herztonveränderungen im CTG während der Geburt, in geringer Schmerztoleranz seitens der Schwangeren oder im Bedürfnis des betreuenden ärztlichen Personals, besser intervenieren zu können, liegt. Nicht nur für die Eltern bleibt unklar, weshalb das vitale und unauffällige Neugeborene nach problemloser Spontangeburt gleich nach Geburt in die Kinderklinik verlegt wird. Weder die Geburtsdaten des Kindes noch das Geburtsprotokoll lassen dafür eine Indikation erkennen.

Drei Anmerkungen zum Schwangerschaftsverlauf

1) Für kaum wahrnehmbare Kindsbewegungen wird oft eine Vorderwandplazenta verantwortlich gemacht. Die mechanistische Vorstellung, dass durch den Mutterkuchen, der an der der mütterlichen Bauchdecke zugewandten Seite der Gebärmutterinnenwand liegt, kindliche Bewegungen weniger spürbar sind, ist zwar nachvollziehbar, entbehrt aber einer nachweisbaren Grundlage.

2) Die prozentuale Einschätzung des Frühgeburtsrisikos von unter 1% im Rahmen der Ultraschalluntersuchung in der 21. SSW ist kein gängiger Test. Vermutlich wird hier eine Prozentzahl genannt, um die Einschätzung eines nicht vorhandenen Frühgeburtsrisikos greifbarer zu machen.

3) Normales Fahrradfahren stellt zu keinem Zeitpunkt während der Schwangerschaft einen Risikofaktor für Frühgeburtlichkeit oder gar einen vorzeitigen Blasensprung dar. Das Kind ist durch seine bewegliche Lage im Fruchtwasser und durch die elastische Auf-

hängung der Gebärmutter im Bauchraum relativ gut vor leichten Stößen, wie sie beim Fahrradfahren auf holprigem Untergrund entstehen, geschützt. Problematisch sind allerdings Stürze, bei denen Lenkstangen oder ein plötzlicher Aufprall den Bauch der Spätschwangeren (>30.SSW) einer großen und schnellen Krafteinwirkung aussetzen, so dass es – ähnlich wie im Rahmen einer Gurtverletzung bei Vollbremsung während des Autofahrens – zur abrupten Ablösung der Plazenta kommen kann.

Geburt

Eine Frühgeburt wird definiert als die Geburt eines Kindes vor vollendeter 37. SSW. Im vorliegenden Geburtsbericht kommt es eine Woche vor Erreichen dieser Definitionsgrenze, nämlich in der 35+6 SSW, zum vorzeitigen Blasensprung. Gewöhnlich ist ein Kind zu diesem Zeitpunkt reif und gut für die Strapazen einer normalen Geburt ausgestattet. Dass die Hausgeburt abgesagt werden muss, hat formale Gründe, die die Betreuung einer Frühgeburt für die Hebamme verbieten (25)[49]. Schon 2 Stunden später wird die Schwangere mit beginnenden Geburtswehen und geburtsreifem Befund in der Klinik aufgenommen. Laut Geburtsprotokoll besteht zu diesem Zeitpunkt kein Hinweis auf eine Gefahrensituation.

Vorschnell erscheint die Verabreichung von Antibiotika in der 36. SSW bereits 2 Stunden nach vorzeitigem Blasenssprung bei laufender Wehentätigkeit: Bei einem Blasensprung ab 36+0 SSW ist eine antibiotische Prophylaxe bis zur Geburt indiziert, wenn die Dauer des Blasensprungs (ohne Wehentätigkeit) ≥18h Stunden beträgt (26). Gewiss fehlt zu 36+0 SSW noch 1 Tag, aber angesichts der sich bereits in Gang befindlichen Geburt hätte darauf in dieser Situation verzichtet werden können. Weitere 2 Stunden später wird massiv zur PDA gedrängt. Wir erfahren nicht, ob die Gebärende die Schmerzen nicht mehr toleriert. Offenbar geben aber die variablen Dezelerationen[50] im CTG Anlass, diese Intervention von ärztlicher Seite zu forcieren. Bei variablen Dezelerationen handelt es sich um Veränderungen der Herzschlagfrequenz des Kindes unter der Geburt. Der Herzschlag wird wehenunabhängig langsamer, erholt sich aber immer rasch. Sie sind typisch für die erschwerte Durchblutung der Nabelschnur, wenn diese unter der Geburt z.B. durch eine straffe Nabelschnurumschlingung oder einen echten Nabelschnurknoten zusammengepresst wird. Solche CTG Veränderungen sind gut untersucht.

Laut Geburtsprotokoll handelt es sich um leichte variable Dezelerationen (Herzschlagabfall von baseline 130 bpm[51] auf 115 bpm mit rascher Erholung), die nur selten zu einer fetalen Zustandsverschlechterung führen (26). Da sie also nicht wirklich einen Grund für

[49] s. Medizinische Fachliteratur, Teil III
[50] Herztonfrequenz, s. auch Akzeleration – Dezeleration unter Abkürzungen, Teil III
[51] s. Abkürzungen im Anhang

das Anlegen einer PDA darstellen und zu diesem Zeitpunkt auch nicht Indikation für einen Kaiserschnitt sein können, drängt sich die kritische Frage auf, ob nicht vielleicht die betreuenden Geburtshelfer Probleme haben, mit dem Geburtsschmerz umzugehen (*„Warum quälen Sie sich so?“*). Auch der wiederholte Hinweis, es gehe nicht voran, übt unnötigen Druck aus, zumal im Geburtsprotokoll durchaus ein Geburtsfortschritt verzeichnet wird. Im Übrigen ist eine moderne CTG Überwachung mittels Telemetrie – durch Funkübertragung können die fetalen Herztöne auch ohne Verkabelung aufgezeichnet werden – inzwischen in den meisten Kreißsälen vorhanden, so dass sich die Gebärende frei bewegen kann und auch in der Gebärwanne eine unkomplizierte Herztonableitung möglich ist.

Bereits 8 Stunden nach dem vorzeitigen Blasensprung wird das Kind geboren: Gewicht, APGAR-Werte, Reife, Atmung und Gesamtzustand werden als unauffällig beschrieben; Saugreflex und Trinkkraft sind vorhanden. Die straffe Nabelschnurumschlingung erklärt im Nachhinein die variablen Dezelerationen.

Unverständlich bleibt bei diesem vitalen Neugeborenen, weshalb der Kinderarzt hinzugezogen wird. Liegt das an der Klinikroutine? In manchen geburtshilflichen Abteilungen gehört es zum Standard, dass bei formaler Frühgeburtlichkeit <36+6SSW prinzipiell ein Kinderarzt zur Geburt gerufen wird und nicht nur dann, wenn der Zustand des Kindes die kinderärztliche Mitbetreuung erfordert. Der Grund für die Verlegung bleibt unklar.

Trotz vorzeitigen Blasensprungs und formaler Frühgeburtlichkeit in der 35+6 SSW kommt es zu einem relativ komplikationslosen Geburtsverlauf. Von der entspannenden Wirkung des Wassers in der Gebärwanne hätte die Gebärende wahrscheinlich sehr profitiert. Stattdessen wird mit relativ viel subtilem und direktem Druck zur PDA gedrängt. Das Drohszenario Kaiserschnitt und auch die rasche Verlegung beim regelmäßig atmenden und laut Geburtsbericht unauffälligen Kind erscheinen im Nachhinein überflüssig. Das begleitende ärztliche Team überträgt seine Angst vor möglichen Komplikationen auf das Elternpaar. Einfühlsame und von gegenseitigem Respekt getragene Umgangsformen während des Geburtsvorgangs erfordern ein Höchstmaß an Souveränität, Nachsicht und kommunikativen Fähigkeiten.

Ulrike Bös

Therapeutische Aspekte und Reflexionen

Bei Sabine und Sascha war eine Hausgeburt geplant. Beide hatten sich intensiv mit ihren eigenen Geburten beschäftigt, hatten als Kinder unter Allergien, Neurodermitis und Asthma gelitten und einen Zusammenhang zu eigenen frühen Kindheitserfahrungen vermutet. Beide waren mit Hilfe einer Glocke geboren und nicht gestillt worden, denn beide Mütter sollen angeblich nicht genug Milch gehabt haben. So wurde abgestillt und künstliche Milch gegeben.

Sabine und Sascha wollen das eigene Kind diesbezüglich mit mehr Achtsamkeit umgeben. Sie sind rundherum bestens informiert. Sie wählen eine Kombination der Begleitung durch eine Gynäkologin und eine Hebamme. Kindsbewegungen werden mit Liebe und „umwerfender" Begeisterung empfunden, das Wunder des reifenden Kindes von Mutter und Vater intensiv wahrgenommen.

Im monatlichen Abstand gibt es eine Ultraschall-Untersuchung[52]. Interessant: Die Hebamme ertastet im vierten Monat den „Vorwandmutterkuchen", und drei Tage später schallt die Ärztin und stellt dasselbe fest.

Eine „Frühgeburtsrisikoberechnung" wird von der Ärztin durchgeführt. Wie viele Fehlberechnungen es dabei wohl geben mag und wie viel „self-fulfilling-prophecy"[53], wenn der Wert nicht bei einem Prozent liegt, sondern höher? Zumindest hat der Test bei Sabine und Sascha komplett versagt.

In der 35. Woche öffnet sich die Fruchtblase. Die Hebamme darf laut Hebammen-Berufsordnung die Geburt nicht weiter betreuen. Sabine und Sascha werden von ihr in die Klinik begleitet.

Ab jetzt lesen wir von Wechselbädern der Gefühle bei den Eltern. Der Traum von einer Wannengeburt schwindet dahin, angesichts der vorgenommenen Verkabelung. Die Hebamme zu Hause wird mehrmals von Sascha telefonisch um Rat gefragt. In seiner Abwesenheit wird Sabine ein Medikament ohne Rücksprache verabreicht, gefolgt von Erbrechen. Ärzte stehen im Zimmer und beraten sich. Sabine schreibt: „Einmal schicke ich alle lauthals aus dem Zimmer. Entweder mit mir reden, wenn ich gerade kann, oder mich in Ruhe lassen, denke ich."

---

52 Die Krankenkasse zahlt insgesamt drei US-Untersuchungen. Weitere Ultraschall-Untersuchungen müssen selbst bezahlt werden (IGe-Leistungen s. unter Stichworte, Teil III).

53 self-fulfilling-prophecy = sich selbst erfüllende Prophezeiung: Theorie, dass der Glaube an etwas bewirkt, dass man selbst zur Erfüllung beiträgt.

Dieser Vorfall ist vielleicht symptomatisch für den Umgang mit diesem Elternpaar in dieser Situation. Diese wollen Verantwortung übernehmen und können es nicht. Sie wollen eine PDA vermeiden und werden stetig bedrängt, ihr zuzustimmen. Sie werden permanent mit der Aussage konfrontiert, das Kind habe Stress, und niemand kann ihnen erklären, was das konkret heißt. Die Ärztin warnt, dass ein Kaiserschnitt immer wahrscheinlicher werde, wenn keiner PDA zugestimmt würde. Die Eltern rutschen in ein Dilemma hinein. Ihnen wird schließlich eine Bedenkzeit eingeräumt, sich für eine PDA zu entscheiden. Als Drohung fasst das Paar es auf, weil PDA oder Kaiserschnitt als einzig verbleibende Möglichkeiten aufgezeigt werden, mit der dehnbaren Begründung, es gehe nicht voran.

Ein Glücksfall ist die Klinik-Hebamme, welche die Gebärende anfeuert und dadurch außerordentlich stärkt. Sie muss am Ende noch nicht einmal einen Dammschnitt setzen und ist beherzt genug, die Hand der Ärztin „wegzustoßen". Hebammen könnten im Krankenhaus gute Arbeit leisten, wenn sie ihre Entscheidungsbefugnisse voll nutzen könnten/würden. Sascha beschreibt, wie froh er ist, dass die Wirkung der PDA nachlässt und seine Sabine die Geburt somit spürt und bewusster erleben kann. Die Bedeutung dieses Eingriffs für das Baby ist dabei zu beachten, denn es verliert bei einer voll wirksamen PDA den Kontakt zur Mutter. Diese steht ja nicht mehr in Resonanz zu ihm, wenn es sich anstrengt, den Geburtsweg zu durchwandern. Die PDA wird einerseits von Gebärenden als hilfreich und entlastend erlebt, andererseits können Komplikationen für Mutter und Kind entstehen, denen man dann auch wieder medikamentös oder operativ begegnen muss.[54]

Sabines und Saschas Eintreten für Selbstbestimmung hat sich gelohnt. Das Baby kommt durch gemeinsame Kraftanstrengung und die unterstützende Hebamme ans Licht der Welt. Die Hebamme ermöglicht Sabine, ihr Baby als erste selbst hochzunehmen. Dann kommt nach der kinderärztlichen Untersuchung die unerwartete Nachricht, dass das Baby zur Beobachtung seiner Atmung verlegt werden müsse. Dem Vater wird verweigert, seinen Sohn beim Transport zu begleiten. Das ist Entmündigung und Missachtung elterlichen Willens. Ein Kind, welches ab den Eröffnungswehen Personenrechte genießt, wird den Eltern entzogen und ohne akuten Notzustand zur Beobachtung verlegt. Eine Woche lang wird dem Kind Glukose (Zuckerlösung) verabreicht und mehrfach Blut abgenommen. Ansonsten ist es, abgesehen vom Stillen und Wickeln, von Mutter und Vater getrennt.

Die WHO-Richtlinien[55] stellen die Forderung auf, dass die Notwendigkeit der Überwachung eines Kindes nicht rechtfertigt, es von seiner Mutter zu trennen.[56] Dem Vater wird verwehrt, sein Kind zu schützen, beim Transport bei ihm zu sein. Solche rücksichtslosen

[54] PDA s. unter Stichworten, Teil III
[55] WHO = Welt-Gesundheits-Organisation
[56] WHO Empfehlungen s. Anhang, Teil III

Umgangsweisen mit Eltern und Neugeborenen hat unser klinisches Versorgungssystem inzwischen hervorgebracht. Das Elternpaar sagt an mehreren Stellen, „wir waren traurig und ohnmächtig“, „traurig und wütend“, „traurig und ratlos“.

Wer konnte je vermuten, dass werdende Eltern heute genötigt, bedrängt, geängstigt, und in Konflikte von großer Tragweite gestürzt werden?[57] Sabine und Sascha berichten, wie subtil gewaltvoll sich für sie die Zwangslage anfühlte, in die sie hineingeraten waren.

Irene Behrmann

57 Gesetz in Venezuela 2007, s. Anhang, Teil III

JOHANNA

Krankenhausroutine statt freundlichem Empfang. Dammschnitt

Es geht um Johanna, die für uns die Etappen vom Wunsch nach einem Kind bis zur Geburt nachzeichnet. Das Ringen, während der Klinikgeburt selbstbestimmt zu bleiben, wird authentisch geschildert. Ihre Wünsche werden nur teilweise beachtet, andere nicht berücksichtigt. Es kommt zu einem ungewollten Dammschnitt, den Johanna als groben Übergriff empfindet und bis heute darunter leidet. Das führt zu Selbstzweifeln und Wut. Johanna und ihr Partner ziehen daraus Konsequenzen für eine weitere Niederkunft.

Dieser Bericht ist für werdende Eltern geeignet und beleuchtet die seelischen Konsequenzen für die Mutter bei einem sogenannten „kleinen Eingriff" wie dem Dammschnitt.

Unseren Sohn David brachten wir aus den Flitterwochen mit. Drei Wochen unterwegs mit Auto und Zelt und zu Hause angekommen, war da schon diese Ahnung, bevor der Schwangerschaftstest dann ein "positiv" anzeigte. Ich hatte schon seit einem guten Jahr einen großen Kinderwunsch, doch wir wollten erst zu uns Ja sagen, bevor wir Ja sagten zu einem kleinen Menschen. Im Internet stieß ich auf die Möglichkeit einer hebammenbetreuten Vorsorge. Ich kannte keine Schwangere, die nicht zum Frauenarzt ging, und war neugierig.
Eine Hebammenpraxis ganz in der Nähe bot Vorsorge an, auch Hausgeburten, die Homepage gefiel mir sofort. Es „funkte" beim ersten Telefongespräch und zum ersten Termin kam die Hebamme zu uns nach Hause. Wir besprachen alle Details, ich wurde aufgeklärt über Ernährung und die nötigen Bluttests, ein Mutterpass wurde angelegt. Eine Hebamme, wie es im Bilderbuch steht, dachte ich mir, schon älter, weise, ruhig.

Sie riet mir, die behandelnde Frauenärztin über meinen Wunsch zu informieren, so wenige Untersuchungen wie möglich durchführen zu lassen. Mein Mann und ich hatten uns zuvor über die Auswirkungen von Ultraschallwellen auf Ungeborene informiert und wir fanden, dass es gut ist, dieses neue Leben in Ruhe wachsen zu lassen, ohne es unnötig zu stören.

Ich rief am nächsten Morgen in der Arztpraxis an, und die Sprechstundenhilfe erklärte mir in barschem Ton, dass Ultraschalluntersuchungen bei Schwangeren in Deutschland gesetzlich vorgeschrieben seien[58]. Es müsse deshalb insbesondere am Anfang der Schwangerschaft überprüft werden, ob der Fötus sich eingenistet habe, damit kein Risiko bestehe. Ich bin dreißig Jahre alt und kerngesund, alle Frauen in meinem familiären Umfeld haben gesunde Kinder auf natürlichem Wege zur Welt gebracht. Wir konnten kein Risiko erkennen. Ich wechselte die Frauenärztin.

Die ersten drei Monate waren eine besondere Zeit. Nur mein Mann und ich wussten von dem kleinen Geheimnis, das da in mir wuchs. Ich schrieb Gedichte über die Vorfreude, mir war nie übel, ich war lediglich geruchsempfindlicher und nahm an Gewicht zu. Ich werde den Moment nie vergessen, in dem wir schließlich in der 15. Schwangerschaftswoche zum ersten Mal die Herztöne des Kindes hörten. Nach zwei vorangegangenen Versuchen an den Tagen zuvor, in denen wir nicht fündig wurden, war ich schon etwas nervös, fehlte mir doch immer noch der „Beweis“ für dieses Leben in mir. Ich hatte keine Ultraschallbilder im Mutterpass, auf denen ein kirschkerngroßes Etwas zu sehen war, das sich sicher in der Gebärmutter eingenistet hatte. Ich sprach schon in der Anfangszeit immer wieder in Gedanken mit dem Kind: „Halte dich gut fest in mir und wachse! Wir freuen uns sehr auf dich! Es ist schön, dass du da bist.“ Aber war da jemand, der mir zuhörte? Als dann dieses kleine Herz so hörbar schlug, war ich erleichtert, und es liefen die Tränen. Auch bei unserer Hebamme, die mir daraufhin das „Du“ anbot.

Regelmäßig kam Greta nun zu uns nach Hause, um die nötigen Blutuntersuchungen durchzuführen, das Gewicht zu messen, den ph- Wert in der Scheide und den Urin zu kontrollieren. Und alles war im grünen Bereich, von Risiko keine Spur.

In der 20. Schwangerschaftswoche gingen wir dann voller Vorfreude zu der empfohlenen Frauenärztin, um die erste Ultraschalluntersuchung machen zu lassen. Diese nahm sich viel Zeit, erkundigte sich nach dem bisherigen Verlauf der Schwangerschaft, erklärte uns genau, was sie tat. Und natürlich war es etwas Besonderes, auf dem Monitor unser Kind endlich einmal zu sehen. Wie „fertig“ es schon aussah, die kleinen Arme, die Beine, der winzige Po. Ob Junge oder Mädchen, da wollten wir uns bis zuletzt überraschen lassen.

Ich las Bücher wie „Geburt ohne Gewalt“, „Geburt und Stillen“, „In Liebe wachsen“. Wir dachten über eine Hausgeburt nach, als logische Folge einer hebammenbetreuten Schwangerschaft. Greta war eine langjährige Hausgeburtshebamme kurz vor dem Ru-

---

[58] Es ist in Deutschland nicht vorgeschrieben, überhaupt Ultraschall-Untersuchungen machen zu lassen. Drei Untersuchungen, verteilt auf die Schwangerschaft, bezahlt die Krankenkasse. Weitere müssen selbst bezahlt werden, es sei denn, der Arzt stellt eine Diagnose, die einen US begründet.

hestand und die Chemie zwischen uns stimmte. Aber es kamen Zweifel auf. Wir wohnten in einer Mietwohnung, was denken die Mitbewohner, wenn es laut wird? Wer weiß, wenn nun doch etwas nicht in Ordnung ist und schiefgeht, wäre die Technik der Klinik dann nicht unsere Rettung? Was, wenn ich die Schmerzen doch nicht aushalte und eine Medikamentengabe dann nicht möglich war? Diese Gedanken beschäftigten mich/uns.

Wir kannten niemanden, der eine erfolgreiche Hausgeburt hinter sich hatte und uns seine Erfahrungen schildern konnte. Das Geburtshaus als Mittelweg? Das nächste war weit weg und wir malten uns aus, wie wir im Berufs- und Feierabendverkehr mit Wehen fast eine Stunde durch die Gegend fahren mussten. Die nächste Klinik konnten wir in nur 15 Minuten problemlos erreichen, sie hatte einen guten Ruf und ein babyfreundliches Zertifikat. Auf dem Informationsabend für werdende Eltern ging es freundlich und menschlich zu, es war die Rede von Selbstbestimmung und Würde, zwei Worte, die auch im Flyer der Klinik dick gedruckt waren. Alle meine Freundinnen aus dem Geburtsvorbereitungskurs wollten dort entbinden, und schließlich meldete ich mich dort an.

Beim Vorgespräch gab ich an, dass ich jedoch unter der Geburt so wenige Interventionen wie möglich wollte, vor allem keine PDA und keinen Dammschnitt. Dammschnitte würden nur selten durchgeführt und oft aus Ungeduld, erklärte mir die anwesende Hebamme. „Solche ungeduldigen Hebammen arbeiten bei uns nicht."

Mein Bauch wuchs und mit ihm die Vorfreude. Wir besorgten den Kinderwagen, ein Tragetuch, Stoffwindeln und ein Beistellbett. Einmal in der Woche ging ich zum Schwangerschaftsyoga, und es tat mir gut, im Alltag inne zu halten und bewusst mit dem Baby in Kontakt zu treten. Ich stellte mir bei den Meditationen vor, wie die Hände und Füße und das Gesicht wohl aussehen mochten, und ob es Haare hatte oder nicht.

Gegen Ende der Schwangerschaft wurde es beschwerlicher, jedoch hatte ich nie den Eindruck, dass es über die normalen Wehwehchen einer Schwangerschaft hinausging. Ich hatte recht viel zugenommen, schlief nur noch schlecht, hatte Sodbrennen und leichte Rückenbeschwerden. Die letzten vier Wochen vor dem errechneten Termin begann ich, den Damm mit Dammmassagen und Heublumenbädern vorzubereiten. Während eines Termins zur geburtsvorbereitenden Akupunktur wurde mir derart schwindelig, dass ich keine weiteren Termine mehr wahrnahm. Im Endspurt stellte meine Hebamme erhöhte Zuckerwerte im Urin fest, und in Rücksprache mit der Frauenärztin sollte ich auf zuckerhaltige Lebensmittel verzichten und den Hausarzt konsultieren. Das übliche Vorgehen war ein Glukose-Intoleranztest, doch wir entschieden uns, dass es so kurz vor Ende der Schwangerschaft keinen Sinn machte, das Kind mit einem solchen Test zu belasten. Welche Konsequenzen hätte das Ergebnis noch gehabt?

Nach und nach erreichten uns glückliche E-Mails der Frauen, die ich im Geburtsvorbereitungskurs und beim Yoga kennengelernt hatte. Wir erfuhren Name, Uhrzeit, Gewicht und Länge, während ich die Abende zunehmend ungeduldig in der Badewanne

verbrachte. Nach dem errechneten Termin kam die Hebamme häufiger zum CTG. Das Kind war zwar oft etwas schläfrig, ließ sich aber mit etwas „Rütteln“ oder einem Glas Wasser zu einigen Turnübungen bewegen. David ist auch heute ein besonnenes Kind, sein Charakter hat sich schon im Bauch gezeigt. Während andere Mamas auf ihre polternden Bäuche zeigten, sich hier ein Füßchen und dort eine Beule hervorwölbte, kam die Hand meines Mannes regelmäßig zu spät, um den Bewohner ausgiebig zu spüren.
Greta war sich sicher, dass die Geburt in der Klinik eingeleitet werden würde, sobald ich mich dorthin zur Untersuchung wagte. Diese Vorhersage wurde von mehreren Bekannten bestätigt, deren Geburten alle nach 7- 9 Tagen eingeleitet wurden. Wir warteten, ließen zwei weitere Ultraschalluntersuchungen machen, um die Fruchtwassermenge und die Plazenta zu begutachten. Schließlich entschieden wir uns auf Anraten der Hebamme für das „Anklopfen“, wie es meine Frauenärztin nannte, und ich trank am 13. Tag nach dem errechneten Termin pünktlich zur Tagesschau den Rizinuscocktail, um die Wehen anzuregen.
Wir verbrachten den Abend gemeinsam, spielten Karten und waren zu aufgeregt, um zu schlafen, was sich später als Fehler herausstellen sollte, denn wir hätten diese Stunden Schlaf gut gebrauchen können. Mein Mann ging irgendwann ins Bett, doch ich drehte mich immer nur hin und her und war unruhig. Um ein Uhr morgens war ich mir sicher, dass es jetzt losging. Ich veratmete zwei Stunden lang meine Wehen, bevor ich meinen Mann weckte. Wir saßen im Wohnzimmer vor der Uhr und waren ratlos. Die Wehen kamen nicht, wie wir es gelernt hatten. Mal waren es sieben, mal drei Minuten. Was sollten wir jetzt tun? Ich hatte mir fest vorgenommen, so spät wie möglich in die Klinik zu fahren, uns wurde jedoch geraten, spätestens dann loszufahren, wenn der Wehenabstand fünf Minuten betrug. Also fuhren wir los.
Im Krankenhaus begrüßte uns eine freundliche Hebamme, die mich vaginal untersuchen wollte. Hierin war ich nicht routiniert und es war mir unangenehm. Muttermund drei Zentimeter. Kaum ans CTG angeschlossen, ließen meine Wehen spürbar nach. Achselzuckend schaute ich meinen Mann an und es war mir leicht peinlich, auf diesem Bildschirm nur ein paar kleine Wellen zustande zu bringen. „Das ist der Beginn einer Geburt, aber wenn sie möchten, können sie auch noch mal nach Hause fahren.“ Mein Mann und ich schauten uns irritiert an. Wir waren losgefahren, weil wir eben nicht mehr zu Hause bleiben wollten. So zogen wir in den Kreißsaal um.
Dort lag ich auf einem Bett, lehnte auf einem Pezziball, hing an meinem Mann oder kniete im Vierfüßlerstand auf einer Matte. Mein Zeitgefühl ging verloren, ich versuchte, nicht auf die Uhr zu schauen und ganz bei mir zu sein. Ich wurde häufig ans CTG angeschlossen, das immer wieder verrutschte und deshalb oft lange angeschlossen war. Ich trank viel, konnte jedoch nichts essen. Der Muttermund öffnete sich weiter, doch irgendwas war wohl mit der Ableitung vom CTG nicht in Ordnung, denn die anwesende Ärztin riet uns, einen Zugang zu legen. Dieser würde zwar jetzt noch nicht gebraucht, aber irgendwann könne alles sehr schnell gehen und dann sei es vielleicht nötig und außerdem hätten wir ja ein „übertragenes“ Kind und müssten sicherstellen, dass es gut versorgt sei.

Bis zu diesem Zeitpunkt hatten wir das Gefühl, gut klargekommen zu sein. Und nun? Ging es unserem Kind etwa schlecht? Konnte der Zugang nicht dann gelegt werden, wenn er gebraucht wurde? Ich wollte doch ursprünglich keinerlei Maßnahmen? Ein übertragenes Kind! Nach einem weiteren Appell, an das Wohl des Kindes zu denken, stimmten wir zu. Kurze Zeit später wurde der Zugang erstmals benutzt, für Wasser.
Nachdem mein Mann vom Mittagessen zurückkam und die Hebamme wechselte, wurde die Wehentätigkeit schwächer. Schon bevor erneut das CTG angeschlossen wurde, sagte ich zu meinem Mann: „ Also mit diesen Wehen bekomme ich kein Kind." Ich war genervt, fühlte mich schwach, dem Ganzen nicht mehr gewachsen. Zwar öffnete sich der Muttermund, aber das Kind lag nicht in der richtigen Position, es hatte sich mit dem Kopf noch nicht ins Becken gedreht. Jetzt wurden auch noch die Wehen schwächer, wie sollte das weitergehen? Ich wollte nach Hause, ich wollte nur schlafen! Die neue Hebamme schlug uns Calcium vor, um den Geburtsvorgang nicht ins Stocken geraten zu lassen. Sie schlug uns zu einem späteren Zeitpunkt auch Glukose vor, um mir Kraft zu geben, denn der schwierigste Teil stand uns ja noch bevor und ich war schon ziemlich am Ende nach einer schlaflosen Nacht und nun diesen Wehen.
Wir hinterfragten, klopften Alternativen ab, stimmten jedoch immer zu. Weil ich nicht mehr anders konnte, wurde ich in Seitlage gebettet und diese Position sollte ich nicht mehr großartig verändern, bis mein Sohn das Licht der Welt erblickte. Die Hebamme zeigte uns eine „Turnübung", die dazu dienen sollte, den Kopf des Kindes in die richtige Position zu bringen, damit es den Weg durch mein Becken finden konnte. Dabei stand mein Mann hinter mir und streckte in der Wehenpause mein oben liegendes Bein nach hinten, um es dann wieder anzubeugen. Da die Fruchtblase jedoch noch nicht geplatzt war, „schwamm" das Köpfchen weiter über dem Becken.
Bei einer weiteren Untersuchung platzte schließlich die Fruchtblase und ich hatte höllische Schmerzen. Es war mir unmöglich, eine Position zu finden, die mir zusagte. Ich war nicht mehr richtig ansprechbar, in einer anderen Welt, nahm meinen Mann und die Hebamme wie durch einen Schleier wahr. Ich wollte in Ruhe gelassen werden und mich verkriechen, irgendwohin. Doch gleichzeitig wollte ich dieses Kind zur Welt bringen, ich war doch kurz vor dem Ziel, wollte kämpfen und nicht aufgeben. Ich probierte den Kniestand aus und schrie mir die Schmerzen vom Leibe. „Ich will jetzt, dass es endlich rauskommt!", wimmerte ich in meiner Verzweiflung. Die Hebamme erläuterte uns Möglichkeiten der Schmerzlinderung, ich hörte nur PDA. Mir war alles egal, aber bloß keine PDA. Es wurde uns ein Mittel zur Schmerzlinderung empfohlen, ich folgte den Gesprächen nur am Rande.
Mir war kalt, meine Beine zitterten. Das Gefühl einer Wärmflasche auf meinen Beinen gehört zu den schönsten Erinnerungen an die Geburt. Für einen kurzen Moment fühlte ich mich geborgen und umhüllt, wollte jetzt einfach einschlafen. Die Hebamme überredete meinen blassen Mann, den Kreissaal zu verlassen und eine Runde an der frischen Luft zu drehen. Später habe ich im Nachgespräch erfahren, dass er sich zunächst wie gelähmt auf einen Sessel im Kreißsaal setzte. Bis die Hebamme ihn aufrüttelte: „Sie müssen jetzt an die frische Luft, sonst verpassen Sie die Geburt ihres Kindes."

Als er zurückkam, hing ich am Tropf mit den Schmerzmitteln. Er fragte mich, ob ich dem zugestimmt hätte, ich hatte zu gar nichts zugestimmt. Verschwommen nahm ich die Diskussion meines Mannes mit der Hebamme wahr, er hatte die „Aufklärung" über das Schmerzmittel und unsere grundsätzliche Bereitschaft nicht so verstanden, dass es nun sofort zum Einsatz kommen würde. Die Stimmung war angespannt und kurz darauf begannen die Presswehen.
Ich lag in Seitenlage, mein Mann hielt meinen Arm, ich sah ihn weinen und er strich mir immer und immer wieder eine Haarsträhne aus dem Gesicht. Ich empfand diese Art der Schmerzen als befreiend, ich konnte mithelfen, war aktiver Teil, erwartete die nächste Wehe, war mir sicher, bald war es geschafft!
Am frühen Abend wurde mir schließlich mein nasser, glitschiger, schwarzhaariger Sohn auf den Bauch gelegt. Die Nabelschnur war sehr kurz und so sollte die Geburt der Plazenta beziehungsweise die Abnabelung abgewartet werden, bis er mir auf die Brust gelegt wurde. Mein Mann schnitt die Nabelschnur durch und der anwesende Arzt erklärte mir, dass ich genäht werden müsse. Ich werde die Scham nie vergessen, dieses demütigende Gefühl, mit gespreizten Beinen auf diesem Bett zu liegen, während die intimste Stelle meines Körpers hell beleuchtet wurde, damit der Dammschnitt genäht werden konnte. In den Minuten nach der Geburt nahm ich all das nur verschwommen wahr.
Wir waren so glücklich über unser Kind, ich wollte alles genau sehen, hatte unter dem warmen Handtuch seinen nackten Po in der Hand, der so winzig klein und glatt war. Ein Junge! Was für ein unvergesslicher Moment! Erst Tage später drang dieser Moment voll in mein Bewusstsein: Ein fremder Mann, den ich nie zuvor gesehen habe, saß zwischen meinen Beinen und nähte. Sollte das nicht der wunderbarste Moment einer Geburt sein? Es hat lange gedauert, bis ich dieses Bild in meinem Kopf wieder loswurde.
Die Stunden nach der Geburt habe ich in schöner Erinnerung. Ich fühlte mich schwer und müde und stolz, überglücklich, eine Heldin, endlich Mama. Wir schauten David an, schauten uns an, streichelten seine Hände, prägten uns sein Gesicht ein. David war sehr unruhig, zappelte viel und wimmerte vor sich hin, weshalb die Hebamme ihm ein homöopathisches Mittel verabreichte. Es dauerte nur kurze Zeit, dann kam auch er zur Ruhe, entspannte sich, legte seinen Kopf ab, begann Schmatzgeräusche zu machen. Unser erster Stillversuch klappte nur mäßig. Immer wieder rutschten seine kleinen Lippen ab, er bekam die Warze nicht richtig zu fassen und brauchte viel Unterstützung. Wir schwiegen, flüsterten, lachten, wurden mit Getränken und einem Abendessen versorgt. Als mich die Hebamme zur Toilette begleitete, zog mein Mann sich sein Hemd aus und legte sich David auf die nackte Brust.
Wir hatten eine ambulante Geburt geplant, doch mittlerweile war es später Abend. Ich war erschöpft, mein Kreislauf im Keller. Bei dem Gedanken, jetzt in einem Auto sitzen zu müssen, Treppen zu steigen und in der dunklen Wohnung anzukommen, wurde uns mulmig. So beschlossen wir auf Anraten der Hebamme, die meinem Mann ein Bett in meinem Zimmer besorgte, eine Nacht im Krankenhaus zu bleiben.

Als wir in unser Zimmer umzogen, lag David immer noch nackt in ein Handtuch gewickelt bei mir. Wir riefen Omas, Opas, Onkel und Tanten an und mein Mann fuhr schnell nach Hause, um uns Kleider für den nächsten Tag und Zahnbürsten mitzubringen. Im Kreißsaal hatte ich unter Anleitung der Hebamme noch einmal gestillt, und auch jetzt wurden wir gut betreut.
Schließlich zogen wir David einen Body an und verbrachten eine ruhelose Nacht im Krankenhaus. David schmatzte vor sich hin, ich machte Licht um zu stillen, mein Mann konnte kein Auge zumachen bei diesen sonderbaren Geräuschen. Morgens zogen wir uns sofort an, packten unsere Sachen, warteten die Visite ab und fuhren zu dritt nach Hause.
Noch viele Monate nach der Geburt meines Sohnes drängte sich das Erlebte immer wieder in meine Gedanken. Aufgrund der dreizehntägigen Übertragung wurden wir vom Zeitpunkt der Aufnahme an als Risiko behandelt. Das Prinzip der guten Hoffnung, welches uns zehn Monate lang begleitet hatte, sollte anscheinend zur Stunde der Geburt nicht mehr gelten. An die Stelle unserer Zuversicht und des Vertrauens in die natürlichen Vorgänge trat die Angst, dem Ganzen nicht mehr ohne ständiges Eingreifen von Fachpersonal und Überwachung durch Technik gewachsen zu sein. Dazu kam ein Gefühl der Hilflosigkeit und des Ausgeliefertseins, das schließlich so stark wurde, dass ich zeitweise alles, was ich mir für die Geburt vorgenommen hatte, vergaß.
Ich wollte selbstbestimmt handeln, die Schmerzen annehmen, weil sie mich meinem Kind näher bringen würden, auf mich und meinen Körper hören und es geschehen lassen. Ich hatte den festen Glauben daran, dass die Geburt ein zwar gewaltiger, aber natürlicher Kraftakt ist, dem wir (also mein Mann und ich und auch mein „übertragenes" Kind) gewachsen sind. Wir hatten uns gut auf das Ereignis vorbereitet und hatten keine Zweifel daran.
Doch in der Klinik kam dann alles anders. Es gelang uns nicht, die positive Grundstimmung einer sorglosen Schwangerschaft mit in den Kreißsaal zu nehmen und uns zuversichtlich auf das, was da geschah, einzulassen. Von Seiten des Personals wurden uns die positiven Entwicklungen, zum Beispiel, dass der Muttermund sich ständig weiter öffnete und ich meine Wehen morgens gut ohne Hilfe veratmete, nicht vermittelt. Stattdessen wurde das Augenmerk auf das mögliche Risiko gelegt und wir zu Maßnahmen überredet, deren Sinn wir bezweifelten. Mein gutes Bauchgefühl und die Verbundenheit mit dem Kind in mir wurden durch Stirnrunzeln, lange Blicke auf das CTG und schließlich die erste Intervention zunichte gemacht.
Im Rückblick sind wir uns sicher, dass die Diskussion um die Verweilkanüle und schließlich das Anlegen derselben aus mir eine Patientin gemacht haben, dabei wollte ich nichts weiter, als auf natürlichem Wege ein Kind zur Welt bringen. Die Energie, die wir eigentlich für den Geburtsvorgang und das Einlassen auf diesen einzigartigen Prozess gebraucht hätten, wurde in Diskussionen über die Notwendigkeit von Interventionen verschwendet. Ist die Verweilkanüle wirklich nötig, warum soll das CTG so lange angeschlossen bleiben? „Zum Wohle unseres Kindes" wurde uns immer wieder versichert, seien die medizinischen Maßnahmen notwendig. Wir wussten es nicht besser

und ließen uns deshalb leiten von diesen fremden Menschen, die uns und den bisherigen Verlauf der Schwangerschaft nicht kannten.
Mein Mann erzählte mir einige Tage nach der Geburt, dass er große Ängste ausgestanden habe und ihm im Kreißsaal immer wieder der Gedanken kam, unser Kind würde nun behindert zur Welt kommen, da alles nicht „normal" verlaufe. Und ich war so beschäftigt mit mir und meinen Schmerzen, dass ich den gedanklichen Kontakt zu meinem Kind verlor. Über weite Strecken verharrte ich in ein und derselben Position, ohne in mich hineinzuspüren und wahrzunehmen, was ich brauchte.
Und schließlich wurde der Dammschnitt, den ich immer gefürchtet und deshalb schon im Vorgespräch ausgeschlossen hatte, durchgeführt, ohne dass mein Mann oder ich gefragt wurden. Vielleicht aus Ungeduld, vielleicht aus bloßer Routine wurde ich an der intimsten Stelle meines Körpers aufgeschnitten, um entbunden zu werden. Mir wurde das Gefühl genommen, es aus eigener Kraft zu schaffen, einem Kind das Leben zu schenken, ohne hierfür von einem Mann aufgeschnitten und im Anschluss wieder zugenäht zu werden. Die Freiheit, über meinen Körper selbst zu entscheiden, wurde mir genommen. Selbstbestimmung und Individualität wurden mir versprochen, ich durfte sie jedoch nicht in dem Maße erleben, wie ich sie mir gewünscht hatte. Das macht mich wütend.
Die Stunden nach der Geburt werden uns immer als etwas Besonderes in Erinnerung bleiben, wir waren so verzaubert von diesem kostbaren Geschenk. An die Zeit im Kreißsaal denke ich jedoch mit Schrecken zurück, denn der Geburtsvorgang war ein Kampf, und ich bin traurig darüber, dass mein Sohn in eine Atmosphäre der Angst hineingeboren wurde. Ich wünsche mir sehr, dass ich bei meinem nächsten Kind zu Hause in Zuversicht und mit vertrauten Menschen gebären kann, dass wir uns geborgen fühlen und die Ankunft dieses neuen Familienmitgliedes wie ein Fest genießen.

Abschrift des Geburtsprotokolls

„01h00	Beginn Wehen
04h50	Aufnahme Klinik mit unregelmäßigen Wehen (ET +13), MM 3 cm, weich, Köpfchen frei beweglich
10h00	MM 6 cm, K. fest auf BE [Beckeneingang]*
12h45	MM 7-8 cm, straff, K. idem
	Supp. Spasmocuprol

14h00		500 ml Fonasteril HD5/HO5 [?] i.v.
14h50		MM 8 cm K. bewegt sich hin + her, Bespr. ODT [Wehentropf] > Paar: OK
15h03		10 Globuli Gelsemium C30/Glas Wasser, schlückchenweise
		trinken, + 1x 5 Gl. Gelsemium
15h40	>	ODT: 250 ml Na CL + 3 IE Oxytocin, 10 ml/h
		MM 9 cm, straff, K. hin und her
15h46		grünes Fruchtwasser
		MM 9 cm, Vorblase steht
16h10		MM 9 cm, Druckgefühl
16h20		Tropf 20 ml/h
16h30		Gespräch > Schmerzmittel > Meptid in 500 ml Glucose i. v. 100ml zügig, dann langsam; Paar ist psychisch…. [? Unleserlich]
17h00		Tropf 50 ml/h,
17h10		Dip I, Gravide schiebt mit > Meptid ab
17:20		Dip II, Gravide presst mit
17h30		Geburt Medianer Dammschnitt, Absaugen des Kindes, Abgang von Mekonium
17h40		Placenta folgt spontan mit Eihäuten nach Schultze
18h00		Tropf < 30ml
		1. Anlegen gescheitert > 1Gl . Aconitum C30 „da das Kind sehr angestrengt ist von der Geburt“
18h30		Anlegen rechts, Köpfchen rutscht ab

19h30	Mutter hat das Kind im Sitzen angelegt
	Bonding mit Vater > ODT ab
21h15	Verlegt zur Station“

Zusammenfassung

Dauer Geburt: 12h 40 min.

In der Zeit: 7 Vag. Untersuchungen, die sich hauptsächlich auf die MM Eröffnungen beziehen. Die Fruchtblase wird nur 1x erwähnt nach Abgang von grünem Fruchtwasser. Lage und Position des Kindes in Bezug zum Becken werden nicht erwähnt (bzw. einmal, unleserlich), also auch nicht ertastet und nicht in die Beurteilung der Situation bzw. des Geburtsverlaufes eingeschlossen. Nicht professionelle Dokumentation, es steht die Frage im Raum: Ist es auf Grund von Nicht-Können, Erfahrungsverlust, mangelhafter Ausbildung, oder wird dem keine Wichtigkeit beigemessen?

Medikation Mutter

1 supp. Spasmocuprol

500 ml Fonasteril HD5?/HO5?

10 Globuli Gelsemium C30 in ein Glas Wasser + 1x 5 Gl. Gelsemium

250 ml NaCl +3IE Oxytocin Als Dauertropf 10 ml/h

500 ml Glucose +1 Amp. Meptid iv, 100ml zügig, dann langsam

Kind

1 Gl. Aconitum pp

*Zusätze in eckigen Klammern, von Eva-Maria Müller-Markfort, dienen der besseren Lesbarkeit.

Transkription des Geburtsprotokolls und Kommentar von Eva-Maria Müller-Markfort

Medizinische Aspekte und ärztlicher Kommentar

Die Schwangere und ihr Partner entscheiden sich für die kombinierte Schwangerschaftsvorsorge durch Hebamme und Gynäkologin. Nach einer unkomplizierten Schwangerschaft kommt es zur Terminüberschreitung, so dass am 13. Tag nach errechnetem Geburtstermin mittels Darmanregung durch eine Rhizinusölgabe Wehen angeregt werden. Bei langsamem, stetem Geburtsfortschritt in der Klinik und zunehmender Erschöpfung der Gebärenden werden gegen Ende Schmerzmittel und wehenfördernde Mittel verabreicht bis schließlich nach medianer Episiotomie[59] das lebensfrische, gesunde Kind geboren wird.

Schwangerschaft

Verschiedene Entscheidungen, wie die Wahl einer hebammenzentrierten Schwangerschaftsvorsorge oder die erste Ultraschalluntersuchung erst in der 15. SSW durchführen zu lassen, unterstreichen den Wunsch nach einer selbstbestimmten Geburt auf der Basis einer bewusst erlebten und gut informierten Schwangerschaft. So können Drohgebärden und Fehlinformationen (*„Die Sprechstundenhilfe erklärte mir in barschem Ton, dass Ultraschalluntersuchungen bei Schwangeren in Deutschland gesetzlich vorgeschrieben seien.“*) entsprechend abgewendet werden. Die Schwangere entzieht sich bewusst den neuralgischen Punkten einer jeden Schwangerschaftsvorsorge, bei der durch zu viel Aufklärung über zu seltene Störungen die normal und unkompliziert verlaufende Schwangerschaft in den Hintergrund tritt. Medizinisch gesehen gibt es bei einer normalen Schwangerschaft keine Bedenken bezüglich einer kombinierten Vorsorge mit einer erfahrenen Hebamme und einer Gynäkologin oder einem Gynäkologen.

Manche Frauen tolerieren geburtsvorbereitende Akupunktur nicht gut, und es kommt zu Kreislaufreaktionen wie im vorliegenden Erfahrungsbericht beschrieben. Dann sollten die Sitzungen nicht fortgeführt werden.

---

[59] Dammschnitt

Dass ein Glukosetoleranztest (Zuckerbelastungstest) auch noch in der Spätschwangerschaft sinnvoll ist, darauf bin ich ausführlich im Kommentar zum Bericht von „Anna“ (7. Bericht) eingegangen. Entgegen der Annahme der Schwangeren, belastet dieser Test nicht das Kind, sondern sagt etwas über die Stoffwechsellage der werdenden Mutter aus. Die Problematik der Terminüberschreitung wurde im Kommentar von „Katja“ (6. Bericht) ausführlich erörtert.

Geburt

In der Klinik wird die Schwangere mit üblicher Klinikroutine konfrontiert, gleich zu Beginn mit dem Anbringen eines intravenösen Zugangs. Was schnelles Verabreichen von Medikamenten im Notfall sichern soll, ist für die normale Geburt eigentlich nicht nötig. Aber was ist normal? Normalität ist Definitionssache der jeweiligen Klinik und ihrer Auslegung von geburtshilflichen Leitlinien, von wissenschaftlichen Erkenntnissen und, wie es im englischen Sprachraum heißt, ‚*best medical practice*', bewährter Erfahrungsmedizin. Und was den Geburtsverlauf betrifft, kann niemand Vorhersagen machen. Das ist ein Grundproblem bei Geburten in der Klinik. Dort soll jede Gebärende immer für den größtmöglichen Notfall vorbereitet sein, weil neben normalen, unkomplizierten Geburten auch kleine und große Notfälle angemessen betreut werden müssen. Gleichzeitig sind heute die meisten geburtshilflichen, klinischen Abteilungen darum bemüht, auch für natürliche Geburtsverläufe Raum zu lassen und Interventionen auf Wunsch zu unterlassen. Dieser Spagat gelingt auch im vorliegenden Fall nicht ganz. Die Terminüberschreitung von 13 Tagen stellt definitionsgemäß zwar ein Risiko dar, in Wirklichkeit kommt aber die Erstgebärende zunächst mit unregelmäßigen Wehen, geburtsbereitem Befund und ohne erkennbare Notlage zur Aufnahme in den Kreißsaal. Also werden die Interventionen auf ein Minimum beschränkt, hier auf das Legen einer Verweilkanüle.

Mit zunehmendem Fortschreiten im Geburtsverlauf macht sich das Schlafdefizit der Gebärenden in Form von großer Erschöpfung bemerkbar. Möglicherweise hat dies einen großen Anteil an der geringeren Schmerztoleranz, die später zur Verabreichung von Schmerzmitteln führt. Der Wehentropf wird zu einem Zeitpunkt eingesetzt, als bereits ein guter Geburtsfortschritt erreicht ist, die Wehentätigkeit bei der zunehmend erschöpften Gebärenden jedoch nachlässt. Entscheidend für diese Intervention dürften jedoch grünes Fruchtwasser (Absetzen von Mekonium (= Kindspech) des Kindes im Mutterleib) zusammen mit teils eingeengtem, teils silentem CTG sein.

Das Auftreten grünen Fruchtwassers ist durchaus kein seltenes Ereignis und findet sich in bis zu 20% der Fälle mit Terminüberschreitung. Lange galt es als Hinweis auf die kindliche

Minderversorgung mit Sauerstoff (Asphyxie) im Mutterleib. Dies ließ sich aber in neueren Studien nicht mehr nachweisen (27)[60]. Gefahren für das Kind sieht man in Komplikationen, die nach Verklebung der kindlichen Atemwege durch Mekonium (Mekoniumaspiration) entstehen. Eingeengte und silente fetale Herztonkurven im CTG können einerseits Folge von Tiefschlafphasen des Kindes, andrerseits aber auch Hinweis auf eine mangelnde Sauerstoffversorgung des Kindes sein. Beide Zeichen können, aber müssen nicht eine Gefahr für das Kind anzeigen. So wird der Gedanke, die Geburt mittels Wehenunterstützungtropfes bei weit fortgeschrittener Geburt voranzubringen, nachvollziehbar und erklärt diese Intervention.

Hier stoßen wir erneut auf ein Dilemma: Wie einem erschöpften, übermüdeten Elternpaar diese nüchternen medizinischen Überlegungen, angesichts der Anstrengung der späten Eröffnungsphase, in der sich die Frau befindet, und angesichts der ängstlichen Verunsicherung (*...große Ängste ausgestanden...unser Kind würde nun behindert zur Welt kommen, da alles nicht „normal" verlaufe.")* des Mannes zu diesem Zeitpunkt erklären?

Später werden Emotionen wie die der Hilflosigkeit und des Ausgeliefertseins bei der Mutter erinnert. Doch die Situation während der Geburt ist viel komplexer. In diesem Fall, meine ich, ist der Wehentropf gerechtfertigt.

Ob der Dammschnitt wirklich nötig wäre, bleibt ohne Antwort. Möglich sind Ungeduld und Routine, wie die Gebärende lange nach der Geburt wütend das Schneiden und Nähen erinnert. Medizinisch ebenso wahrscheinlich sind aber auch abfallende Herztöne mit verzögerter Erholung im CTG 10 Minuten vor der Geburt, die den betreuenden Arzt eine Gefährdung des Kindes befürchten lässt.

Erfahrungsbericht und Geburtsprotokoll der vorliegenden Geburt hinterlassen bei mir den Eindruck, dass die Schwangere sehr bewusst und zuversichtlich in eine möglichst natürliche Geburt geht und dazu innere Bilder und Vorstellungen mitbringt. Hebammen und Ärzte der geburtshilflichen Klinik bemühen sich, diesen Vorstellungen entgegen zu kommen, ohne jedoch ganz auf Interventionen verzichten zu können.

Ulrike Bös

[60] s. Medizinische Fachliteratur im Anhang

Therapeutische Aspekte und Reflexionen

Johanna und ihr Partner waren bestens auf die Geburt ihres Kindes vorbereitet. Sie wollten das, was sie spürten, umsetzen. Weil Vorbilder im Bekanntenkreis und der Familie fehlten, schlichen sich mit der Zeit bei Johanna und ihrem Mann Zweifel ein, ob sie sich zutrauen konnten, das Kind zuhause zu bekommen.

Schon zu Beginn der Schwangerschaft wird der Wunsch, keinen Ultraschall zu wollen, von einer Sprechstundenhilfe barsch zurückgewiesen. Sie spricht von einem Gesetz, das es nicht gibt. Die Auseinandersetzung führt zum Wechsel in eine andere Arztpraxis. Bei der Suche nach einer freundlichen, zugewandten Schwangerschaftsbegleitung ist das Elternpaar fündig. Es hat Glück mit einer Hausgeburtshebamme, von der sie sich trotz geplanter Krankenhausgeburt gut begleitet fühlen.

Wie schwer die Geburt in der Klinik werden würde, konnten sie nicht ahnen. Johanna nennt zwei weichenstellende Vorkommnisse, denen sie eine besondere Bedeutung zuschreibt:

Sie erwähnt das Legen der Verweilkanüle als den Moment, bei dem sie sich nicht mehr selbstbestimmt fühlt, sondern zur Patientin wird. Die mit dem Anlegen der Kanüle prognostizierte Handlungsnotwendigkeit folgt dann auch auf dem Fuße: Erst Wasser, dann Glucose = Zucker = Energiespender. Später, so berichtet sie, hätten das Ringen um Autonomie und die Auseinandersetzung um medizinische Notwendigkeiten wesentliche Kräfte abgezogen.

Johannas authentischer Bericht zeigt, wie die Realität einer Geburt unter Krankenhausbedingungen vom Wechsel zwischen Stärke und Schwäche gekennzeichnet sein kann. Die Schwäche zeigt sich in dem Angewiesensein auf helfende Gesten und Worte. Als negativ bewertet sie rückblickend, dass sie für Fortschritte nicht gelobt wurde, dass es keinen Zuspruch gab. Den Fortschritt des Geburtsprozess ermutigend zu begleiten, hätten sie und den Vater gestärkt. Die Wärmflasche, die ihr auf die Beine gelegt wird, empfindet sie als Geborgenheit spendend und als große Wohltat.

Die Geburt des eigenen Kindes ist für Eltern einmalig, erstmalig, ohne Erfahrung, aufregend und voller Erwartungen. Sie wissen um natürliche Prozesse, sind darin belesen und wollen alles richtig machen. Dazu haben sie sich wochenlang vorbereitet. Für das Klinikpersonal sind es Routinen, eingespielte Handgriffe ohne größere emotionale Bedeutung. Sie möchten natürlich kein Risiko eingehen, welches sie nicht bewältigen können. Angst vor Fehlern und vor gefährlichen Situationen funken in den Kreißsaal hinein. So unterscheiden sich beider Erwartungen und Vorstellungen grundsätzlich, was sich beim Ergebnis und dem Maß der Zufriedenheit mit dem Geburtserleben bei den Eltern niederschlägt.

Johanna hat geschafft, ihr Kind ohne PDA zu gebären. Die wollte sie auf keinen Fall, die wehrte sie bis zuletzt erfolgreich ab. Auch blieb ihr ein Kaiserschnitt erspart. Verhindern konnte sie jedoch nicht, trotz klarer Ansage, dass in Vagina und Damm, ohne gefragt zu werden, geschnitten wurde. Sie fühlt Scham, von einem fremden Mann genäht zu werden. Die Erfahrung, an intimster Stelle verletzt und wieder zugenäht werden zu können, als sei das nichts, empfindet sie als erniedrigend. Haben sich Frauen dem zu unterwerfen? Der Dammschnitt ist eine Körperverletzung. Ein Riss entlang der Gewebefasern heilt leichter, lehrt alle Erfahrung. Die Verletzung des Dammes geschieht seltener, wenn die Geburt in aufrechter Stellung oder im Wasser stattfindet.

Die Pilotstudie der GKV[61] von 2011 vergleicht die Dammschnittrate in Kliniken und Geburtshäusern bei gesunden Frauen. In Geburtshäusern bleiben 41,2 % der Frauen unverletzt, in Kliniken nur 29,8 %. Es stellt sich die Frage nach einem gebärfreundlichen Gesamtrahmen einer Klinik. Ist in Kliniken eine natürliche Geburt ohne „Behandlungen" überhaupt möglich? Nachgewiesen sind 7 % Geburten ohne Eingriffe[62]. Da spielen vermutlich das Wochenende, die Nacht und eine erfahrene Hebamme eine wesentliche Rolle. Eine Studie dazu ist nicht bekannt.

Im Krankenhaus selbstbestimmt bleiben zu können, ist nach aller Erfahrung nur selten möglich. Schichtdienste, Routinen und abnehmendes Erfahrungswissen beim medizinischen Fachpersonal zeigen mittlerweile ihre Wirkung. Geburtshilfliches Erfahrungswissen in Krankenhäusern ging parallel zum Einsatz von Technik und Medikamenten verloren. Das verschuldet das geburtshilfliche Personal nicht individuell. Es ist das Ergebnis einer Geburtspraxis, die in fünf Jahrzehnten Schritt für Schritt medikalisiert wurde und technische Apparaturen zur Kontrolle einsetzte.

Wenn eine Hebamme zeitgleich vier Monitore überwacht, ist das wirtschaftlich vorteilhafter, als in der 1:1 Betreuung jeder Gebärenden eine Hebamme an die Seite zu stellen. Hebammen büßen durch solch konstruierte Arbeitsfelder Erfahrungswissen ein, abgesehen von ihrer strukturellen Unterordnung unter Ärzte, die ihnen gegenüber weisungsbefugt sind. Anweisungen wie: „Verweilkanüle bei Aufnahme anlegen" – „Wehenmittel wie üblich verabreichen" – „Wehenmittel erhöhen wie üblich" usw., sind in klinischen Geburtsberichten nachzulesen. Die Hebamme hat den diensthabenden Arzt auf dem Laufenden zu halten und das auszuführen, was er anordnet. „Ordo Dr. xy" heißt es in den klinischen Geburtsberichten.

---

[61] s. Die GKV-Studie (Gesamtverband der gesetzlichen Krankenversicherungen), Vergleich von Geburten gesunder Frauen in Kliniken und Geburtshäusern 2011. Teil III

[62] Schücking (2007)

Es gibt auch Beispiele guter Zusammenarbeit und Respekt vor der Kompetenz von Hebammen. Bei physiologisch verlaufenden Geburten im Krankenhaus ist ein gleichberechtigtes Miteinander zwischen Hebamme und Arzt/ Ärztin dennoch aus strukturellen Gründen sehr erschwert.

Welche Alternativen gibt es bei Krankenhausgeburten?

Außer einer Geburt im arztgeleiteten Kreißsaal können Eltern eine ambulante Beleggeburt wählen. Dabei geht die vertraute Hebamme mit ins Krankenhaus und bleibt bis zum Nachhauseweg bei ihnen. Sie trägt die Verantwortung. Das Modell ist jedoch nur möglich, wenn die Hebamme einen Vertrag mit dem Krankenhaus geschlossen hat. Eine andere Möglichkeit ist der von Hebammen geleitete Kreißsaal. Der Schwangeren wird die Gelegenheit gegeben, die diensthabenden Hebammen im Vorfeld kennenzulernen. Zu Hebammenkreißsälen gibt es eine Untersuchung, die belegt, dass medizinische Interventionen und Kaiserschnitte seltener erfolgen.[63] Den Zutritt bekommt eine Schwangere nur, wenn sie laut Arzt-Mutterpass risikofrei ist.

Die Versorgung von werdenden Eltern wird auch dadurch misslicher, weil immer weitere Wege entstehen. Immer mehr kleine geburtshilfliche Abteilungen schließen aus Wirtschaftlichkeitsgründen. Die komplikationslose Geburt eines Kindes scheint ein Minusgeschäft zu sein. KritikerInnen sprechen sogar von Wirtschaftlichkeitsgründen für die „Pathologisierung der Schwangerschaft und Geburt“. Die Folge: Auch wenn die Gebärenden gesund sind, müsse Medizin und Technik zum Einsatz kommen, damit sich der Aufwand wirtschaftlich lohnt.

Unsere Geburtskultur zeigt Merkmale größter Zumutungen für werdende Mütter, Väter, ihre ungeborenen Kinder und auch größte Zumutungen für die Beitragszahler, die ein solches Gesundheitssystem mitfinanzieren müssen.

Höchst komplex sind die Gründe für diese Entwicklungen. Und es macht Sinn, zu fragen, welche Interessen im Vordergrund berücksichtigt werden und wessen Interessen dabei vernachlässigt und missachtet werden. Nur so kann sich etwas zugunsten künftiger Eltern und Kinder verbessern.

Irene Behrmann

---

[63] Nicola Bauer (2011)

SARAH

Eine üble Schwangerschaft und schwere Geburt. Krankhafte Schwangerschaftsübelkeit

Es geht um Sarah, die in ihrer Schwangerschaft eine Hyperemesiserkrankung,[64] die insgesamt 45 Tage Krankenhausaufenthalt zur Folge hat und sie zeitweise in tiefste Verzweiflung stürzt, durchlebt. Ihr Partner hilft ihr, diese Zeit durchzustehen. Seitens Fachpersonen erlebt sie vor allem Verständnis- und Ahnungslosigkeit. So wird ihr lediglich mit Medikamenten Linderung verschafft. Die Geburt erlebt sie im Nebel. Dennoch findet Sarah gemeinsam mit dem Partner einen familiären Weg der Stärke und Liebe.
Dieser Bericht ist für nichtschwangere Frauen oder Fachpersonen geeignet.

Es ist ein Sonntagnachmittag im Spätsommer. Maja ist mittlerweile zwei Jahre alt. Sie sitzt mit ihrem Papa und mir zu Hause in der Badewanne und erwartet voller Vorfreude die Ankunft ihres Bruders. 24 Monate nach ihrem Schwangerschafts- und Geburtstrauma darf sie nun selbst die Wahrhaftigkeit der Geburt erfahren.
Majas Weg in diese Welt war wirklich kein einfacher. Er war geprägt von Höhen und Tiefen, Verzweiflung und Hoffnung und vor allem ein Kampf ums Überleben. Alles fing bereits sehr früh in der Schwangerschaft an. Die normale Schwangerschaftsübelkeit wandelte sich schnell in eine unerträgliche Dauerübelkeit und endloses Erbrechen. Mit anfänglichen Erschöpfungszuständen durch Dehydrierung, die durch siebentägige, stationäre Infusionstherapien zu Beginn in den Griff zu kriegen waren, begann der Kampf für mich und meinen Mann um die Schwangerschaft, und er endete auf der Intensivstation. Insgesamt wurde ich zwischen der 5. und 14. Schwangerschaftswoche sechs Mal stationär in drei verschiedenen Krankenhäusern aufgenommen. 45 Krankenhaustage, die zu einem Teil unseres Lebens geworden sind. Tage voller Tränen,

[64] Anhaltende zum Teil schwere Übelkeit mit Erbrechen, Gefahr der Austrocknung und Unterernährung

Schmerzen und Leid. Das Krankenhaus war ein Ort, an dem ich fast unsere Tochter verloren hätte, doch zugleich ein Ort voller Hoffnung, Zuversicht und Zuspruch, an dem ich und mein Mann gereift sind und wir begriffen haben, was wirklich zählt im Leben.

Ich stellte mir immer wieder die Frage, ob unser Baby meine Erschöpfung spürte, meine Schmerzen, meine Angst und irgendwann den Wunsch, diesen Zustand zu beenden? Aber auch, ob sie unsere Kraft, die wir entwickelt, den Kampf, den wir angenommen haben, und die Willensstärke ihres Papas wahrgenommen hat? Denn ihr Papa hat während dieser Zeit eine sehr wichtige Rolle eingenommen. Ohne ihn gäbe es unsere über alles geliebte Maja heute nicht, ohne ihn hätte auch ich sterben können. Er stellte sich wie eine schützende Verteidigungswand vor uns. Er nahm alle Unterstellungen, Ungerechtigkeiten und endlose Diskussionen auf sich, ohne seine eigene Verzweiflung und Erschöpfung zu zeigen. Drei Wochen am Stück fuhr er täglich quer durch die Stadt ins Krankenhaus, setzte sich an mein Bett, hielt meine Hand und war für mich da, auch wenn ich apathisch im Bett lag und von ihm und der Welt nicht viel mitbekam.

Am schlimmsten empfanden wir im Krankenhaus das uninformierte Personal. Für mich war die Hyperemesis eine unerträgliche Situation, die kaum auszuhalten war. Für das Krankenhaus war ich eine Hyperemesis-Patientin unter vielen, die etwas wehleidiger war und übertrieb. Das Gefühl, in einer bedrohlichen Lage nicht ernst genommen zu werden, ist für mich das Schlimmste, was man sich nur vorstellen kann. Sich selbst und das eigene Kind in den kurzen Schlafmomenten, die im Zehnminutentakt durch das Erbrechen unterbrochen wurden, in Träumen sterben zu sehen, ist ein existenziell bedrohlicher Zustand, der Verständnis und Hilfe bedurft hätte, die wir nie bekamen.

Die Zeit im Krankenhaus hat mich zum Nachdenken gebracht, ob wir die Medizin in Schwangerschaft und Geburt wirklich brauchen. Ich begann viel über das Thema zu lesen und stellte bald fest, dass Ärzte nicht mehr meine erste Wahl bei der Geburt sein sollten. Ich wollte eine Hebamme. Eine Frau, die mir zuhört, die für mich da ist, die mich in meiner unstabilen Situation als Person trotzdem ernst nimmt. Meine Suche führte mich zu einer Hebamme im Nachbarort, die sowohl Krankenhausbegleitung anbot als auch Hausgeburten. Ich wollte mir diese Option offen halten, da aber unser Haus noch nicht fertig war, wussten wir noch nicht, ob wir dem Krankenhaus aus dem Weg gehen konnten.

In der 28. Schwangerschaftswoche bekam ich plötzlich Wehen. Sie kamen immer mal wieder am Tag, meist für eine Stunde in regelmäßigen Abständen. Ich bekam einen harten Bauch und musste vor Schmerzen meine Tätigkeiten unterbrechen. Völlig panisch rief ich meine Frauenärztin an, die mich gleich ins Krankenhaus überwies. Die Wehen wurden vom CTG fleißig mitgeschrieben. Zum Glück waren sie nicht muttermundwirksam und so ging ich am nächsten Tag auf Revers nach Hause. Nie mehr wollte ich eine Sekunde zu viel im Krankenhaus verbringen. In der 32. Woche wurden die Wehen stärker. Wieder war ich sehr beunruhigt. Erneut fuhren wir ins Krankenhaus. Das CTG schlug abermals aus, dennoch waren die Wehen nach wie vor nicht muttermundwirksam. Doch diesmal wollte man mir die Lungenreifespritze und We-

henhemmer einreden. Ich wehrte mich dagegen, da ich nach dem Befund keinen Grund zur Besorgnis sah. Die Ärzte wollten mich mit Horrorgeschichten von meinem Standpunkt abbringen und prophezeiten mir ein behindertes Kind, wenn ich nicht einwilligte. Ich blieb standhaft.
In der Nacht bekam ich Alpträume. Ich sah mein Kind sterben. So blieb mir als allerletzte Möglichkeit, eine zweite Meinung einzuholen. Ich suchte das Krankenhaus auf, welches ich zuletzt während der Hyperemesis gewählt hatte, und auch sie waren der Meinung, dass ich mich lieber schonen sollte.
Mitte der 37. SSW wachte ich morgens mit Wehen auf, die nochmals stärker waren. Obwohl ich diesmal nicht so besorgt war und sie nicht regelmäßig kamen, machten wir uns sechs Stunden später auf den Weg ins Krankenhaus, um nach dem Rechten sehen zu lassen. Und tatsächlich, es tat sich was. Mein Muttermund war nun fingerkuppendurchlässig. Ich wurde nach Hause geschickt mit der Information, es könne bald losgehen, aber auch noch Wochen dauern. Tage später bekam ich den ersten Eindruck von Geburtswehen. Nach dem Geschlechtsverkehr mit meinem Mann bekam ich in der Nacht Wehen. Sie waren kaum auszuhalten. Ich wusste nicht, wie ich mich noch hinlegen sollte, an Schlafen war nicht zu denken. Von langen Abständen kamen die Wehen immer kürzer in Fünfminutenabständen. Mein Mann und ich verfielen in Panik. Obwohl ich schon lange Wehen gehabt hatte, waren wir noch nicht auf die Geburt vorbereitet. Die Krankenhaustasche war nicht gepackt, und das Auto war voll mit Umzugskartons und musste in der Nacht noch ausgeräumt werden. Dennoch wurden die Wehen nicht schwächer oder weniger. So brachen wir in den frühen Morgenstunden Richtung Krankenhaus auf.
Da meine Hebamme im Stau stand, wurden wir erst einmal vom Krankenhauspersonal betreut. Regelmäßige Wehen, Muttermund ein Zentimeter offen und geburtsbereit. Sogar das Armbändchen für meine Tochter wurde schon bereitgelegt. Ich bekam ein Kreißzimmer, und ich wehte vor mich hin, wartend auf meine Hebamme. Als diese kam, untersuchte sie mich und stellte zu meiner Überraschung fest, da sei nichts geburtsbereit. Sie redete mit uns, ob wir wüssten, warum ich Wehen hätte. Mein Mann erwähnte dann den Geschlechtsverkehr am Abend zuvor. Und wir erfuhren das erste Mal von Prostaglandinen. Ich sollte versuchen, zu schlafen. Und tatsächlich, die Wehen wurden schwächer, bis sie ganz verschwanden. Das war der Moment, in dem ich entschied, auf keinen Fall im Krankenhaus mein Kind bekommen zu wollen. Was wäre gewesen, hätte ich keine eigene Hebamme gehabt?
Drei Tage später hatte ich wieder den ganzen Tag Wehen. Ich war schon am Verzweifeln. Mittlerweile hatte ich zwei Monate lang Wehen, die von Woche zu Woche stärker und schmerzhafter wurden. Wie sollte ich den Rest der Schwangerschaft überstehen? Fast drei Wochen waren es noch bis zum Entbindungstermin. Am Abend überkam mich ein Heulkrampf. Ich streichelte meinen Bauch und meinte zu meiner Tochter, dass ich es noch nicht möchte, dass sie meinen Bauch verlässt. Vier Stunden konnte ich schlafen, dann wurde ich von einer Wehe geweckt, die ich bis dahin nicht kannte.

Es war der 31. August 2008, 4 Uhr. Ich ertrug die Wehen nicht. Ich wusste nicht, wohin mit mir, wie ich die Wehen veratmen sollte. Ich jammerte also vor mich hin.
Eine halbe Stunde später bat ich meinen Mann, meine Hebamme anzurufen. Sie war natürlich nicht erfreut, schon wieder mitten in der Nach von uns geweckt zu werden. Sie bat uns, die Wehen erst einmal weiter zu beobachten. Ich blieb tapfer und kämpfte weiter mit den Wehen. Um 7 Uhr kontaktierten wir die Hebamme erneut. Ich wollte einfach nur noch, dass jemand kommt und mir hilft. Sie wollte noch frühstücken und duschen und sich danach auf den Weg machen. Kurz vor 10 Uhr war sie dann endlich da (drei Stunden später) und die Wehen waren weg. Sie bat mich, mich aufs Bett zu legen und legte mir ein CTG an. Keine einzige Wehe in einer halben Stunde, Muttermund noch immer bei einem Zentimeter. Auf der einen Seite Erholung für mich, auf der anderen Seite stieg die Verzweiflung in mir hoch. Zwei Stunden blieb meine Hebamme insgesamt bei mir, bis sie sich wieder auf den Weg nach Hause machen wollte.
Kurz bevor sie ging, setzten die Wehen wieder ein. Genauso schmerzhaft wie zuvor. Ich brach in Tränen aus, weshalb sie mir den Vorschlag machte, ich solle ihr um 14 Uhr Bescheid geben, wie es ausschaue, und wenn es nicht besser würde, würden wir ins Krankenhaus fahren und wahrscheinlich einleiten. Kurze Zeit später wurden die Wehen immer heftiger. Ich musste mich mit jeder Kontraktion übergeben. Die Schmerzen waren nicht zum Aushalten. Ich lief herum, ging in den Vierfüßler. Es war schlimm, dennoch überstand ich eine Wehe nach der anderen. Um 14.30 Uhr riefen wir schließlich unsere Hebamme an und verabredeten uns im Krankenhaus. Um 16 Uhr kamen wir dort an. Die Geburt war in vollem Gange, jedem war das bewusst, nur mir nicht. Mein Muttermund war bei der Ankunft bei vier Zentimetern. Bisher hatte ich mich bei jeder Wehe bewegt, nun lag ich angegurtet am CTG auf dem Kreißbett. Ich hielt so die Schmerzen nicht aus.
Meine Hebamme war irgendwo, nur nicht bei mir. Ich ließ sie immer wieder von meinem Mann rufen. Aber außer einem „du musst dich entspannen", kam nichts. Ich begann mit jeder Wehe zu jammern, zu zittern und zu verzweifeln. Ich bettelte nach Schmerzmitteln, PDA, Kaiserschnitt. Eine natürliche Geburt, wie ich sie geplant hatte, war mir in diesem Moment egal. Alles hätte ich getan, um den Schmerzen zu entkommen. Da ich mit jeder Wehe anfing, mit den Beinen zu zappeln, bat meine Hebamme, dass ich damit aufhören solle. Ich diskutierte mit ihr und machte einen Deal perfekt: Ich höre auf zu zappeln, sie gibt mir was gegen die Schmerzen. Zu dem Zeitpunkt war mir nicht klar, was ich mir selbst damit antun würde. Sie kam mit dem Assistenzarzt und einer Spritze zurück. Sie ließ einen Zugang legen und hängte mir eine Flasche an. Ich fragte sie, was das sei, aber sie antwortete nur: „Das ist gut für dich." Es war der Wehentropf, den sie mir verschwieg.
Ab dem Moment verblasst meine Erinnerung. Gedämpft bekam ich nur noch mit, wie irgendwann die Fruchtblase sprang und die Hebamme von Pressdrang sprach. Alles andere ist in meiner Erinnerung nicht mehr vorhanden. Nichts, absolute Leere. Erst mit der Austreibungsphase kehrt ein Teil der Erinnerung zurück, wie ich mit geschlossenem Mund pressen sollte, obwohl das völlig gegen mein Gefühl ging, dass ich aus der

Käferhaltung nach Anweisung vom Oberarzt in den Stand und den Vierfüßler wechseln sollte, was sich aufgrund meiner Erschöpfung als nicht machbar herausstellte, und dass ich aufgrund des ständigen Luftanhaltens nicht mehr ausatmen konnte und kurzzeitig das Gefühl hatte, zu ersticken. Sonst ist alles weg. Als ob jemand meine Festplatte gelöscht hätte. Ich habe keine Erinnerung mehr, wie sie aus mir herausflutschte, an den ersten Anblick, das erste Kuscheln, das erste Mal Stillen. Ich sehe nur, wie meine Hebamme sie badet, wie mein Mann mit ihr kuschelt und wie ich vom Kreißbett aufs Krankenbett wechsele. Immer wieder kleine Flashs, aber der Großteil meiner Erinnerung ist nicht vorhanden.

Am nächsten Tag war meine Tochter noch immer benommen. Das Stillen klappte nicht, weil sie zu schwach war. Sie schlief stattdessen die ganze Zeit. Am Tag nach der Geburt fehlte mir die komplette Erinnerung an den Tag zuvor, die Bruchstücke kamen erst nach und nach zurück. Ich war schwach, ich konnte kaum aufstehen, ich fühlte mich einfach nur schlecht. Monatelang wartet man auf den Tag der Geburt, und dann bekommt man nicht mal mit, dass man gerade gebiert, weil es einem ausgeredet wird und dann kann man sich nicht daran erinnern. Ich fühlte mich als Versagerin, als schlechte Mutter, denn ich hatte keine Muttergefühle. Ich hatte gelesen, dass jede Mutter ihr Kind als das schönste Kind ansieht. Ich fand sie einfach nur hässlich, sie stank merkwürdig. Immer wieder fragte ich, ob man Babys auch wieder zurückgeben dürfe. Ich wollte nur noch heim, und so gingen wir noch vor der 24-Stundenfrist ambulant nach Hause. Dort angekommen, brüllte ich meinen Mann an, wie er all das zulassen konnte, warum er mich nicht beschützt habe. Warum er der Hebamme vertraut habe. Ich war so wütend auf jeden. Ständig fing ich an zu weinen.

Wenn meine Tochter mich brauchte, konnte ich nicht für sie da sein. Ich konnte ihre Emotionen nicht an mich ranlassen.

14 Tage nach der Geburt traute sich mein Mann das erste Mal aus dem Haus. Er war kurze Zeit unterwegs, da fing meine Tochter an zu weinen. Ich wollte sie beruhigen, doch sie wollte nicht. Ich war verzweifelt, fing mit an zu weinen. So rief ich in Tränen aufgelöst meinen Mann an. Er drehte sofort um, weil er dachte, etwas Schlimmes wäre passiert. Er fand unsere Tochter in ihrem Gitterbett schreiend wieder, und ich lag im Bett und weinte. Immer wenn ich mich wieder beruhigt hatte, machte ich mir Vorwürfe. „Ich bin eine schlechte Mutter", sagte ich mir immer wieder. Die Spirale drehte und drehte sich.

Erst sechs Monate später stabilisierte sich meine Psyche wieder. Auch wenn es mir noch immer schwer fiel, konnte ich die Geburt, wie sie war, akzeptieren und nach vorne blicken. Vielleicht war es die Liebe zu meiner Tochter, die sich erst entwickeln musste, die mich aus dem Tal der Tränen holte oder, wie man so schön sagt, die Zeit heilt alle Wunden. Ich wünsche mir noch immer, es wäre anders gewesen, aber leider kann man es nicht mehr ändern.

Meine Tochter ist heute drei Jahre alt. Oft frage ich mich, ob die schwere Geburt sie geprägt hat. Sie wurde bis 13 Monate voll gestillt, bis 18 Monate teilgestillt, schläft noch immer mit uns zusammen und wurde immer nur von mir betreut. Dennoch ist sie

oft wechselhaft. Sie weint viel, ist schnell verzweifelt. Sie hadert schnell mit sich selbst und braucht immer wieder Zuwendung und Unterstützung von außen. Ihre Persönlichkeit ist so, wie ich mich während ihrer Schwangerschaft und Geburt gefühlt habe.
Ich muss ihr immer wieder sagen, wie toll sie ist und dass sie Vertrauen in sich haben muss. Ich muss sie oft ermuntern weiterzumachen, wo sie schon aufgeben möchte. Also das, was ich mir während meiner Schwangerschaft und bei meiner Geburt gewünscht hätte. Jemand, der mir sagte, dass ich das super mache, mir meine Hand gehalten hätte, der für mich da gewesen wäre, wenn mein Mann selbst nicht mehr helfen konnte. Ich versuche, ihr all das zurückzugeben, was ich nicht bekommen habe, in der Hoffnung, dass wir beide gestärkt aus unserer persönlichen Geschichte herauskommen.
Für meinen Sohn habe ich mir eine schönere Schwangerschaft und Geburt gewünscht, deshalb entschied ich mich, die Medikamente, die ich am Ende der 11. Schwangerschaftswoche bei Maja bekam, trotz Nebenwirkungsrisiken wieder zu nehmen. Ich wollte ihm Majas Martyrium ersparen. Ebenso war mir wichtig, ihn in einer geschützten Atmosphäre zu gebären. Majas Anwesenheit während seiner Geburt war mir dabei von Anfang an eine Herzensangelegenheit. Heute weiß ich, warum. Ich wollte ihr die Geburt zeigen, die sie nie erleben durfte. Ich wollte ihr ermöglichen, ihr eigenes Trauma vergessen zu machen. Spricht sie von der Geburt ihres Bruders, sind da nur positive Äußerungen. Ich bin davon überzeugt, dieses gemeinsame Erlebnis hat ihr gut getan.
Am Ende der zweiten Schwangerschaft hatte ich ähnliche Probleme wie in der ersten. Diesmal spürte ich die Wehen schon seit der 15. SSW, aber sie nahmen erst in der 28. Woche die gleiche Intensität an. Ich würde sagen, ab dieser Schwangerschaftswoche glichen sich beide Schwangerschaften auf den Tag genau. Ich wehte wieder ewig vor mich hin, nur diesmal war ich nicht einen Moment beunruhigt. Abermals hatte ich einen Fehlalarm, bevor mein Sohn nach tagelangen, kräfteraubenden Wehen das Licht der Welt erblicken durfte. Erst im Nachhinein war ich mir sicher, dass ich diejenige war, die die Geburten hinauszögerte. Während meine Kinder genau wussten, was sie wollten, hielt ich mich zurück. Ich weigerte mich, sie gehen zu lassen, loszulassen. Ich bin stolz auf meine zwei willensstarken Kinder, die mir Wege ermöglicht haben, von denen ich nie geglaubt habe, dass ich sie gehen kann. Sie haben eine Kraft in mir hinterlassen, für die ich beiden sehr dankbar bin.

Abschrift des Geburtsprotokolls

Die Unterlagen bestehen aus Vordrucken, die nach dem „multiple choice“ System abgehakt werden. Keine handschriftlichen Notizen. Beim Anschauen kommt das Gefühl, es handele sich um einen technischen Kontrollbogen. Zur Zusammenfassung als Abschluss mag das gut sein - alles auf einen Blick, überschaubar. -. Wo bleibt da die Einschätzung des Allgemeinzustandes der Gebärenden? Wie verhält sie sich unter den Wehen? Liegt sie, steht sie, pustet sie, ist sie schmerzempfindlich?
Ich suche mir auf den verschiedenen Blättern das Abgehakte zusammen.
Bruchstückarbeit - war die Betreuung auch so zerstückelt?

„16h00	Pat. kommt in Begleitung von Hebamme L. und ihrem Gatten in den KRS. WT seit 04h00 früh VU MM [?], 4 cm, Blase [?], - 3 Herzaktion 130
17h00	VU MM 4-5 cm, -3 Herzaktion 130
18h00	VU MM V [abgehakt]*, 0 Herzaktion 122

Therapie Mutter

16h00	500 ml ?, iv
16h30	Alodan 1 Amp.im
17h00	Syntocinon 30/h iv
17h ?	+ 2 Amp.
31.8	
04h00	Wehenbeginn
10h45	Blasensprung
18h00	Presswehen
19h03	Geburt
19h20	Plazenta

Kind
Weiblich, reif
2435 g 45 cm 32 cm
Apgar 9/10/10 pH 7,23“
*Zusätze in eckigen Klammern, von Eva-Maria Müller-Markfort, dienen der besseren Lesbarkeit.
Transkription der klinischen Unterlagen und Kommentar von Eva-Maria Müller-Markfort

Medizinische Aspekte und ärztlicher Kommentar

Die Schwangere erlebt durch anhaltende ausgeprägte Übelkeit und häufiges Erbrechen (Hyperemesis gravidarum) in der Frühschwangerschaft und vorzeitige Wehentätigkeit in der 29. SSW eine schwierige, belastete Schwangerschaft. Der Übergang zwischen Vorwehen und Geburtswehen in der 39. SSW gestaltet sich fließend und führt zu einer für eine Erstgebärende relativ problemlosen Geburt ohne Interventionen. In ihrer Wahrnehmung erinnert sie die Geburt jedoch als traumatisches Erlebnis, die erste Zeit danach als psychisch stark belastet. In den ersten Monaten nach der Geburt tritt eine Wochenbettdepression auf.

Schwangerschaft
Wir erfahren von einer Schwangerschaft, die zwischen der 5. und 14. SSW durch anhaltende Übelkeit und häufiges Erbrechen geprägt ist. Dass es Schwangeren bei diesem über die normale Schwangerschaftsübelkeit[65] (28)[66] hinausgehenden Beschwerdebild der Hyperemesis gravidarum subjektiv sehr schlecht geht *(„ ..eine Situation, die kaum auszuhalten war...ohne ihn* (den unterstützenden Ehegatten) *hätte auch ich sterben können... "*), ist unbestritten.[67]

Körperliche Hilfe ist möglich und besteht bei leichter Hyperemesis im Ersatz von Nahrung und Flüssigkeit durch häufige, kleine, eiweiß- und fettarme Mahlzeiten und 3 Liter Flüssigkeitsaufnahme täglich. Handelt es sich um eine schwere Hyperemesis, ist die Zufuhr von Flüssigkeit und Elektrolyten (= Mineralstoffe), die durch das oft mehr als 10mal tägliche Erbrechen verloren gehen, mittels Infusionen durch die Venen, im Rahmen eines stationären Aufenthalts, notwendig. Meist werden auch noch die fehlenden Vitamine, in erster Linie Vitamin B1 und B6, zugeführt. Zusätzlich verabreichte Medikamente, die symptomatisch den Brechreiz unterdrücken (Antiemetika), sind häufig ebenso wenig effektiv wie Akupunktur (Punkt Pe6 an der Innenseite des Handgelenks), bestimmte Nahrungsmittel (Ingwer, Anis, Kümmel-Fencheltee) oder in Apotheken vertriebene Vitaminkomplexpräparate, da sie nur Symptome lindern, aber nicht die Ursachen beheben können.

Es gibt zahlreiche Theorien zum Beschwerdebild, aber keine eindeutige Ursache. Einigkeit herrscht darüber, dass psychosoziale Faktoren wie eine ambivalente bis ablehnende Haltung gegenüber der Schwangerschaft oder soziale Probleme häufig eine nicht unerhebliche Rolle spielen. Obwohl kein Zweifel daran zu bestehen scheint, dass psychologi-

---

65 Bei 23-60% aller Schwangerschaften

66 s. Medizinische Fachliteratur, Teil III

67 0,3-2% aller Schwangerschaften sind davon betroffen, darunter überwiegend Erstgebärende, übergewichtige oder sehr junge Mütter und Zwillingsschwangere. Schwangere, die älter als 35 Jahre sind, und Raucherinnen leiden seltener darunter (29).

sche Faktoren eine große Bedeutung haben, fehlt ein einheitliches Konzept aus psychosomatischer Sicht (30).

Im vorliegenden Bericht wird „die Hyperemesis als eine unerträgliche Situation, die kaum auszuhalten war", geschildert. Die Schwangere beklagt sich über das uninformierte Personal in der Klinik, das sie in ihrer bedrohlichen Lage nicht ernst zu nehmen scheint. Tatsache ist, dass wie oben beschrieben, nicht mehr Informationen zur Verfügung stehen, dass selbst hilfsbereites Personal diesem kritischen Lebensereignis der Schwangeren hilflos gegenüber steht. Angesichts des vermutlich hohen Anteils an verborgenen, psychischen Faktoren bei dieser Erkrankung, ist die individuell ausgerichtete psychotherapeutische Begleitung und ein unterstützendes persönliches Umfeld letzten Endes das, was der Schwangeren am meisten hilft.

An dieser Stelle sollten wir uns vielleicht auch vergegenwärtigen, welchen Projektionen und Schuldzuweisungen auch wohlmeinendes Klinikpersonal in Situationen ausgesetzt ist, wo bessere und effektive Behandlungskonzepte fehlen. Allerdings wird in den Kliniken viel zu selten der Umgang mit Situationen, wo tatsächlich keine Hilfe angeboten werden kann, thematisiert. Dies den Patientinnen gegenüber auszusprechen ist gewöhnlich tabuisiert. Damit Frauen wie die berichtende Schwangere nicht nur auf Vermutungen angewiesen sind, müsste ein Umdenken im klinischen Alltag stattfinden. Erst die Auseinandersetzung mit der eigenen Sprachlosigkeit und Hilflosigkeit durch Kommunikationstrainings und psychologische Hilfestellung ermöglicht dem Personal auch mit hilflosen, verzweifelten Patientinnen umzugehen und in Kommunikation zu treten.

In der 28. SSW spürt die Schwangere dann Kontraktionen. Die Unterscheidung zwischen echten vorzeitigen Wehen und Kontraktionen werden anhand der Muttermundswirksamkeit getroffen.[68] Chronische Stresssituationen, zuvorderst psychischer Stress, und ungünstige Lebensumstände können allerdings auch Ursache für vorzeitige Wehentätigkeit sein (32).

Bei einer ungestörten Schwangerschaft ist der innere Muttermund erst ab der 35. SSW geöffnet.[69] Nur bei echter, also muttermundswirksamer vorzeitiger Wehentätigkeit werden die Wehen durch Medikamente[70] vorübergehend gehemmt, um Zeit zur Auslösung der Lungenreife des Kindes zu gewinnen, falls es zur Frühgeburt kommt.[71]

---

[68] Wirkt der Muttermund in seiner Konsistenz aufgelockert und eröffnet, der Gebärmutterhals (=Zervix) verkürzt und in einer zentrierten Position, misst man die Zervixlänge mittels Vaginalultraschall kleiner als 3cm und stellt dabei außerdem noch eine Trichterbildung des inneren Muttermunds fest, spricht man von muttermundswirksamen, echten vorzeitigen Wehen. Ursachen hierfür sind meist in die Gebärmutter aufsteigende, sogenannte aszendierende Infektionen oder Durchblutungsstörungen der Plazenta (31).

[69] 2 Kontraktionen pro Stunde sind in der 25. SSW noch normal, 5 Kontraktionen pro Stunde in der 37. SSW.

[70] In Deutschland am häufigsten mit dem ß-Mimetikum Fenoterol, aber auch mit hochdosierten intravenösen Gaben von Magnesiumsulfat gelegentlich auch mit Atosiban

[71] Durch Verabreichung kortisonhaltiger Spritzen bei der Schwangeren wurde bei drohenden Frühgeburten vor der 32. SSW eine deutliche Reduzierung der Frühgeburtssterblichkeit erreicht (33).

Im vorliegenden Fall handelt es sich allerdings nicht um muttermundswirksame echte vorzeitige Wehen, so dass die „*Prophezeiung eines behinderten Kindes, wenn (sie) nicht (in die Verabreichung der Lungenreifespritze) einwillige*“ als unangemessene Drohgebärde gewertet werden muss. Hier wäre Schonung mit häufigem Ruhen, Fernhalten von Stressfaktoren, psychische Unterstützung und beruhigende Begleitung durch Hebamme und ggfs. Gynäkologin angezeigt gewesen, die sich hin und wieder vergewissern, dass es sich um keine muttermundswirksamen Kontraktionen handelt. Auch hätte man so die vorausgegangen Erfahrungen der ohnehin schon durch häufige Klinikaufenthalte traumatisierten Schwangeren nicht noch vertieft.

Geburt

Nachdem die Schwangere auf solch vielfältige, intensive Art und Weise von Woche zu Woche mit ihrer fortschreitenden Schwangerschaft konfrontiert wird, nimmt es wunder, dass sie „*noch nicht auf die Geburt vorbereitet war*“. Der Wirkung von Prostaglandinen im Samenerguß des Mannes wird hier allerdings zu viel Bedeutung beigemessen. Prostaglandine in konzentrierter Form werden zwar zur Geburtseinleitung verwendet, liegen aber im Samenerguß in zu geringer Konzentration vor, um Wehentätigkeit zu verursachen. Sie können allenfalls eine sowieso schon wehenbereite Gebärmutter zu Wehen anregen, aber keinen Geburtsbeginn steuern.

Die Schwangere tut sich einerseits sehr schwer mit den Wehenschmerzen, ob das nun Vorwehen oder Geburtswehen sind, hat aber andererseits einen sehr hohen Anspruch daran, wie eine Geburt ablaufen sollte, nämlich natürlich und jeden Moment bewusst wahrnehmend.

Sie macht schließlich andere dafür verantwortlich, dass sie sich so wenig an die Details der Geburt erinnern kann; eine häufige Konstellation bei Geburten. Dazu muss man wissen, dass die Schmerzrhythmik der Wehen bei vielen Frauen zu einer Art Trancezustand führt, der die Umgebung mit ihren handelnden Personen und das eigene vernünftige Denken zum Teil ausblendet. Es ermöglicht so absolute Konzentration auf den vegetativ gesteuerten Prozess der Geburt. Das vegetative oder autonome Nervensystem mit seinen Funktionen kann normalerweise nicht durch das Bewusstsein direkt kontrolliert werden. Die von der Gebärenden erlebte Leere erinnert an diesen tranceartigen Zustand und bedeutet zunächst nichts Negatives. Zahlreiche Untersuchungen über das körpereigene Wehenhormon Oxytocin zeigen außerdem, dass diese bedeutende Substanz nicht nur eine beruhigende Wirkung auf die Psyche und bei der Stressbewältigung besitzt, sondern auch einen rückwirkenden Erinnerungsverlust (retrograde Amnesie) bewirkt.

Was die erste Begegnung mit dem eigenen Kind und das Stillen betrifft, hat die neugeborene Mutter ebenfalls sehr hohe Erwartungen an sich, die teils durch derzeitige gesellschaftliche Vorgaben verstärkt werden, die suggerieren, wie Geburt und Muttergefühl zu sein hat. In vielen Kulturen ist die Erwartung des überbordenden Muttergefühls beim ersten Anblick des Neugeborenen nicht vorhanden, und niemand würde einer Gebärenden,

die noch in der Erschöpfung der Geburtsarbeit gefangen ist, einen Vorwurf daraus machen, dass sie nicht von Glücksgefühlen überflutet wird.
Vermutlich sind es neben hohen Erwartungen an Schwangerschaft und Mutterschaft auch persönliche, individuelle Lebenszusammenhänge, die im vorliegenden Fall über den Baby-Blues hinaus[72] eine über Monate andauernde postpartale Depression begünstigen. Diese nach 10-15% aller Geburten auftretende Problematik erfordert eine vertrauensvolle, stützende Umgebung bei gleichzeitiger professioneller, psychotherapeutischer, eventuell sogar medikamentöser Hilfe. Schwangerschaft und Geburt sensibler Frauen, die möglicherweise lebensgeschichtliche Vorbelastungen mitbringen, sind für die Frauen selbst und für die betreuenden Fachpersonen oft mit großen Schwierigkeiten verbunden. Wo es wie im vorliegenden Fall subjektiv *„um Leben und Tod geht“*, liegen objektiv klare nachvollziehbare, wenn auch nicht immer einfach zu behandelnde Beschwerden vor. Die Geburt kann hier, obschon formal keine Interventionen vorgenommen wurden, möglicherweise mit professioneller Begleitung besser verarbeitet werden.
Eine gute Vorbereitung auf solche Schwangerschaften und Geburten wäre es, möglichst viel Nachsicht mit sich selbst, Vermeidung von Erwartungsdruck und große Offenheit für die nicht immer bewusst steuerbaren Vorgänge der Geburt zu pflegen.

Ulrike Bös

Therapeutische Aspekte und Reflexionen

Bei dieser Lektüre fragte ich mich, woher Sarah die Kraft nahm, diese beiden Schwangerschaften durchzustehen. Zum Glück für diese Mutter und ihre Kinder steht der Vater ihr in dieser schweren Zeit zur Seite. Er war einfach da, wenn wieder einmal ein Krankenhausaufenthalt unvermeidlich wurde. 45 Krankenhaustage in drei verschiedenen Krankenhäusern während der ersten Schwangerschaft, das wirft ein Licht auf den Weg eines Elternpaares zwischen Hoffnung und Verzweiflung.
Hyperemesis ist eine Schwangerschaftserkrankung, deren Ursachen weitgehend unerforscht sind. Kann es für diese schwere Erkrankung einen seelischen Grund geben, oder ist alles „organisch“? Was heißt schon organisch, wenn die Betroffene nicht nur körperlich, sondern auch seelische Qualen leidet? Was bedeutet es, wenn das Krankenhauspersonal sich auf die Verabreichung von Medikamenten beschränkt und kaum Verständnis signalisiert? Ist es überfordert? Sarah fühlt sich nicht verstanden, menschlich.

[72] Massive hormonelle Umstellungsvorgänge sind in den ersten Wochen nach der Geburt bei 50-70% aller Mütter für die leicht depressive Stimmung, den sogenannten maternity blues oder baby blues, verantwortlich.

Man nimmt an, dass hormonelle Umstellungen für die andauernde Übelkeit, das Erbrechen, Austrocknungsgefahr und depressive Stimmungen verantwortlich seien. Welche Auslöser aber zum Ausstoß entsprechender Hormone führen, darüber gibt es keine gesicherten Erkenntnisse.

Die Pränatalpsychologie vermutet bei ungeklärten Störungsbildern lebensgeschichtliche Zusammenhänge. Es besteht nämlich kein Zweifel daran, dass sich vorgeburtliches Erleben eines Kindes bis ins Erwachsenenalter, bis in die eigene Elternschaft hinein auswirkt.

Einige Erfahrungs- und Forschungsgebiete möchte ich aufzeigen:

a) Transgenerationale Auswirkungen: Erforscht werden seelisch-körperliche Symptome, die sich über mehrere Generationen auswirken können. Von besonderem Belang ist die Frage, ob sich bei schwangeren Frauen die Befindlichkeit der eigenen Mutter aus deren Schwangerschaft „wiederholen" kann.

b) Therapeutische Arbeit mit schwangeren Frauen: Wegen unterschiedlicher Gründe suchen sich manche schwangeren Frauen eine therapeutische Begleitung. Sie bearbeiten in der Therapie lebensgeschichtliche Themen, die weit zurückliegen können.[73]

c) Paare, die vergeblich versuchen, ein Kind zu zeugen, können bei einer psychologisch ausgerichteten Therapie über mögliche seelische Hintergründe ihrer Kinderlosigkeit etwas erfahren und Hilfestellungen bekommen.

d) Erwachsene, welche von ihrer eigenen Unerwünschtheit wissen und diese in der Psychotherapie zum Thema machen: Es kommt vor, dass jemand weiß, einen Abtreibungsversuch überlebt zu haben. Auch der vorgeburtliche Verlust eines Zwillings – das lässt sich in Einzeltherapien nachweisen – kann lebensbestimmende Folgen für das überlebende Geschwisterkind haben.

e) Langzeitstudien mit bestimmten Bevölkerungsgruppen dienen dazu, einschneidende Ereignisse auf ihre mittel- und langfristige Wirkung hin zu untersuchen:
   - z. B. schwangere Frauen, die gemeinsam eine Katastrophe überlebten (in einer niederländischen Stadt von deutschen Soldaten monatelang eingeschlossen gewesen zu sein)[74]
   - eine Naturkatastrophe wie den Eissturm von Quebec 1998 erlebt zu haben und sechs Wochen lang von der Außenwelt abgeschnitten gewesen zu sein
   - die „Prager Langzeitstudie", bei der ab den 1970er Jahren Mütter und ihre unerwünschten Kinder ca. 20 Jahre lang wissenschaftlich begleitet wurden[75]

f) Stressforschung bei Tierfamilien, Untersuchungsziel u.a.: späteres Sozialverhalten

g) Stressforschung bei Müttern: Gut belegt ist zum Beispiel die hormonelle Wechselwirkung zwischen Müttern und Kindern, die während der Schwangerschaft

---

73 s. Teil III

74 Cohort Profile: The Dutch Hunger Winter Families Study http://ije.oxfordjournals.org/content/36/6/1196.full

75 Häsing, Janus (1999)

längere Zeit großen Ängsten ausgesetzt waren, denen ein schweres persönliches Unglück widerfuhr oder die einen wichtigen Mitmenschen verloren

h) Von der Neurobiologie erfahren wir, dass ungeborene Kinder hormonelle Botenstoffe ihrer Mütter, die auf deren Wechselbeziehung zur sozialen Außenwelt beruhen, aufnehmen. Wenn sie geboren sind, erwarten sie, dass auch das Leben so sein wird, wie sie bereits vorgeburtlich erlebten. Mit einer jüngsten Studie einer Konstanzer Forschergruppe gelingt der Nachweis des Zusammenhanges zwischen vorgeburtlicher Gewalt, Aufmerksamkeit und seelischer Verfassung der Nachkommen.[76]

Kehren wir nach diesem Exkurs zurück zu Sarah.

Würden Frauen bei beginnender Hyperemesis zusätzlich zu erforderlichen medizinischen Hilfen eine therapeutische Begleitung finden, würden wir heute mehr über die Entstehung dieser wirklich schlimmen Krankheit wissen.

Betroffene Frauen sollten sich auf jeden Fall zusätzlich zum medizinischen Weg eine therapeutische Begleitung suchen. Sarah war weitestgehend auf sich selbst gestellt. Das hätte nicht sein müssen, wenn eine der Fachpersonen, die ihr begegnet waren, ihr einen Hinweis gegeben hätte.

Zum Schluss möchte ich noch wichtig erscheinende Bemerkungen von Sarah aufgreifen:

Ich fragte sie nach ihrer eigenen Geburt. Alles, was sie wusste war, dass sie unerwünscht war und darum auch nicht bei ihrer Mutter aufwuchs.

Könnte diese Tatsache der Grund für Hyperemesis sein? Kann tief in ihrem Inneren das „Wissen“ um die Ablehnung durch die Mutter solch eine Wirkung haben? Kann die eigene Vorgeburtszeit mit ihrer Situation als werdender Mutter zu tun haben? Wir wissen es nicht.

In ihrem weitsichtigen Handeln lässt Sarah ihre erstgeborene Tochter die Geburt des zweiten Kindes in einer Wanne miterleben. Dadurch bekommt dieses kleine Mädchen nach der eigenen schweren, nun ein inneres Bild von einer guten Geburt. Diese Erfahrung trägt sie jetzt auch in sich. Wenn sie erwachsen geworden und selbst einmal schwanger sein wird, kann dieses Erlebnis als positives Modell wirken.

Sarah sagte noch: „Erst im Nachhinein war ich mir sicher, dass ich diejenige war, welche die Geburten hinauszögerte. Während meine Kinder genau wussten, was sie wollten, hielt ich mich zurück. Ich weigerte mich, sie gehen zu lassen, loszulassen.“

Festhalten und loslassen, zwei gegensätzliche Aspekte mütterlichen Erlebens, die sich vielleicht durch die eigene schmerzliche Erfahrung der Trennung von der eigenen Mutter auswirkten.

Erstaunlich ist, dass Sarah das alles erkennt und nun, nachdem das zweite Kind geboren ist, das Geschenk ihrer beiden starken Kinder dankbar annehmen kann.

Irene Behrmann

---

76 Link zur Konstanzer Studie vom Juni 2011: http://www.greenbirth.de/html/8-1-studien.html

PAULA

„Jetzt holen wir Ihr Kind mal da raus“. Übergriffe und Unkenntnis

Es geht um Paula und ihre erste Niederkunft, die nach einer komplikationslosen Schwangerschaft in einem medizinisch verursachten Kräfteverfall endet. Verunsicherung und Medikamente, welche die Wahrnehmung beeinträchtigen, Wehenmittel, die keine Atempause gestatten, eine PDA, die nicht richtig wirkt und technische Eingriffe beim ungeborenen Kind führen plastisch vor Augen, welche Szenarien sich bei gesunden Frauen hinter den Türen eines Kreißsaales abspielen können. Der Bericht ist erschütternd. Paula bekommt später ein zweites Kind – zu Hause. Sie und ihr Mann können so an Leib und Seele mit der Zeit gesunden.

Dieser Bericht geht unter die Haut. Erstgebärenden ist er als Lektüre nicht zu empfehlen.

Da war er nun, der Moment, auf den wir so lange gewartet hatten. Mit großen, breitbeinigen Schritten näherten wir uns der Kreißsaaltüre. Wir näherten uns auch dem Beginn eines neuen Lebensabschnittes.
Im Gepäck hatten wir eine wundervolle, genussreiche Schwangerschaft ohne Komplikationen, riesig große Sehnsucht nach dem kleinen Menschen, der sich die letzten Tage mit kommenden und gehenden Wehen bemerkbar gemacht hatte, einen Fotoapparat, Wechselwäsche für den jetzt schon durchgeschwitzten Papi, sowie genügend zu essen und zu trinken. So eine Geburt, wurde uns gesagt, kann dauern.
An der Kreißsaaltüre angekommen erfuhren wir, dass eine Hebamme Dienst hatte, vor der uns graute. Da ich an diesem Tag schon zehn Tage über dem errechneten Entbindungstermin war und ich jeden zweiten Tag zur Kontrolle im Kreißsaal gewesen war,

kannten wir diese bereits. Jegliche Fragen wurden von ihr belächelt und meinen Mann hat sie beschimpft wie einen kleinen Jungen, weil er mir ein Glas Wasser brachte und keine ganze Flasche. Wir standen uns erneut gegenüber, ich veratmete in regelmäßigen Abständen meine Wehen, und wieder lachte sie, mit den Worten: „Das sollen Geburtswehen sein? Ich denke da eher an eine Nierenbeckenentzündung." Ich dachte, ich springe ihr jetzt wirklich mit ausgestreckten Armen und Beinen ins Gesicht.
Nach eineinhalb Jahren vergeblichem Versuch, schwanger zu werden, einer vollendeten Schwangerschaft, zehn Tage über den Geburtstermin, saß ich mit einer monströsen Kugel im Kreißsaal, hatte alle fünf Minuten Schmerzen, bei denen ich mich festhalten und laut atmen musste, und die „Fachfrau" gegenüber vermutete eine Nierenbeckenentzündung!
Als die Urologin kam und mir Urin und Blut abnahm sowie einen Ultraschall der Nieren machte, wusste ich, dass dies kein Witz der Hebamme gewesen war, und diese wusste anschließend, dass ich keine Nierenbeckenentzündung hatte.
Jetzt erst kam ich ans CTG. Mein Muttermund war auf einem Zentimeter. Mein Mann und ich waren echt völlig entmutigt, als sie das CTG anschaute und wieder sagte: „Das sind keine Wehen." Ich pfurrte sie an: „Aber Blähungen sind es wohl auch nicht!" Ich fragte sie an dieser Stelle, wie lange sie noch Dienst hätte, denn ich wusste, dass ich mit ihr dieses Kind nicht bekommen konnte. Als ich hörte, dass ihr Dienst bald endete, ging es mir besser. Ich war beim Schichtwechsel der Hebammen etwa zwei Stunden im Kreißsaal, „ohne Wehen", wie sie mich an die nächste Hebamme übergab.
Diese stellte sich mir vor, rückte das CTG an meinem Bauch noch einmal zurecht, und jetzt konnte man auch am Papier die Wehen feststellen. Zu diesem Zeitpunkt war ich aber schon so verunsichert, dass ich gar keine Kraft mehr hatte. Die neue Hebamme merkte das sofort, nahm mich von den Kabeln weg und schickte mich mit meinem Mann spazieren. Das tat gut. Mit der sinkenden Anspannung wurde die ganze Situation erträglicher, und wir fühlten uns jetzt ernst genommen. Wir konnten uns wieder auf die Entbindung freuen.
Wieder im Kreißsaal angekommen wurde der Muttermund untersucht, und der Befund war bei zwei Zentimetern. Ich wurde darauf hingewiesen, dass ich, wenn ich das wollte, noch etwas ruhen oder schlafen durfte. Ein Zimmer auf der Station wurde mir ja schon von der „Fachfrau" reserviert, da ich ja, wie sie am Telefon der Stationsschwester erklärte, Erstgebärende sei und so viel Angst hätte.
Das wollte ich tun, und so bezog ich gemeinsam mit meinem Mann das Zimmer. Da ich ein Einzelzimmer bekam, konnte er noch bleiben. Es war jetzt gegen 21 Uhr, und ich war drei Stunden im Krankenhaus. Nach einer Weile ging mein Mann zum Rauchen hinaus, und bei mir ging es richtig heftig los.
Die Hebamme, die uns wirklich eine tolle Geburt ermöglichen wollte, wurde verständigt und holte mich am Zimmer ab. Mein Mann spurtete ein paar Minuten später hinterher. Der Muttermund war auf etwa vier Zentimetern. Ich dachte mir: Super, geht doch voran, was will ich mehr! Ich durfte in die Badewanne, was mir Vieles angenehmer machte. Mein Körper fühlte sich nicht so schwer an, und ich konnte wieder locke-

rer werden. Ich hatte weiterhin regelmäßige und kräftige Wehen, die ich dank der Geburtsvorbereitung gut veratmen konnte. Da mein Muttermund bei vier Zentimetern blieb, bekam ich von der Hebamme eine Infusion mit einem Medikament, das den Muttermund öffnen sollte. Sie erklärte, dass ich einen leicht berauschten Zustand haben würde. „Nur her mit dem Zeug“, antwortete ich, mit dem Gedanken, das würde mir gut tun und helfen.

Das Gegenteil war der Fall. Der Muttermund ging deshalb auch nicht weiter auf, ich war wie beschwipst und die Herztöne von unserem Wurm gingen in den Keller. Bis zu diesem Zeitpunkt konnte ich eine Vorfreude auf das Baby spüren mit viel Kraft, das Kommende auszuhalten. Ich konnte meinen Mann an meiner Seite spüren wie einen Baum. Jetzt war all das weg. Ich bekam Angst um das Baby und musste aus der entspannenden Badewanne, und mir wurde gesagt, dass sie nicht wüssten, ob mein Baby da drinnen gut versorgt sei. Um das herauszufinden, müssten sie Blut beim Baby abnehmen. Natürlich würde man alles tun, das Ungeborene zu schützen. Blut im Mutterleib abzunehmen, kannte ich allerdings nur aus dem Fernsehen, und das kam mir so operativ vor.

Ich wurde jetzt, weil ja angeblich Gefahr im Verzug war, mit nassen Haaren und kalter Haut auf einen gynäkologischen Stuhl gebeten. Ich lag da mit einem kleinen Handtuch bedeckt und fühlte mich, als hätte ich ein Fass Wein getrunken. Wer dann was gemacht hat, weiß ich nicht. Ich sah nur ein langes Rohr[77], dass angereicht wurde und jemand versuchte, seine Hand in mich zu schieben. Dass war alles andere als schön, romantisch oder gar rührend. Es war einfach nur furchtbar.

Ich hörte einen Platsch und wusste, dass sie mir jetzt die Fruchtblase eröffnet hatten. Ich dachte an mein Baby und wie komisch es auch ihm gehen mochte, wenn da plötzlich eine Nadel ankam, ganz ohne Vorwarnung, ohne vorher je etwas Schönes von der Welt gesehen zu haben. Ich wollte aber auch „vernünftig“ sein, und redete mir ein, dass dies jetzt sein musste, um zu wissen, was mit dem Baby los war. Nach dieser Untersuchung durfte ich zur Toilette gehen. Ich schaute in den Spiegel. Ich merkte, dass ich immer noch nicht ganz bei Sinnen war.

Wieder auf meiner Geburtsliege angekommen wurde Entwarnung gegeben, dem Baby gehe es hervorragend, und wir dürften weitermachen. Nachdem das meiste Fruchtwasser weg war, wurden die Wehen so heftig, dass ich es kaum aushalten konnte. Mein Mann, der jetzt wieder an meine Seite durfte, war fix und fertig, mich so zu sehen. Ich machte mir auch um ihn Gedanken, da ich diesen Gesichtsausdruck von ihm einordnen konnte. Die Hebamme untersuchte meinen Muttermund, doch es tat sich nichts. Sie erzählte mir, dass ich jetzt einen Wehen fördernden Tropf bekommen würde, um das Kind durch noch heftigere Wehen Richtung Muttermund zu schieben, damit sich dieser weitete. Um Himmels willen dachte ich wieder, wie soll ich das nur ertragen?

---

[77] Durch dieses Rohr hindurch wurde eine Mikro-Blutentnahme gemacht. In die Kopfhaut des Babys wird manchmal 2-3 Mal eingeschnitten zur Blutgewinnung. S. auch unter Stichworten bei MBU.

Ich hatte ja schon so häufige und heftige Wehen, wenn das noch mehr würde ... Weiter konnte ich nicht denken. Ob dieser benommene Zustand immer noch vom Medikament kam oder von den Schmerzen, wusste ich zu diesem Zeitpunkt nicht. Mir war alles egal. Die Hebamme hat mir geraten, eine PDA legen zu lassen, um dies zu ertragen. Sie lobte mich zwischendurch, dass ich sehr stark sei. Ich willigte ein. Ich bekam also zuerst ein Wehen hemmendes Medikament, damit ich die PDA bekommen konnte. Der Anästhesist, der sich kaum verständlich machen konnte, stellte sich mir vor. Mit dabei hatte er einen Anästhesiepfleger, der mir erzählte, er sei jetzt von seinem doch so wichtigen Bereitschaftsschlaf wegen mir geweckt worden. Ich sicherte ihm zu, dass er noch länger seine Freude an mir haben könne, sollte ich mich zu einem Kaiserschnitt entscheiden. Wie viel Uhr es zu diesem Zeitpunkt war, weiß ich nicht. Ich denke drei oder vier Uhr. Mein Mann musste wieder raus, die PDA wurde gelegt und ich dachte noch: So! Wegrennen ist jetzt nicht mehr ... Auch diesmal sollte ich mich täuschen. Der Wehenhemmer wurde abgedreht und wehenfördernde Medikamente wurden in voller Fahrt zugeführt. Es war der blanke Horror. Eine Wehe nach der anderen. Ich nahm die Wehenpausen kaum wahr, die PDA allerdings auch nicht. Die Hebamme sorgte sich sehr um mich. Immer wieder benachrichtigte sie den Anästhesisten, der die Lage der PDA ungefähr vier Mal korrigierte. Außer einem tauben Fleck am Oberschenkel bemerkte ich rein gar nichts von dieser. Immer wieder wurde der Anästhesist verständigt, da ich langsam fern ab von Gut und Böse in einen Trance-Zustand glitt. Mein Körper war anwesend, ich nicht. Von den nächsten etwa zwei Stunden bekam ich nur mit, dass die Hebamme mit dem Anästhesisten gestritten hat, mir mehrmals ein Kaiserschnitt nahe gelegt wurde, mich eine Praktikantin massierte und mich mein Mann mit Tränen in den Augen abgetupft hat.
Ich bin immer wieder weggekippt und hatte das Gefühl, in einer anderen Welt zu sein, aus der ich mich nicht mitteilen konnte. Alles um mich herum war dumpf, außer den Schmerzen. Sie ließen mich spüren, dass ich noch lebte. Zu Bewusstsein kam ich, als es langsam auf acht Uhr zuging, mit der großen Befürchtung, meine erste Hebamme, die mich aufgenommen hatte, käme zum Schichtwechsel wieder. Ich hörte Stimmen und wie diese über unseren Geburtsverlauf berichteten.
Ich hörte, wie eine Hebamme mit ausländischem Akzent erzählte, was sie alles schon probiert hätten und dass ich absolut keinen Kaiserschnitt wolle. Wie ich ein paar Tage später von meinem Mann erfuhr, war diese ebenfalls mehrere Stunden dabei. Daran erinnere ich mich heute noch nicht. Der Tag brach langsam an, eine andere Hebamme kam in den Raum und klatschte energiegeladen in die Hände: „So Frau …, jetzt holen wir mal ihr Kind da raus!“
Ich war wieder im Spiel. Ich dachte: Ja klar, ich bekomme ja ein Kind. Man will es nicht glauben, ich hatte das eigentliche Ziel aus den Augen verloren. Sie untersuchte mich und sagte, ich müsse noch mal kräftig mithelfen, denn alleine schaffe es das Baby nicht. Ich mobilisierte die letzten Reserven. Sie legte dem Baby am Kopf eine

Elektrode an, um es zu überwachen[78] – wieder im Mutterleib. Es drückte so heftig, dass ich dachte, ich platze. Ich bemerkte auch plötzlich, dass ich so ein scheußliches OP-Hemd an hatte und sonst nichts. Es waren geschätzte vier Leute im Raum, von denen jeder etwas anderes machte. Ich konnte nicht einschätzen, welche Funktion diese hatten.

Die Hebamme forderte mich zu verschiedenen Geburtspositionen auf. Ich konnte mir nicht vorstellen, es mit diesen Schmerzen in den Vierfüßlerstand zu schaffen. Ich wurde herumgehoben, was äußerst schlimm war. Mein Mann, mit dem ich vor der Entbindung vereinbarte, dass er am Kopf bleiben würde (um nichts Schlimmes zu sehen), war der stärkste Geburtshelfer, den ich mir vorstellen konnte. Er wusch mich immer wieder mit Eiswasser im Gesicht, gab mir zu trinken, streichelte und ermutigte mich und stand immer noch neben mir wie ein stützender Baum. Ohne ihn hätte ich das niemals geschafft. Ich hatte längst Presswehen und mir wurde gesagt, dass sie die letzten zwei Zentimeter Muttermund per Hand aufdehnen würden.

Diese Tastungen am Muttermund, immer wieder, waren schrecklich. Das würde zum Glück vorerst die letzte sein. Die Schmerzen ließen meinen Körper toben. Jetzt glaubte mir auch der Anästhesist, dass die PDA niemals richtig gesessen hatte, als ich aufstand, kniete und so weiter Letztendlich machte sich unser kleiner Wurm auf den Weg nach draußen. Immer wieder ein Stück vor und wieder zurück bewegte sich die Ableitung der Elektrode. Mir wurde immer wieder gesagt, ich dürfe pressen und dass das Baby gleich käme. Das gab mir Hoffnung. Als nach einer Weile das Baby aber dann doch nicht kam, wurde die Oberärztin gerufen. Diese klärte mich dann über die Vorgehensweise mit der Saugglocke auf.

Mir war jedes Mittel recht, um ein gesundes, warmes Bündel Mensch auf meiner Brust zu spüren. Ich war so erschöpft, freute mich aber, dass mir jetzt geholfen wurde. So nahm ich auch die Schmerzen in Kauf, als sie mir die Saugglocke in den Geburtskanal pressten. Jetzt waren es allerdings geschätzte acht Leute, die dabei waren. Als die Oberärztin nach weiteren verarbeiteten Presswehen sagte, dass sie die Haare des Babys sehen könne, war ich ganz high vor Glück und so schob ich noch einmal mit. Die Zielfahne sah ich vor Augen, als ich hörte: Das Köpfchen ist geboren! Ich hatte es geschafft, tatsächlich, ohne Kaiserschnitt.

Das ganze Kind durfte ich kurze Zeit später entbinden, wobei ich einen Dammriss zweiten Grades bekam. Doch dann war es soweit: Nach fast zweieinhalb Jahren Warten, einer vermeintlichen Nierenbeckenentzündung und 14 Stunden Kampf: Ein wunderschönes, kleines Etwas lag auf meinem Bauch und blinzelte uns mit neugierigen Augen an. Voller Euphorie konnte ich das kaum fassen „Jetzt ist es endlich da!“, schrie ich. Wir schauten uns nur an, mein Mann und ich und das schönste Baby der Welt. Ich suchte sofort nach Ähnlichkeiten. Nach einiger Zeit, so überglücklich und voller Stolz, stellten wir fest, dass wir noch gar nicht wussten, welches Geschlecht es hatte. Wir wickelten das Handtuch auf und freuten uns über eine kleine Prinzessin. Mein Mann

[78] Kopfschwartenelektrode, s. Versäumnisse im Mutter- und Kinderschutz, Teil III

filmte die ersten Schreie, und um uns herum hätte die Welt einstürzen können – ich hätte es nicht bemerkt.
Nachdem einige Zeit vergangen ist, muss ich sagen, dass immer noch jedes einzelne Gefühl abrufbar ist, sobald ich mich in die Situation hineindenke. Es war das einschneidendste Erlebnis meines Lebens für mich. Ich finde, dass die Entbindung mit mir „gemacht worden“ ist. Es war keine selbstbestimmte Geburt, wobei ich zu diesem Zeitpunkt auch nicht wusste, dass es das gibt. Ich dachte eher noch, das sei alles dringend erforderlich gewesen zum Wohl des Kindes, und dass ich einfach nicht dazu in der Lage war, „richtig“ zu entbinden. Ich finde auch, dass sie mich zu oft gestochen, untersucht und an Geräte angeschlossen haben. Sobald ich Angst hatte, war es nicht mehr schön und natürlich. Es war eine Tortour, und im Nachhinein kann ich behaupten, ich habe in einer einzigen Entbindung alles erlebt, was man im Kreißsaal erleben kann. Ich musste ein halbes Jahr danach immer noch weinen, wenn ich davon gesprochen habe.
Mit dieser Geburt versöhnen konnte ich mich durch eine zweite wundervolle Geburt daheim, die ich dank einer tollen Hausgeburtshebamme erleben durfte. Diese hat mir so viel beigebracht und gezeigt, dass jede Frau entbinden kann, wenn man sie nur lässt. Ich weiß jetzt, dass es das normalste der Welt sein kann, ohne Dauerüberwachung und die Geräte, die nur verunsichern. Mein Mann und ich haben die zweite Entbindung super gemeinsam gemeistert. Die Hebamme war drei Stunden da. Ich habe mich vollkommen sicher und stark gefühlt, war toll betreut und mein Mann war wieder ein wunderbarer „Geburtsbaum“.

Geburtsverlauf basierend auf mütterlichem Bericht

18h00	Aufnahme im Krankenhaus
18h30	VU MM ca 1 cm
19h00	19h30 Schichtwechsel > Spaziergang
20h30	VU MM 2 cm
21h00	Verlegung Einzelzimmer > stärkere Wehentätigkeit
22h00	VU MM 4 cm > warmes Bad
23h00	VU MM 4 cm > Infusion, “die den MM öffnen sollte”.

Alte Regel: Erstgebärende alle 4 Std., bei Mehrgebärenden alle 3 Std. untersuchen, da sonst kaum eine aussagekräftige Veränderung des Befundes zu beobachten ist. Bei Paula daher eine verhängnisvolle Entscheidung zur Infusion mit einem unbekannten Medikament. Danach geschieht Folgendes:

- Mutter fühlt sich wie beschwipst
- HT Baby „gingen in den Keller"
- Kraft der Mutter weg
- Mutter Angst um Baby
- Raus aus der entspannenden Badewanne
- Frage: ist das Baby gut versorgt? steht im Raum
- Daher müsse man Blut vom Baby abnehmen
- „natürlich" werde man alles tun, um das Baby zu schützen…
- Mutter mit nassen Haaren und kalter Haut auf gyn. Stuhl
- Mutter bekommt Infusion
- Mutter sieht langes Rohr, fühlt Hand in Scheide…
- platsch! Die FB wurde gesprengt
- es wird Blut vom Kopf abgenommen mittels > MBU
- zurück auf die Geburtsliege
- Entwarnung: dem Baby geht's gut!
- Wehen jetzt heftiger, kaum zum Aushalten
- VU MM 4 cm
- Wehentropf wird angelegt
- Gefühl Mutter: kann nicht mehr, alles egal

- Angebot: PDA
- Dazu muss zuvor ein Wehen hemmendes Mittel gegeben werden
- PDA wird gelegt (Ehemann muss Raum verlassen)
- Jetzt gefühlt ca. 03h00 oder 04h00
- Wehentropf wird wieder hochgedreht
- PDA wirkt nicht
- Wehentropf wirkt > Mutter: der blanke Horror!
- PDA wird 4 x korrigiert
- Effekt: nur eine taube Stelle am Oberschenkel
- Mutter gibt Trance- Zustand für die nächsten 2-3 Std.
- Hebamme „streitet" mit Anästhesist, Kaiserschnitt wird der Mutter nahe gelegt
- 08h00 Mutter kommt zu sich > Schichtwechsel > Angst, die 1. Hebamme kommt wieder
- neue Hebamme „so Frau W., jetzt holen wir mal ihr Kind da `raus!!
- Mutter: ich hatte das eigentliche Ziel aus den Augen verloren!
- Hebamme: Sie müssen noch mal kräftig mithelfen
- KSE (Kopfschwartenelektrode) wird angelegt- zur Überwachung
- Positionswechsel- als äußerst schlimm von der Mutter erlebt
- Ehemann wie ein stützender Baum
- Mutter hat längst Presswehen

- Die letzten 2 cm MM Öffnung sollen mit der Hand aufgedehnt werden
- „Mein Körper tobt vor Schmerz“
- Jetzt glaubt auch Anästhesist, dass PDA nicht richtig gesessen hat
- Es wird immer wieder gesagt: gleich kommt das Baby > Hoffnung!
- Oberärztin kommt > Aufklärung über Saugglocke

Schmerzen beim Anlegen der Saugglocke

Rekonstruktion des Geburtsverlaufs und Kommentar von Eva-Maria Müller-Markfort

Medizinische Aspekte und ärztlicher Kommentar

Diese Geburt beginnt nach problemloser Schwangerschaft 10 Tage nach errechnetem Geburtstermin mit spontaner Wehentätigkeit. Für die Gabe von Medikamenten zur Geburtsbeschleunigung in der frühen Eröffnungsphase ist kein medizinischer Grund erkennbar. Die darauffolgenden kindlichen Herztonveränderungen ziehen weitere Interventionen nach sich: Fruchtblaseneröffnung (Amniotomie) und Mikroblutanalyse auf dem gynäkologischen Stuhl, Wehentropf einerseits und wehenhemmende Medikamente zur PDA-Anlage andererseits, Kopfschwartenelektrode zur direkten fetalen Herztonüberwachung und schließlich die Entbindung mit Saugglocke (Vakuumextraktion) bei Geburtsstillstand in der Austreibungsphase. Das Kind kommt wohlbehalten zur Welt. Die Gebärende schildert differenziert sowohl die Folgen des teils respektlosen teils zynischen Umgangstons des Klinikpersonals als auch die unhinterfragt eingesetzten und mit Nebenwirkungen belasteten Interventionen im Kreißsaal.

Geburt

Die Ankunft im Kreißsaal wird von einem scheinbar nebensächlichen Detail begleitet: Es besteht eine ausgeprägte Antipathie gegenüber der diensthabenden Hebamme, „die Chemie stimmt nicht“. Nun kann man sagen, dass es immer Menschen gibt, mit denen man sich nicht so gut versteht. Persönliche Aversionen gegenüber betreuendem geburtshilflichem Personal spielen während des Geburtsgeschehens jedoch eine nicht unerhebliche Rolle. Wie schon an anderer Stelle (s. Kommentar zu Sarah) erwähnt, handelt es sich bei der Geburt um vegetative Prozesse, bei denen unbewusste Einflüsse stärker ins Gewicht fallen als bei willentlich gesteuerten körperlichen Leistungen, wie beispielsweise bei einem sportlichen Wettkampf. Die Antipathie beruht hier offensichtlich auf Gegenseitigkeit, was durch das abwertende Verhalten der Hebamme (*„Das sollen Geburtswehen sein?“* und: *Jegliche Fragen wurden von ihr belächelt*) wiederholt zum Ausdruck kommt. Sicher sind Hebammen und Geburtshelfer/innen nicht immer nur ausgeglichen, aber es darf dennoch so viel Professionalität erwartet werden, dass es auch in heiklen, von persönlicher Abneigung geprägten Begegnungen nicht an einem gewissen Maß an Einfühlsamkeit und Respekt fehlt. Die Erstgebärende „weht sich langsam ein“, wie es im umgangssprachlichen Kreißsaaljargon heißt. Das bedeutet auch: Es ist normal, dass die Wehen zwischendurch wieder an Stärke und Häufigkeit nachlassen, dass der Muttermund sich ganz allmählich öffnet. Ich sehe deshalb keinen Grund für die erste Intervention, eine Infusion zur Geburtsbeschleunigung, die dann kaskadenartig so viele weitere Eingriffe und Manipulationen nach sich zieht. Um welches Medikament es sich „bei dem Zeug“ in der Infusion handelt, das angeblich den Muttermund öffnet, „einen leicht berauschten Zustand“ bei der Gebärenden auslöst, aber auch den besorgniserregenden Abfall der kindlichen Herztöne bewirkt, erfahren wir nicht.

Die Erfahrung mit unterschiedlichen Kreißsaalgepflogenheiten lassen mich eine Kombination vermuten von Meptid (Wirkstoff Meptamizol: ein opiatartiges mäßig starkes Schmerzmittel, das vorzugsweise für Geburtsschmerzen verabreicht wird, da es weniger Atemprobleme beim Kind verursacht; Nebenwirkung bei der Gebärenden: Benommenheit) und Buscopan (Wirkstoff N-Butyl-Scopolamin: ein krampflösendes Mittel (= Parasympatholytikum), das vor allem in der Eröffnungsphase zur Entspannung nicht nur des Muttermundes, sondern auch der Gebärenden führen soll. Nebenwirkung: trockener Mund, Verstopfung).

Diesem Cocktail, dessen Wirkung zwar in keinem Lehrbuch beschrieben ist, wird und wurde oft die rasche Eröffnung des Muttermunds nachgesagt. Ebenfalls zur Anwendung, heute aber immer weniger zum Einsatz kommt Dolantin (Wirkstoff Pethidin), ein wegen seiner relativ kurzen Wirkdauer von 2-4 Stunden bei akuten starken Schmerzen gern eingesetztes Medikament gegen Geburtsschmerzen. Nebenwirkung: Benommenheit und Schläfrigkeit bei der Gebärenden, Beeinträchtigung der Atmung beim Neugeborenen (Atemdepression).

Im weiteren Verlauf erleben wir einen häufig stattfindenden Teufelskreis: Die Nebenwirkungen eines Medikaments führen zu Gefahrenzeichen, in diesem Fall sind es abfallende Herztöne beim Kind. Die Gebärende findet sich hier plötzlich in einer denkbar entwürdigenden Situation wieder: Sie muss nass, nackt und unter Wehenschmerzen auf dem gynäkologischen Stuhl eine Fruchtblaseneröffnung über sich ergehen lassen und gleichzeitig die Mikroblutentnahme vom Köpfchen des Kindes akzeptieren. Sie beschreibt anschaulich die dabei empfundene Scham.

Die nächste Stufe der Interventionskaskade bildet dann ein missmutiges Anästhesieteam mit zynischem Anästhesiepfleger *(„..er sei jetzt von seinem doch so wichtigen Bereitschaftsschlaf wegen mir geweckt worden"*) und herablassendem Anästhesisten, der die Rückmeldung der Frau, dass keine Schmerzlinderung eintrete, keinen Glauben schenkt. Diese sich leider häufig wiederholende Situation in Kreißsälen lässt sich auch beschreiben als fehlende Disziplin, mangelnde Professionalität, Anmaßung und Herablassung, offene oder verdeckte Aggression, kränkende Entwertung der Gebärenden und dies in einem Zustand, wo die Verletzlichkeit denkbar groß ist!

Wir wissen längst: Genau das Gegenteil ist während der oft schweren Geburtsarbeit so sehr nötig, nämlich Einfühlsamkeit in einer vertrauensvollen Umgebung, Ermutigung, Geduld und Stärkung der Gebärenden in ihrer Wehenarbeit.

Die burschikose Variante der nächsten Schichthebamme *(„So, jetzt holen wir mal ihr Kind da raus!"*) wird möglicherweise von manchen, aber nicht von allen Frauen als unterstützend erlebt.

Ein weiteres Problem sind die ‚Menschenaufläufe' während interventionsreicher Geburtsverläufe. Die auszubildenden Hebammen, Ärztinnen und Ärzte müssen ja lernen, und das meist an komplikationsbehafteten Verläufen. Das Dilemma im Kreißsaal ist jedoch, dass die sehr intime Situation der Geburt solche ‚Zuschauermassen' eigentlich verbietet.

Das Anlegen der Saugglocke am Köpfchen des Kindes muss nicht unbedingt als schmerzhaft wahrgenommen werden, wenn es in die Wehenrhythmik eingebunden wird. Im vorliegenden Kontext ist es der i-Tupfen am Ende des Interventionsreigens.

Die beschriebene Geburtserfahrung beschreibt tatsächlich klassische Kreißsaalinterventionen, die die Geburt weder beschleunigen oder unterstützen, noch die Frau stärken oder ihr die Rolle der aktiv Gebärenden lassen. Für Hebammen, Ärztinnen, Ärzte und Anästhesieteams wäre ein professioneller und einfühlsamer Umgang wünschenswert. Eine Möglichkeit, dies zu erreichen, ist die Einbindung in regelmäßige Reflexion und Supervision. Sehr zuträglich wäre auch der Respekt untereinander, der jedoch im hierarchisch strukturierten Personalgefüge der Klinik mit seinem chronischen Personalmangel kaum kultiviert wird.

Dass eine Geburt auch ohne Interventionen erlebt werden kann, in einer Atmosphäre geprägt von Ruhe und gegenseitigem Respekt, steht in wohltuendem Kontrast.

Ulrike Bös

Therapeutische Aspekte und Reflexionen

Als ich mit Paula telefonierte, sagte sie, dass sie nach dieser ersten Geburt in ihrem Denken fest verankert hatte, dass sie nicht in der Lage sei, ein Kind aus eigener Kraft zu gebären.

Paula beschreibt den schwungvollen Anfang, die Schwangerschaft, die von Kraft und Glanz strotzt. Und dann geschehen Dinge, die zu lesen, eine Herausforderung ist.

Die erste Hebamme und Paula passen nicht zueinander. Sie vermisst Einfühlungsvermögen, und die Hebamme wirkt, so wie Paula es erlebt, herablassend und kränkend. Diese Begegnung in dieser Abhängigkeit macht sie wütend. Gleichzeitig setzt Verunsicherung ein. Paula versucht, sich zu motivieren. Ihr Mann steht an ihrer Seite. Die vertrauende Zustimmung zur Verabreichung eines Medikamentes versetzt sie nun allerdings in einen Zustand des teilweisen Kontrollverlustes. Ab jetzt beherrschen medizinische Maßnahmen das Feld.

Paula und ihr Mann haben ein Kind, welches sein Leben auf den sehr guten Ressourcen der Schwangerschaft aufbauen kann. Das ist die gute Nachricht. Des Weiteren ist bemerkenswert, dass dieses Paar durch die Situation der Ohnmacht und Entmündigung gewachsen ist. Das Paar hat nicht ein „Mehr" an Angst vor der nächsten Geburt aufgebaut, sondern die Konsequenz gezogen. Sie waren sich einig in der Einschätzung, dass diese Art, einem gesunden Kind und einer gesunden schwangeren Frau bei der Geburt zur Seite zu stehen, mit ihnen nicht mehr zu machen sei. Ihre Einigkeit ist ein Glück für beide Kinder, weil die nachfolgende Hausgeburt sich auch heilend für die Verletzungen bei der Erstgeburt auswirken.

Außer körperlichen bleiben seelische Verletzungen, unter denen Frauen nach einer solchen Tortur häufig leiden. Verletzung des Selbstwertes, Aggressionen gegen sich selbst, den Partner, das Kind. Auch Depressionen und Kontaktverlust zum Kind sind Reaktionen, die beobachtet werden. Unverständnis der Umgebung kommt dazu. Die Aussage „Sei froh, dein Kind ist gesund!" führt auch bei Paula zu jahrelangem Schweigen, Einsamkeit, zu Schuldgefühlen und Schwächung des eigenen Selbstvertrauens. Dass sich solch schwer wiegende Erlebnisse auf die Beziehung zum Kind, dessen Begleitung und Erziehung auswirken, kann man sich leicht vorstellen.

Auch der Aspekt mittel- und langfristiger Folgen für das Beziehungsgeflecht in den Familien muss uns beschäftigen, wenn wir uns mit den Möglichkeiten, Grenzen und Gefahren einer offensiven medizinisch orientierten Geburtsmedizin auseinandersetzen. Denn Eltern können es nicht wissen, dass sie in aller Regel ihre Autonomie im Krankenhaus, trotz guter Vorsätze, verlieren. „Risiken und Nebenwirkungen“ trägt das Elternpaar selbst, egal wie gut oder wie unzureichend es informiert wurde. Dazu ist die Unterschrift schließlich da – um das handelnde Personal bei eventuellen Folgen zu entlasten.

Und wenn es zu unerwünschten Nebenwirkungen kommt? Wenn es Probleme gibt, kann die Medizin in aller Regel nur medizinische Lösungen versuchen, das ist in sich dann auch folgerichtig.

Wenn ein Kind beispielsweise nicht zum errechneten Geburtstermin kommt, diagnostiziert der Arzt schnell: „Übertragung“. Er wird ab dem 5. Tag unruhig, was sich auf die Frau überträgt, und er schickt sie ins Krankenhaus. Das Krankenhaus bestellt täglich zur Kontrolle. Die „Übertragung“ ist medizinisch am fixierten Entbindungstermin orientiert. Das Wort „Übertragung“ ist aber bereits wertend, es berücksichtigt nicht, dass es um einen ganz normalen Reifeprozess geht, der unterschiedlich lang sein kann, von Berechnungsfehlern ganz zu schweigen.

Anders wäre es, wenn Eltern in Gelassenheit darüber aufgeklärt würden, dass jedes Kind im eigenen Tempo reift. So wurde aus dem Jahrzehnte gültigen „+/- 14 Tage“ rund um den errechneten Geburtstermin der hausgemachte Stress, der Müttern heute schon nach fünf Tagen bereitet wird. Natur lässt im eigenen Tempo reifen. Daran sollten wir uns erinnern.

Gerade bei Erstgebärenden dauert die Entwicklung der Wehen etwas länger. Wie häufig kommt es vor, dass zu schnell Wehenschwäche diagnostiziert wird, was ein Defizit signalisiert. Die Frau denkt: „O Schreck, ich habe nicht genug Wehen.“ Die medizinische Antwort heißt: Eingreifen und Wehenmittel verabreichen. Dass künstliche Wehen sehr viel schmerzhafter sind und die Wehenpausen oft viel zu kurz sind zum Veratmen, hat dann oft zur Folge, dass die Frauen die Schmerzen nicht mehr aushalten und um Schmerzmittel bitten. Jeder medizinische Eingriff löst eine Folgereaktion bei der Mutter und beim Kind aus. Diese müssen wiederum beobachtet werden, was bedeutet, dass die Frau ans Dauer-CTG angeschlossen wird. Dass damit eine Wannengeburt unmöglich ist, wird nebenbei auch klar. Das bedeutet, wenn das hormonale System der Schwangeren und des Kindes einmal aus der Balance geraten ist, steigt die Wahrscheinlichkeit für weitere medizinische Eingriffe bis hin zum Kaiserschnitt.

Das machen sich Gebärende und ihre Partner nicht klar, wenn sie zum ersten Medikament oder zu einem ersten Eingriff Ja sagen, weil sie erhoffen, dadurch Erleichterung zu haben.

Wie auch sollen sie medizinisch verursachte Ereignisketten kennen oder nachvollziehen können? Eine solche Zwangsläufigkeit mussten Paula und ihr Mann erfahren, ohne irgendetwas davon im Voraus geahnt zu haben. Mit dem Ja zu dem Medikament am Anfang, welches die Wahrnehmung herabsetzte, stolperten sie unversehens in eine medizinische Ereigniskette hinein.

Paula und ihr Mann lassen uns an ihrem Erlebnis teilnehmen. Es ist für sie möglich gewesen, ihre Sprachlosigkeit zu überwinden. Eltern trifft keine Schuld an der oft zu einer Zumutung gewordenen geburtsmedizinischen Handlungsweise.

Es wird sich erst etwas ändern, wenn Eltern Nein sagen zu entmündigenden Prozeduren, schon während der Schwangerschaft. Auch im Nachhinein können sich Eltern artikulieren, durch persönliche Gespräche und Briefe, notfalls auch mit Hilfe von Rechtsbeistand, wenn sie sich entwürdigt und gedemütigt, körperlich und seelisch verletzt fühlen.[79]

Irene Behrmann

[79] Bei juristischen Schritten ist eine Frist von drei Jahren zu beachten.

THEA

Nach 30 Jahren das Schweigen brechen. Erlebte Gewalt im Kreißsaal

Es geht um Thea, die einem Aufruf von GreenBirth e.V. folgte, um anonym von ihren Geburtserfahrungen berichten zu können. Erstmals nach dreißig Jahren, nachdem sie zwanzigjährig ein Kind bekommen hatte, findet sie Kraft, ihren seelischen Schmerz und ihr Schockerlebnis in Worte zu fassen. Sie bleibt nicht beim eigenen Erleben stehen, sondern reflektiert Aspekte subtiler und offener Gewalt gegen Frauen in der Geburtssituation, damals und heute. Für die LeserInnen öffnet sich die gesundheitspolitische Dimension hin zu gesellschaftlich geduldeter Gewalt gegenüber Frauen und Kindern.

Wir veröffentlichen diesen Beitrag, weil daran deutlich wird, dass nur mit der Überwindung der Sprachlosigkeit eine Veränderung klinischer Geburtspraxis, wie sie sich seit mehr als 50 Jahren entwickelt hat, gelingen kann. Er ist für Frauen geeignet, die gerade kein Kind erwarten und sich mit einer lange zurückliegenden Niederkunft auseinandersetzen möchten.

Ich möchte Ihrem Aufruf folgen und berichten, was sich bei der Geburt meines Sohnes vor 30 Jahren in einem deutschen Krankenhaus ereignet hat. Noch heute leide ich unsäglich unter der Gewalt und den Verletzungen, die mir und meinem Sohn zugefügt wurden. Ich gehöre zu der Gruppe Frauen, die nicht nur die Körperverletzung eines Dammschnitts beklagen müssen, sondern die vor allem auch durch eine schier unfassbare Brutalität und Ignoranz des Klinikpersonals einen nachhaltigen Schock erlitten haben. Seit diesem einschneidenden Erlebnis im jugendlichen Alter von nur 20 Jahren ist meine Lebensqualität dauerhaft eingeschränkt und eine weitere Familienplanung jäh beendet.

Die Ereignisse an einem Sommertag 1982

Samstagvormittag: Beginn von leichten schmerzlosen Wehen, noch sehr große Wehenabstände. Samstagnachmittag: Regelmäßige, fast schmerzlose Wehen im Abstand von 30 Minuten. Samstag, 23 Uhr: Wehenabstand fünf Minuten, keine starken Schmerzen. Ich nehme die Wehen nur als ein rhythmisches Krampfen wahr, vertraut durch die Menstruation, jedoch sehr viel erträglicher, da jeweils nur wenige Minuten andauernd. Ich breche vertrauensvoll mit feierlicher Ruhe und munterer Vorfreude auf in das Krankenhaus, das ich vorher schon einmal besichtigt hatte. Die Entfernung war gering und ich war mir sicher, dass es das richtige für mich sei. Man hatte neuerdings das Rooming-In eingeführt und war auf die Anwesenheit des Vaters eingestellt – dieser hat sich allerdings schon vor der Geburt unseres Sohnes distanziert.

Umständehalber war ich ganz auf mich allein gestellt. Die Angebote an Rooming-In und Familiengeburt hielt ich irrtümlich für ausreichende Indizien, dass Ärzte und Hebammen dort mit den Veröffentlichungen von Frédérick Leboyer und dessen liebevollem Ansatz vertraut und vielleicht sogar versiert waren.

Samstag, 23.15 Uhr: Empfang durch die diensthabende Hebamme. Zunächst muss ich das übliche Formular unterschreiben. Dann begebe ich mich angekleidet auf eine Untersuchungsliege, wo die Hebamme umgehend zur Sache kommt und mit dem bloßen Finger die Fruchtblase gewaltsam durchstößt. Ab diesem Moment beginnen der Alptraum meines Lebens und eine Art Schockstarre.

Das Fruchtwasser fließt in einem Schwall über meine Kleidung, die Liege und den Fußboden. Ich spüre den Schock meines Kindes und erschrecke selbst bis ins Mark. Die Hebamme lacht und sagt: „Das Kind wird heute noch kommen."

Noch auf der Liege erhalte ich einen Einlauf. Ich werde mit einem Nachthemd in ein Badezimmer geschickt, wo ich mich umziehen, meinen Darm entleeren und mich waschen muss. Die Wehen steigern sich binnen weniger Minuten zu einer unerträglichen Wucht, die mir den Atem raubt und mich in die Knie zwingt.

Ich komme heraus aus dem Badezimmer und werde in den Kreißsaal begleitet. Dort wird mir eine freie Liege zugewiesen, die ich die nächsten zwei Stunden wehrlos auf dem Rücken liegend nicht mehr verlassen darf. In den nächsten Wehenpausen werden meine Schamhaare komplett rasiert. Ich kann die Wehenschmerzen auf dem Rücken liegend kaum aushalten und habe sehr große Angst. Ich fühle mich wie ein Käfer auf dem Rücken und beginne zu beten und zu bitten. Die Presswehen beginnen.

Ein krachendes Geräusch. Die Hebamme ruft: „Was war das denn?" Aufregung macht sich breit. Ich bekomme lokal ein Anästhetikum injiziert. Dann ruft die Hebamme: „Herr Doktor, Herr Doktor, das Kind kommt!"

Der Doktor kommt und schneidet mit der Schere zwei Mal in meinen Damm. Das Gefühl und das Geräusch werde ich mein Leben lang nicht vergessen.

Ich liege noch immer auf dem Rücken. Ich sehe den Kopf des Kindes, den entsetzten Blick ins Leere gerichtet, und rudernde Arme. An einen Schrei kann ich mich nicht erinnern. Es wird sofort abgenabelt und weggebracht. Die Hebamme drückt mir vorher einen Waschlappen in die Hand und herrscht mich an: „Waschen Sie sich jetzt, ich habe mit Ihrem Kind zu tun!“ Ich bin über und über mit haarfeinen Blutspritzerchen benetzt.
Ich fühle mich wie ein Stück Vieh beim Abdecker. Ich liege hier aufgeschlitzt, allein mit meinem Blut und in einem unsäglichen gefühlsmäßigen Aufruhr, ohne Kind, ohne Freude, ohne Liebe und ohne Trost.
Das Kind wird getestet, gewaschen, gewogen, vermessen und mir ungefähr 20 Minuten später komplett in weiß gewickelt in die rechte Armbeuge gelegt. Die Hebamme drückt mir die Nachgeburt aus dem Bauch. Ich drehe mich zu meinem Kind. Die Hebamme herrscht mich nochmals an, gerade zu liegen, da sonst die Naht krumm würde.
Es ist Sonntag, 1.30 Uhr. Mein Kind und ich werden den langen Flur in die Station gefahren. Ich beobachte, wie der Blick meines Kindes der Deckenbeleuchtung folgt. Das unglaubliche tritt ein: Wir werden getrennt! Kein Bonding, keine frühkindliche Prägung, kein erstes Beschnuppern, kein Augenkontakt, kein Kennenlernen von Haut zu Haut. Kein Rooming-In! Missverständnis oder Locklüge? Von der Ankunft bis zur Entlassung in diesem Krankenhaus bin ich nicht in der Lage, mein Recht, das Recht meines Kindes oder sonst irgendetwas einzufordern. Eine Geburt ist eine absolute Grenzerfahrung gewesen: Hilflos den Anweisungen Fremder ausgeliefert, von Schmerzen gepeinigt und entsetzlich gedemütigt und entblößt. Ich war auf eine Geburt vorbereitet, aber nicht auf diese Gewalt.
Ich liege den Rest der Nacht wach. Ich habe Angst, ich habe Schmerzen, ich vermisse mein Kind, ich wimmere vor mich hin. Man sagt mir, es sei Nacht, ich solle mich wegen der anderen ruhig verhalten und die Ruhe genießen, es wären die letzten ruhigen Stunden für lange Zeit. Wie wahr.
Der Morgen dämmert, ich erhalte eine Schüssel untergeschoben, weil ich vor Schmerzen nicht aufstehen kann. Dann kommen das Frühstück und die Visite. Erst dann wird mir mein Kind zum Stillen gebracht. Die Schwester lacht wieder und sagt, das Kind habe die ganze Nacht geschrien. Eine ausdauernde, kräftige Stimme habe es, ein kräftiges Kind sei es. Ich solle mir aber keine Sorgen machen, denn ein Schlüsselbeinbruch und ein ausgekugeltes Schultergelenk würden bei Geburten oft passieren und ganz von selbst verheilen.
Besonders demütigend empfinde ich die tägliche Visite. Ein Pulk von Ärzten, Schwestern und Schwesternschülerinnen besucht die Wöchnerinnen, die der Reihe nach mit gespreizten Beinen ihre geschundene Vulva entblößen und zur Schau stellen müssen.
Ich kann kaum gehen, ich kann kaum sitzen. Ich weine viel. Auf dem Weg zur Toilette breche ich ohnmächtig zusammen. Mit dem Rollstuhl bringt man mich zurück auf das Zimmer und setzt mich auf die Schüssel. In diesem Krankenhaus älteren Baujahres gibt es nur ein mit einem Vorhang abgetrenntes Waschbecken in den Zimmern. Die Toiletten, Duschen und Sitzbäder sind am Ende des Flurs. Um die sanitären Anlagen

ohne Zusammenbruch und Weinkrampf zu Fuß zu erreichen, erhalte ich nun mehrmals am Tag Schmerzzäpfchen und -tabletten sowie Valium, obwohl ich stille. Nach zehn Tagen lassen die Schmerzen langsam nach, ich kann wieder sitzen und gehen und werde nach Hause entlassen.

Jahre ohne Hilfe

Ich bin zuversichtlich, dass diese Erlebnisse bald verblassen und das Pochen der Wunde mit der vollständigen Heilung abklingt und alles so werden wird wie früher. Diese Hoffnung erfüllt sich nicht. Bis zu jenem Zeitpunkt hatte ich überhaupt noch nie gehört, dass eine vermeintlich „normale" Geburt überhaupt solche Folgen haben kann.

Die nächsten zwei Jahre suche ich verschiedene Gynäkologen auf, weil die Beschwerden nicht nachlassen. Ich nehme Kontakt zum „Arbeitskreis Kunstfehler in der Geburtshilfe" auf. Ich gehe zu einer Anwältin und suche Rechtsbeistand. Ich fordere alle Unterlagen von der Klinik an und suche vergeblich einen Gutachter. Niemand kann und niemand will mir helfen. Das Kind lebt und gedeiht, die Mutter lebt und versorgt ihr Kind. Was will man mehr? Beschwerden ohne Gutachten sind vollkommen haltlos. Und verglichen mit dem Leid hirngeschädigter Kinder haben wir doch noch großes Glück gehabt, nicht wahr? Meine persönliche Qual wird weder von meiner Familie noch von Freunden und Gynäkologen ernst genommen. „Das wird schon wieder, übertreibe mal nicht, ach, das haben wir doch alle schon durchgemacht", höre ich aus dem Munde meines Umfelds.

Zehn Jahre später verliere ich zum zweiten Mal einen Lebenspartner. Der erste verließ mich, weil ich dieses Kind unbedingt bekommen wollte, der zweite, weil ich auf gar keinen Fall mehr für eine Mutterschaft zu gewinnen war. Nie wieder wollte ich in eine derart hilflose Lage geraten, undenkbar, noch einmal freiwillig eine solche Erfahrung durchzustehen. Besonders quälend war, mich nicht über die Details äußern zu können. Jahrelang habe ich sofort das Gespräch unterbrochen oder abgelenkt, wenn das Thema Geburt aufkam. Im Gegensatz zu anderen Müttern hat es mir buchstäblich die Sprache verschlagen.

Die Skepsis und das Unverständnis meines Umfeldes in den ersten beiden Jahren haben mich gelehrt zu schweigen. Ich habe damals nur über den Dammschnitt und die Schmerzen gesprochen. Kein Mensch hat mich je gefragt, wie die Geburt selbst eigentlich verlaufen ist. Man hat über solche Details einfach nicht gesprochen und aus Anstand nicht nachgefragt. Man hat nur gesehen: Wunderbar, es geht uns gut, das Kind gedeiht, ich stille und versorge den Säugling, alles ist gut. Außerdem war das, was ich erlebte, schließlich der normale Ablauf zu dieser Zeit. Es musste also an der Mutter liegen, wenn etwas nicht stimmte. Von allen meinen Bekannten und Freundinnen bin ich als einzige aus der Rolle gefallen.

Mein zweiter verlorener Partner hat aus meinem mangelnden Vertrauen, meinem Schweigen und auch aus meiner latenten Aggressivität geschlussfolgert, dass ich ihn nicht liebe. Er bewertete auch meine beruflichen Ambitionen als Zeichen mangelnder Zuneigung. Es hat mir das Herz gebrochen, als er schließlich eine andere Frau – mit

Kinderwunsch versteht sich – zur Lebenspartnerin erwählte. Seitdem habe ich in der Tat nicht mehr geliebt. Stattdessen bin ich jahrzehntelang in rasender Wut von einem Ziel zum nächsten gespurtet, bis mich schließlich eine Krankheit zur Mäßigung zwang. Dabei war meine Arbeit der einzige Weg, den lähmenden Flash-backs wenigstens zeitweise und der wirtschaftlichen Abhängigkeit für alle Zukunft zu entkommen! Mein Umfeld aber hatte nichts als Spott für mich übrig.
Ich lebe nun seit fast 20 Jahren ohne Partner. Auch mein Sohn ist alleine. Die einst gebrochene Schulter kann man heute noch durch eine unnatürliche Drehbarkeit des Armes erkennen.
Seit 1996 hat der Schrecken meines Erlebens auch einen Namen. Er wurde als Posttraumatische Belastungsstörung klassifiziert.

2012
Als Thea lasse ich alle Scham hinter mir und nenne die Dinge beim Namen. Als Thea muss ich nicht fürchten, mein persönliches Umfeld zu erschrecken oder Ablehnung zu provozieren. Als Thea breche ich noch einmal das Tabu, geschützt und verborgen hinter einem falschen Namen. Diesmal geht es nicht um mich, sondern um die Ächtung eines furchtbaren Frevels und um die Würde der Frauen und werdenden Menschen.
Meine Dammnaht pocht noch immer. Es ist ein Gefühl wie beim Kontakt mit einem elektrischen Weidezaun. Dabei nehme ich die Narbe wie einen eingenähten Metallstift wahr.
Die Elastizität meiner Vagina ist eingeschränkt, ganz zu schweigen von meiner eingeschränkten Genussfähigkeit bei einer sexuellen Vereinigung. Durch die offensichtliche Nervenschädigung ist meine rechte Pobacke bis hinunter zur Mitte der Oberschenkelinnenseite empfindlich. Ich ertrage kaum die eigenhändige Berührung an Narbe, Schenkel und Po.
Das einst gekräuselte Gewebe meiner rechten Labie ist unterbrochen und abgeflacht. Das Vaginalgewebe innen entlang der Narbe ist ausgefranst und am Ende der fast sieben Zentimeter langen Naht wulstig verhärtet. Diese Stelle ist die empfindlichste. Das Dammgewebe in ungedehntem Normalzustand am Ende der Naht ist immerhin mehr als zwei Zentimeter stark. Man muss sich vorstellen, dass ein eigentlich konisch breiter werdender Kegelquerschnitt aufgeschnitten und dann in diesem stark gedehnten Zustand wieder zusammengenäht wird und eben nicht nur ein bisschen Haut, wie manche glauben. Es ist ein gut durchblutetes, muskulöses und außerdem nervenreiches Stützgewebe.

Mein Vaginaleingang ist nicht mehr geschlossen, sondern hat seitlich am fehlenden Labiengewebe eine klaffende Öffnung. Die Folge ist, dass ich nicht mehr ohne Tampon baden und schwimmen kann, da Wasser in die Vagina eindringt. Da ich seit 1984 keinen Gynäkologen mehr aufsuche, achte ich peinlichst auf potentielle Infektionsquellen. Ich kann nicht mehr unbefangen Sport ausüben, da durch Beugebewegungen

Luft in die Vagina eindringt, die im nächsten Moment wie bei einer Blähung wieder entweicht.
Zu allem Übel bin ich auch noch inkontinent: Ich verliere beim Husten und Niesen Urin. Entweder benutze ich gleich eine Slipeinlage oder ich unterstütze in unbeobachteten Momenten den Schließmuskel der Harnröhre durch den kräftigen Druck mit zwei Fingern auf die Klitoris. Fahrradfahren ist für dieses Problem der optimale Lösungsansatz. Niemand käme je auf die Idee, dass ich mit dieser Tätigkeit meinen Harnausgang verschließe.

Abschließende Gedanken
Ich prangere die medizinische Methodik der eingreifenden „Geburtshilfe“ bei gesunden Schwangeren an, um weitere Frauen und Kinder vor körperlichem und seelischem Schaden zu bewahren. Ich begrüße sehr, dass durch Öffentlichkeitsarbeit Einfluss auf diese Fehlentwicklung genommen wird, die seit den 1970er Jahren mit Etablierung der sogenannten Programmierten Geburt in der „zivilisierten“ Welt ihren Einzug fand. Obwohl bereits schon in den 1980er Jahren breites Interesse an der sanften, familienfreundlichen Geburt einsetzte, kann 30 Jahre später noch keine Rede von einer Abkehr der Gewaltanwendung im Kreißsaal sein.
Die Praxis der routinemäßigen Dammschnitte steht meines Erachtens der Genitalverstümmelung von afrikanischen Mädchen in nichts nach: Beide Praktiken werden kulturell gebilligt und unter nötigenden Bedingungen durchgeführt. In beiden Fällen wird die geschlechtliche Autonomie von Frauen verletzt.

Geburtsverlauf basierend auf mütterlichem Bericht

Sommer 1982

Sa. Vormittag	erste Wehentätigkeit
Sa. Nachmittag	Wehen alle 30 Min., fast schmerzlos
Sa. 23h00	Wehen alle 5 Min., keine starken Schmerzen
	Aufbruch in die Klinik
Sa. 23h15	Ankunft, Empfang durch Hebamme,
Sa. 23h30	vag. U durch Hebamme, Durchstoßen der FB, es fließt viel FW

Routine Prozedere: Einlauf, entkleiden, KRH Hemd anziehen, waschen, Rasur

2 Std. in Rückenlage > Presswehen > Info Dr. > 2x Dammschnitt

Geburtsverletzungen Kind: Schlüsselbeinbruch, ausgekugelte Schulter

Geburtsverletzungen Mutter: Doppelter Dammschnitt, Naht

Sonntag 01h30

Verlegung Mutter auf die Geburtshilfestation,

Verlegung Kind ins Kinderzimmer

Medikation Mutter im Wochenbett: Schmerzzäpfchen und Valium

Mutter und Kind verlassen nach 10 Tagen die Klinik

Zusammenfassung der mütterlichen Angaben von Eva-Maria Müller-Markfort

Medizinische Aspekte und ärztlicher Kommentar

Eine junge 20jährige Erstgebärende berichtet von fast schmerzloser, gut erträglicher Wehentätigkeit, die nach 12 Stunden zunehmender Stärke und Intensität zum Gang in die Geburtsklinik führt. Dort wird durch die sofortige Eröffnung der Fruchtblase der Geburtsfortschritt unnötig forciert. Es folgt eine rasche Austreibungsphase mit Dammschnitt. In Rekonstruktion des Geburtsverlaufs muss von einer erschwerten Schulterentwicklung wenn nicht sogar Schulterdystokie ausgegangen werden. Durch einen weiteren Schnitt wird der Dammschnitt erweitert. Das Kind wird mit Schlüsselbeinbruch (Claviculafraktur) und ausgekugelter Schulter (Schulterluxation) geboren. Überflüssiges Manipulieren zur Beschleunigung des Geburtsverlaufs, ohne dabei die Gebärende mit einzubeziehen, postpartale Kreislaufprobleme, Wundheilungsstörungen am Scheideneingang und nicht zuletzt die schwere psychische Traumatisierung durch übergriffige Verhaltensweisen der betreuenden Hebammen und Ärzte bereiten den Boden für eine posttraumatische Belastungsstörung.

Geburt

Routinemäßige Fruchtblaseneröffnung, Rasur der Schamhaare, stündliche vaginale Untersuchungen, Schmerzstillung mit Opiaten (in Deutschland üblicherweise mit Dolantin, Wirkstoff Pethidin), routinemäßige Dammschnitte – das waren seit den 1970er Jahren in Deutschland Bestandteile der *Programmierten Geburt*. Diese berief sich wie in fast allen industrialisierten Ländern auf das irische Konzept der aktiven Geburtsleitung (*Active Management of Labour*) von O'Driscoll, einem Gynäkologen aus Dublin (34)[80], das durch gezielte Interventionen Geburten effektiver und kontrollierbarer machen sollte. In Zeiten des Babybooms für den klinischen Massenbetrieb entwickelt, sah das Programm standardisierte Routineeingriffe vor. Die Frau als individuelle Person, als aktiv Gebärende kam dabei nicht vor (35). Soviel zum Hintergrund des vorliegenden Geburtsberichts.

Im vorliegenden Geburtsbericht gleitet die Schwangere durch eine geradezu sanft beginnende Eröffnungsphase in die Geburt hinein. Beginnend bei der Kreißsaalaufnahme ist sie mit einer Klinikroutine konfrontiert, die trotz „Leboyer-Etikett“ noch ganz der programmierten Geburt verhaftet ist.

Die Eröffnung der Fruchtblase während der ersten vaginalen Untersuchung durch die Hebamme ist bei offensichtlich schon weit fortgeschrittenem Geburtsbefund, sowie regelmäßiger und bereits effektiver Wehentätigkeit überflüssig. Angesichts der damals herrschenden Vorstellungen von Hygienestandards kann die rücksichtslos in Kauf genommene Überflutung von Kleidern und Liege mit Fruchtwasser, das Gelächter der Hebamme beim Anblick der erschreckten Schwangeren nur als Machtdemonstration verstanden werden.

Der weitere Geburtsverlauf ist durch die damals überall übliche Rückenlage während der Austreibungsphase geprägt. Individuelle Ansprache, Ermutigung oder gar Erklärungen erlebt die junge Frau dabei nicht. Ob ein wehenfördernder Tropf zum Einsatz kommt, der die Geburt zusätzlich beschleunigt, erfahren wir nicht, da der Originalgeburtsbericht nicht mehr vorliegt.

Vermutlich wird in der letzten Geburtsphase ebenso wie schon zu Beginn der Geburt ein forciertes Geburtsmanagement angewendet. Es kommt zur Schulterdystokie. Neben hohen Geburtsgewichten über 4000g sind gesteigerter Wehentropfeinsatz, verfrühtes Mitpressen, Anwendung des Kristellerhandgriffs[81] und andere beschleunigende

[80] s. Medizinische Fachliteratur, Teil III

[81] s. Stichworte, Teil III

Interventionen mögliche Ursachen einer Schulterdystokie, die beim Kind Schulterluxation, Plexusparese[82] und Claviculafraktur[83] zur Folge haben können.

Bei der Schulterdystokie handelt es sich um eine Einstellungsanomalie der Schultern des Kindes nach Geburt des Kopfes. Die Schulter „hängt" dabei auf dem Schambein fest (hoher Schultergradstand) oder dreht sich im kleinen Becken nicht in den erforderlichen tiefen geraden Durchmesser (tiefer Schulterquerstand). Ein seltener (in 0,1-0,6% aller Geburten) (36), meist überraschend eintretender geburtshilflicher Notfall, der bei Geburten in aufrechter Position wesentlich seltener beobachtet wird als bei Geburten in Rückenlage. Unbedingt sollten die Beteiligten in dieser Situation – wie übrigens auch bei jedem anderen Notfall – Ruhe und einen kühlen Kopf bewahren, um dann die entsprechenden Notfallmaßnahmen einzuleiten. Dazu gehören im Wesentlichen das sofortige Abstellen eines laufenden Wehentropfes, geburtshilfliche Techniken wie das McRoberts-Manöver (mehrmaliges Überstrecken und Beugen der mütterlichen Beine in Kombination mit Druck von außen auf das Schambein) und eventuell muss zusätzlich ein Dammschnitt angelegt oder ein bereits durchgeführter erweitert werden.

Auch Frauen, die während einer Geburt auf mehr fachliche Aufklärung und menschlichen Beistand zählen können, haben schon Probleme eine derart belastende Notfallsituation zu verarbeiten. Um wieviel schwieriger und traumatisierender das Erlebte für Thea sein muss, bringen Sätze wie *„Ich liege hier aufgeschlitzt, alleine mit meinem Blut,...in einem unsäglichen gefühlsmäßigen Aufruhr, ohne Kind, ohne Freude, ohne Liebe und ohne Trost"* zum Ausdruck. Und in der Tat verstärken Angst und Ungewissheit darüber, was mit ihr und dem sofort nach der Geburt entfernten Kind passiert, die Schmerzen der Geburtsverletzungen.

Ihre Kreislaufprobleme nach der Geburt können Folge dieser Schmerzen und dem verabreichten Schmerzmittel Valium sein. Im übertragenen Sinn findet die bei den demütigenden Visiten empfundene Ohnmacht ihren psychosomatischen Ausdruck im Ohnmächtig werden beim Toilettengang.

Noch bis vor 10 Jahren war es in vielen Kliniken hierzulande üblich, das Verheilen von Geburtswunden bei Visiten zu Ausbildungszwecken des ärztlichen und pflegenden Personals öffentlich zur Schau zu stellen. Medizinisch gesehen besteht keine Notwendigkeit, die in aller Regel problemlose Abheilung von Dammschnitten und Dammrissen, täglich durch Aufspreizen des Genitalbereichs zu begutachten. Einfache Spülungen mit warmem Wasser nach jedem Toilettengang in persönlich intimem Rahmen, ein gelegentlicher Blick durch die Hebamme, falls noch Beschwerden bestehen, sind ausreichend.

[82] Lähmung der Nervenfasern für Schulter und Arm

[83] Schlüsselbeinbruch

Nahttechniken und –-material wurden vor 30 Jahren exzessiver als heute eingesetzt, waren weniger gut verträglich und haben langfristig häufiger zu Empfindungsstörungen geführt.

Das wird im vorliegenden Bericht eindrücklich als Pochen, *„Gefühl wie beim Kontakt mit einem elektrischen Weidezaun"*, Wahrnehmung der Narbe *„wie ein eingenähter Metallstift"* beschrieben. Diese Nervenirritationen können ebenso wie verengende Narbenspangen oder wie im vorliegenden Fall ein klaffender Scheideneingang zur Beeinträchtigung sexuellen Erlebens führen. Solche Veränderungen können heute mit kosmetisch guten Ergebnissen und ohne Tabu operativ korrigiert werden. Die seelischen Verletzungen bedürfen einer weitaus größeren, umfassenderen und behutsamen Für- und Nachsorge.

Vorstellungen von in die Scheidenöffnung eindringender Luft, Schwimmbadwasser oder infektiösen Keimen angesichts eines klaffenden Scheideneingangs sind zwar nachvollziehbar, decken sich aber nicht mit der Anatomie der Scheide, die trotz Formveränderungen ihres Ausgangs Wasser oder Luft nur unter hohem Druck bis in die Tiefen ihres Gewölbes eindringen lässt. Bakterien und andere Keime, die meisten vom eigenen Darm ausgehend, können jederzeit in die Scheide gelangen, werden aber durch das natürlich saure Milieu der leicht feuchten Scheideninnenwände abgewehrt. Auch Schwimmbadkeime können einer normal angesäuerten Scheide nichts anhaben und nicht einfach zu Entzündungen führen.

Noch ein Wort zur Harninkontinenz. Die Tatsache, dass beim Niesen und Husten Urin verloren geht, spricht für eine Schwäche des muskulären Beckenbodens zusammen mit lockerem Bindegewebe des kleinen Beckens. Lange glaubte man, dass die mechanische Belastung des kleinen Beckens durch Presswehen bei der Geburt wesentliche Ursache für Harninkontinenz sei. Dies führte unter anderem zur Rechtfertigung so manchen geplanten Kaiserschnitts, weil damit angeblich Belastungsinkontinenz vermieden werden könnte.

Wir wissen heute, dass viele Faktoren zu Urinverlust durch die Belastung des Beckenbodens beim Husten und Niesen führen und der normalen Geburt als Ursache eine zu große Bedeutung zugemessen wurde. Ursächliche Faktoren sind unter anderem: Schwache muskuläre Beckenbodenstrukturen durch mangelndes Training, Fehlhaltungen, falsche Belastungen, konstitutionelle, also durch individuelle Veranlagung bedingte Bindegewebsschwächen, hormonelle Umstellungen im Rahmen der Wechseljahre, die die Gewebebeschaffenheit der Scheide beeinflussen. Breitgefächerte Entwicklungen im urogynäkologischen Teilgebiet der Frauenheilkunde erlauben heute den Einsatz sowohl beckenbodenstärkender und organerhaltender Methoden als auch eine Auswahl an individuell angepassten teils minimal invasiven, operativen Methoden. Dabei wird zunehmend auch die Erhaltung eines ungestörten Sexuallebens mit berücksichtigt, Würde und Wünsche der Frau mit einbezogen.

Diese positiven Entwicklungen, aber auch die endgültige Verbannung des routinemäßigen Dammschnitts tragen zumindest teilweise zur Verhinderung körperlicher Spätfolgen traumatisierender Geburtsverläufe bei. Bonding, Stillförderung und das Bemühen um individuell begleitete Geburtsverläufe lassen Alternativen erkennen, wie seelische Kränkungen durch Gewalterfahrungen während einer Geburt in Zukunft vermieden werden können.

Eine Geburt ist eine absolute Grenzerfahrung. Die Schwangere war auf die Geburt vorbereitet, aber nicht auf diese Gewalt. Wir erfahren von einer interventionsreichen, programmierten Geburt mit körperlichen und seelischen Spätfolgen. Durch ihre Aufarbeitung wird hoffentlich Sprachlosigkeit überwunden. Wenn die Sprachlosigkeit beendet wird, kann vielleicht eine selbstbewusste Geburtskultur entstehen, die Respekt vor dem autonomen Vorgang des Gebärens hat und nur dann eingreift, wenn es wirklich notwendig ist.

Ulrike Bös

Therapeutische Aspekte und Reflexionen

Mit dem Bericht von Thea über ihre Geburt im Jahr 1982 spannen wir einen Bogen zu den Anfängen einer seit Jahrzehnten immer offensiver werdenden Geburtsmedizin. Medikamentenarsenale und Technik eroberten die Kreißsäle. Frauen und Kinder waren und sind dem ausgesetzt, ohne es zu ahnen, ohne darauf vorbereitet zu sein. Die Öffentlichkeit nahm davon Jahrzehnte keine Notiz. Es scheint, dass die Dramen in den Kreißsälen unbemerkt blieben, *selbst* von den Frauen, die von der Frauenemanzipationsbewegung angesprochen worden waren. Die Geburtenregelung durch die Pille, § 218 und Konzentration auf gleichberechtigte Teilhabe an Bildung und Arbeitsmarkt standen immer im Vordergrund. Dass Frau sein *und* Emanzipation *und* Kinder zusammengehören, zumindest sich nicht ausschließen, blieb Thema am Rande.

Die mängelbehaftete Geburtskultur wurde nur von Nischenkämpferinnen überhaupt wahrgenommen. Der Kreißsaal konnte so zum medizinischen Experimentierfeld ohne öffentliche Kontrolle werden. Was für erkrankte Schwangere entwickelt worden war, fand Verbreitung zur routinemäßigen „Behandlung" von gesunden Schwangeren. Gefeiert werden das Überleben immer jüngerer Kinder, vorgeburtliche Operationen und zuletzt die Geburt eines Kindes im MRT[84]. 60 000 zu früh geborene Kinder werden gesellschaftlich hingenommen, der massenhaft angewandte Kaiserschnitt den Frauen selbst in die Schuhe geschoben.

Um welchen Preis geschieht das alles? Welche Opfer bringen die Familien und die Kinder, die in einer Gesellschaft mit solcher Geburtskultur leben?

Für Thea ist der Absturz in Enttäuschung, Schmerz und Wut doppelt. Sie hatte sich informiert. Sie wusste um die sanfte Geburt, hatte Leboyer gelesen und Kenntnis vom Rooming-In. Das war damals ungewöhnlich für eine Zwanzigjährige. Die Gleichzeitigkeit von Reformgedanken und technischem und medikamentösem Übergriff auf diese junge Frau mussten verwirrend für sie sein. Sie spricht von „Locklüge", denn der Widerspruch zwischen Angebot und Wirklichkeit war ja eklatant. Wir sehen, dass zu dieser Zeit während der Geburt das „gekonnte Abwarten" längst einem medizinischen Eingreifen gewichen war. Valium zur Schmerzbekämpfung – obgleich gestillt wurde – Valium auch zur Beruhigung bei vorzeitigen Wehen. Das sind nur zwei Beispiele für die Interventionsfreudigkeit am Bett von Schwangeren. Schwer lassen sich gesundheitliche Langzeitfolgen nachweisen, vor allem, wenn sie psychischer Natur sind und auch, weil es keine wissenschaftlichen Untersuchungen dazu gibt.

Die Praxis des Wegtragens von Kindern, „Fütterung" im Vierstundentakt – so sehen wir, war noch lange nicht überwunden. An diesem Punkt hat sich zum Glück vieles gewandelt. Jedoch sehen wir, wie rücksichtslos die Gesellschaft mit der schutzwürdigen Phase der beginnenden Mutterschaft umgehen kann, wenn die wesentlichen Aspekte aus dem Blick geraten und andere gesellschaftlich hervorgebrachte „Bedürfnisse" in den Vordergrund rücken.

Die junge Mutter Thea geriet in eine Rechts- und Schutzlücke. Anfangs kämpfte sie und versuchte, juristischen Beistand zu bekommen. Letztlich blieb ihr nur der Weg des Schweigens und der Verdrängung in die Sprachlosigkeit, weil sie niemanden findet, der an ihre Seite tritt und ihr Glauben schenkt. Das ist nach der erlittenen Körperverletzung der zweite Skandal, der hier zu erwähnen ist.

Wie wir sehen, finden dreißig und mehr Jahre lang die Themen Dammschnitt, Kopfschwartenelektrode, Mikroblutuntersuchung, routinemäßiger Medikamenteneinsatz nur am Rande Beachtung. Einzelne Frauen und Männer unter Hebammen, Pränatalpsychologen und Ärzten mahnen seit Jahrzehnten, ohne durchschlagende Resonanz. Das ist der dritte Skandal unserer Geburtskultur, die fest in den Händen von Technokraten, sich auf Technik und Medizin gestützten Medizinern und Pharmazie zu liegen scheint.

---

84 Magnet-Resonanz-Tomograph. Geburt eines Kindes als „Weltneuheit" gefeiert und am 7.12.2010 von der Charité Berlin veröffentlicht.

Doch ganz so negativ fällt die Bilanz nicht aus, da sich die Stimmen umsichtiger Frauen und Männer mehren. Wenn die Spanne von Kaiserschnittgeburten zwischen 17,7 und 45 % liegt[85], ohne dass man einen medizinischen Grund benennen kann, dann sehen wir, dass es einzelne Menschen sind, die ihr Handeln verantwortlich reflektieren oder eben nicht. Erwähnen möchte ich den Aufruf des Arbeitskreises Frauengesundheit (AKF), bestehend aus Gynäkologinnen, Hebammen, Psychologinnen usw., der zu einem Bündnis gegen den Kaiserschnitt[86] aufruft. Auch mehren sich kritische Stimmen zu den ausufernden IGe-Leistungen und zur Pränataldiagnostik, die mehr und mehr die Selektion im Auge zu haben scheint.

Die Stimme von Frauen auf der persönlichen Ebene ist wichtig, weil daraus Betroffenheit entstehen kann. Es ist nötig, das Schweigen aufzuweichen und die Menschen in den Kliniken über das Erlebte zu informieren. Niemand würde sich dem, was Eltern, die bei ihnen ihr Kind bekommen haben, zu sagen haben, entziehen können.

Auf politischer Ebene, wie Thea es fordert, gibt es sehr viel zu tun. Die Hebammenverbände sind dabei, ihre Arbeitsbedingungen außerklinisch deutlicher zu vertreten als in vergangenen Jahrzehnten. Auch sie mussten ihre Sprache wiederfinden, nachdem sie merkten, dass sie doch Rückhalt in der Bevölkerung haben. Und die Tatsache, dass wir definitiv keinen ausreichenden vorgeburtlichen Kinderschutz ab der 13. Schwangerschaftswoche vor medizinischen Ein- und Übergriffen haben, gehört in die Öffentlichkeit und ins Bewusstsein der Kinderschutzorganisationen. Das Mutterschutzgesetz bedarf dringend der Erweiterung, um des Schutzes von jungen Frauen vor unseriösen Gesundheitsmarktangeboten[87] willen. Wie bekannt sein dürfte, bezieht sich das Mutterschutzgesetz lediglich auf den Arbeitsschutz.

Eklatante Versäumnisse im Kinderschutz sind zu beklagen, auf Kosten von jungen, hoffnungsvollen Eltern und Kindern. Das zu korrigieren, darf nicht länger aufgeschoben werden.

Ein letztes Wort sei an Thea gerichtet: Danke, dass Sie aus Ihrer Generation sich getraut haben, das Schweigen zu brechen. Ich wünschte, dass ihr Bericht Frauen der Generation „Programmierte Geburt“ ermutigt, Ihrem Beispiel zu folgen.

Irene Behrmann

---

85 s. Portal Bertelsmannstiftung: https://faktencheck-gesundheit.de/fakten-zum-gesundheitswesen/interaktive-karten-zu-regionalen-unterschieden/kaiserschnitte/

86 Aufruf des Arbeitskreises Frauengesundheit (AKF), Anhang

87 s. Gerichtsurteil zur Nabelschnurbluteinlagerung: http://www.greenbirth.de/html/nabelschnurblut.html

TEIL II

ZUM HINTERGRUND KLINISCHER GEBURTEN

HILFEN NACH DER GEBURT

Die Klinikgeburt wird üblich[88]

Was heute als normal erscheint, ist das Ergebnis von gesundheitspolitischen Weichenstellungen, die vor ca. 40 – 50 Jahren vorgenommen wurden. Dazu gehörten vor allem zwei Maßnahmen:

Um Frauen zur Vorsorge in die Frauenarztpraxen zu lenken, wurde von den Krankenkassen von 1965 bis 1982 ein finanzieller Anreiz geschaffen. Für einen ausgefüllten Mutterpass mit 10 Untersuchungsterminen bekamen Frauen DM 100,- vergütet.

Die kostenfreie Geburt im Krankenhaus. Der Aufenthalt für 10 bis 14 Tage Wochenbettzeit, eine allseits anerkannte Schonzeit, wurde zu einer großen Entlastung für junge Frauen und besonders von Mehrgebärenden dankbar in Anspruch genommen, bröckelten doch bereits die familiären Unterstützungssysteme.

Innerhalb von nur 50 Jahren sorgt eine medizinisch-pathologisch ausgerichteter Blick auf die Schwangerschaft dafür, dass Frauen an ihrer Gebärfähigkeit zweifeln, dass viele ihren intuitiven Fähigkeiten weniger trauen als dem verzerrten Bild ihres Kindes auf dem Monitor. Werdende Eltern setzen „freiwillig“, weil sie nicht wirklich informiert sind, sich und ihr ungeborenes Kind riskanten und Unsicherheit erzeugenden Tests aus. Sie müssen sich umfassend selbst kundig machen, um sich und ihr Kind individuell vor den Begehrlichkeiten eines grenzenlosen Gesundheitsmarktes zu schützen. Das können die wenigsten werdenden Eltern leisten, unabhängig vom Bildungsstand. Je jünger sie sind, desto eher scheinen sie dem medizinischen System und dem Geschäftsinteresse des Gesundheitsmarktes ausgesetzt zu sein.

Inzwischen herrscht ein hoher gesellschaftlicher Druck, der auf dem Status „Schwangerschaft“ lastet. Dem kann sich kaum ein Paar entziehen. Frauen berichten, dass dem Druck zur Pränataldiagnostik und der Lenkung Richtung Klinikgeburt nur sehr schwer zu widerstehen ist.

---

[88] Dieser und die folgenden Texte sind von Irene Behrmann verfasst, es sei denn, eine andere Autorin steht unter dem Text.

Außerklinische Geburten halten sich hartnäckig

In ländlichen Gebieten hielt sich die außerklinische Geburtshilfe all die Jahre hartnäckig. Hebammen blieben nötig, um Geburtshilfe beim ersten, zweiten und dritten Kind zu leisten. Gewachsenes Vertrauen zwischen Frauen und Hebammen ging nie ganz verloren. Die Hebammen-Geburtshilfe, staatlich überwacht, lebt bis heute weiter, Tendenz steigend.

Die außerklinische Geburtshilfe geriet aber zunächst immer mehr ins Abseits. Hebammen fanden in Kliniken geregelte Arbeitszeiten und gesichertes Einkommen. Im Gegensatz zu früheren Jahrhunderten, in denen ausschließlich ältere, erfahrene Frauen Hebammen werden konnten und durch ein Wahlverfahren von den Frauen des Dorfes legitimiert waren, wurde der Ausbildungsberuf Hebamme schrittweise in die Krankenhaushierarchie integriert und häufig zur medizinischen Assistenz bei der Geburtspraxis eingesetzt. Bis auf mehrwöchige Externate an der Seite von außerklinisch tätigen Hebammen, sammeln seither künftige Hebammen ihre Erfahrungen ganz überwiegend innerhalb des arztgeleiteten Kreißsaales.

Die gesetzliche Bestimmung, dass eine Hebamme eine Geburt selbstständig leiten darf, ein Arzt jedoch die Hebamme hinzuziehen muss (Hinzuziehungspflicht), stand vor 25 Jahren sogar auf der Kippe. Die Festschreibung der Hebammen-Geburtshilfe führte zum Fortbestand der unabhängigen Hebammen-Geburtshilfe auch innerhalb und in Kooperation mit Kliniken. So gibt es z. B. die ambulante Beleggeburt mit einer 1:1 Betreuung sowie den sog. Hebammenkreißsaal, der inzwischen in mehr als 10 Kliniken eingerichtet wurde. Im arztgeleiteten Kreißsaal hat die Hebamme den Arzt/ die Ärztin immer auf dem Laufenden zu halten, und viele Entscheidungen werden aus medizinischer Sicht getroffen.

Außerklinische Geburtshilfe bekam seit den 1980er Jahren wieder etwas Aufwind durch einen Teil der Frauenbewegung, der sich vehement gegen die „Programmierte Geburt" wandte. Geburtsvorbereitungskurse durch Geburtsvorbereiterinnen wurden fast flächendeckend angeboten, dank der weitsichtigen Arbeit der „Gesellschaft für Geburtsvorbereitung" (GfG) die zur Vorbereitung der Frauen auf die Geburt Kursangebote konzipierte. Damit schloss die GfG eine Lücke, die durch die Abwanderung der Hebammen in die Krankenhäuser, die Abwanderung der schwangeren Frauen in die Arztpraxen und Kliniken entstanden war.

Innerklinisch bewirkte der Frauenprotest jedoch gar nichts. Im Gegenteil. Rückblickend müssen wir erkennen, dass die Medikalisierung und Technisierung im Kreißsaal ungebremst voranschritt.

Außerklinisch ging es langsam wieder bergauf und einzelne Hebammen wagten, Geburtshäuser zu gründen. Die Hebammen Dorothea Heidorn, Gießen, Raphaela Hoyer in Everswinkel, ein erstes Geburtshaus in Berlin…, stehen für den Anfang einer Bewegung außerklinischer Geburtshilfe. Jährlich werden inzwischen ca. 12 000 Kinder außerklinisch in Geburtshäusern und zuhause geboren. Der Anteil von Hausgeburten liegt dabei gegenwärtig bei ca. 35 %.

Die außerklinische Geburtshilfe hat immer wieder mit starken ärztlichen Widerständen zu tun. Die Gründung der Geburtshäuser brachte vorübergehend Bewegung in die klinische Geburtshilfe. Wände wurden farbig gestrichen, Apparaturen verschwanden hinter Stellwänden, später kamen der Gebärhocker und die Gebärwanne dazu, nachdem diese in den Geburtshäusern Einzug gehalten hatten. Inzwischen ist die Akzeptanz durch die Ärzteschaft etwas gewachsen. Aber von Wertschätzung und Respekt gegenüber außerklinischer Geburtshilfe kann keine Rede sein.

Frauen, die im Geburtshaus entbinden wollen, waren Jahrzehnte lang finanziell benachteiligt. Sie mussten einen hohen Eigenbeitrag leisten. Hebammen haben trotzdem häufig ihre Geburtshilfe auch bei einkommensschwachen Familien geleistet. Mittlerweile gewähren die Krankenkassen den Häusern eine Betriebskostenpauschale und Ersatz für Verbrauchsmittel. Geblieben sind immer noch finanzielle Benachteiligungen gegenüber Frauen, die in die Klinik gehen:

1. Frauen müssen der Hebamme die Rufbereitschaftspauschale bezahlen. Die Klinik hingegen rechnet über Tagessätze die Bereitschaftsdienste mit den Krankenkassen ab.

   (Drei Krankenkassen sind bekannt, welche sich an diesen Kosten ihrer Versi cherten beteiligen.)

2. Frisch entbundene Frauen haben keinen Tag Wochenbettzeit im Geburtshaus. Nur drei hebammengeleitete Einrichtungen deutschlandweit bieten eine stationäre Aufnahme an: Gießen, Heidelberg und Everswinkel.

Die Wochenbettzeit ist zum Stiefkind von Kliniken, Krankenkassen, Gesetzgeber und Familien geworden. Diese Schonzeit fällt mehr oder weniger unter den Tisch. In der Klinik kürzte man zunächst auf sechs Tage. Heute gewährt man den Frauen nur noch wenige Tage Ruhe, selbst nach Kaiserschnitt (3-5). Das geht zulasten der Frauengesundheit, im Grunde ein Skandal und Ausdruck der Abwertung der Geburtsarbeit von Frauen. Auch wenn Hebammen die Nachsorge zuhause übernehmen…, wenn schon ein Geschwisterkind da ist, muss die Mutter viel zu früh wieder fit sein, oft auf Kosten des Stillens des zweiten Kindes. Viele Männer geben ihr bestes und helfen mit. Aber Urlaube bei ungesicherten Beschäftigungsverhältnissen sind nicht immer durchzusetzen. Heutige

Großmütter sind häufig berufstätig und die Wohnungen für den Aufenthalt einer weiteren Person oft zu klein.
Zuerst wurden also die Frauen in die Kliniken lanciert, dann wurden die Pflege-Leistungen der
Wochenbettzeit stufenweise zurückgenommen. Heute entlassen die Kliniken die frisch entbundenen Frauen am dritten Tag. Frauen mit Kaiserschnitt gehen bereits am vierten Tag nachhause. Die Fall-Pauschale der Krankenkasse für eine Geburt verbuchen die Kliniken weiterhin, ohne entsprechende Gegenleistung.
Familiäre Auffangnetze gibt es kaum noch, und nun stehen die frisch entbundenen Frauen am Anfang dieser Kräfte zehrenden Phase der Mutterschaft mehr oder weniger allein da. Um die Nachsorge durch eine Hebamme (Stillen, Nabelpflege usw.) hat sich die Frau selbst zu kümmern. Haushaltshilfen anstelle der früheren Wochenbettpflege steht zwar im Gesetz, wird aber häufig nicht bewilligt. Eine mehrwöchige Schonzeit nach großer Kraftanstrengung scheint nicht erforderlich.

Alle Erfahrung zeigt, dass mit der Möglichkeit, Haushaltshilfe[89] zu verordnen, seitens der Krankenkassen gegeizt wird. Pflege der Wöchnerin? Haushaltshilfe? Finanzielle Absicherung der jungen Familie in der Startphase? Es scheint vielleicht, als seien dies alles antiquierte Forderungen angesichts einer von Technik und Machbarkeit faszinierten Gesellschaft. Mit Elterngeld allein jedenfalls gibt es nicht mehr Kinder in diesem Land. Ein positives Signal ist zu erkennen: Der Gesetzgeber fügte im Juni 2012 die verschiedenen Geburtsorte Hausgeburt, von Hebammen geleitete Einrichtungen, die ambulante Beleggeburt und die Klinikgeburt ins V. Sozialgesetzbuch ein. Damit sind die Wahl des Geburtsortes und die außerklinische Hebammen-Geburtshilfe gesetzlich abgesichert.

Klinik – Ersatz für die pflegende Familie

Die Geburt von Kindern fast vollständig unter geburtsmedizinische und technische Kontrolle gebracht zu haben, stellt einen gravierenden Eingriff in Jahrtausende alte Erfahrungen dar. Mit der Geburt ist das Eintreffen eines neuen Familienmitgliedes im sozialen Nest für alle Beteiligten real spürbar. Weil das „Aus-dem-Ei-Herausschlüpfen“ Schutzlosigkeit und Verletzlichkeit der menschlichen Nachkommen zur Folge hat, muss die Ankunft sozial aufgefangen und abgefedert werden.

[89] Hilfe im Wochenbett ist nicht dasselbe wie häusliche Pflege im Krankheitsfall. Dorfhelferinnen oder Mütterpflegerinnen (http://www.muetterpflege.de, sind fortgebildet, um frisch entbundene Frauen und den Säugling gut zu versorgen)

Adolf Portmann, bedeutender Schweizer Biologe, der sich mit Fragen der Menschlichkeit in Abgrenzung zur Tierwelt befasst, schreibt 1970: „Es gilt, mit äußerster Behutsamkeit dieses Naturgegebene zu bewahren, zu hegen, und nicht vorschnell mit allen Möglichkeiten der Technik in dieses subtile Geschehen einzugreifen. Die Gefährdung des grundmenschlichen Entwicklungsganges ist groß…Es hat sich leise, kaum beachtet in den letzten Jahrzehnten die Vorstellung befestigt, der Mensch sei, vom Standpunkt des Technikers beurteilt, in sehr vielen Hinsichten der Verbesserung bedürftig und auch einer solchen fähig.“[90]

Ein Kind zu gebären ist demnach nicht vergleichbar mit der Eiablage von Tieren, obgleich die menschliche Eihülle und die Form der das Kind umgebenden Gebärmutter einen Vergleich nahelegen. Die Eihülle bietet bis in die Geburt hinein dem Kind Schutz, wenn es sich durch den engen mütterlichen Geburtsweg hindurchdreht. Die mutwillige Öffnung der Fruchtblase ist in den allermeisten Fällen nicht erforderlich. Sie beschleunigt die Geburt sogar unnötig auch dort, wo es nicht angebracht ist und zieht oft Folgeinterventionen nach sich.

Ein Kind muss sich während seiner Geburt langsam an die neue Situation anpassen. Hast, Ungeduld, zusätzliche Wehenmittel haben auch für das Kind Folgen und werfen es leicht aus seinem Bewegungs-Ruhe-Rhythmus mit der Mutter heraus. Das kann sich nachgeburtlich in einem unausgeglichenen Schlaf-Wach-Rhythmus zeigen. Je mehr Eingriffe gemacht werden, desto mehr Anpassungsleistungen sind erforderlich. Was medizinisch üblich geworden und damit klinischer Norm entspricht, kann dem ursprünglichen Bedürfnis von Kindern diametral entgegen stehen. Gestresste Kinder reagieren noch lange Zeit nach der Geburt. Sie sind häufig Schreikinder und brauchen erhöhten Pflegeaufwand, am Tag und in der Nacht.

Je weiter sich eine Geburtspraxis von natürlichen Erfordernissen entfernt, desto größer ist die Gefahr einer Traumatisierung für das Kind und die Mutter gegeben. Ein Geburtstrauma entsteht dadurch, dass die vorgesehene physiologische Kontinuität des Wachsens im Mutterleib und des Überganges bei der Geburt fremdbestimmt leicht aus der inneren Balance geraten. Mutter und Kind „wissen“ nicht mehr, wo es lang geht. Sie verlieren die Orientierung, und sie verlieren den Kontakt zueinander.

Der physiologische Ablauf von Schwangerschaft und Geburt – so das Ergebnis der prä- und perinatalen Psychologie und Medizin - ist hormonell fein aufeinander abgestimmt und störanfällig. Störungen können durch soziale Versäumnisse, medikamentöse und technische Eingriffe entstehen, die dann weitere Eingriff nach sich ziehen. Eine Mutter kommentiert: „Sie beseitigen Probleme, die ich ohne sie nicht gehabt hätte“.

---

[90] Adolf Portmann (1970)

Soziale Versäumnisse sind:

a) fehlender Schutz, fehlende Achtsamkeit, gedankenlose, missachtende und demütigende Äußerungen, Aufbau von Zeitdruck, Schichtdienste, zur Begleitung ungeeignete Hebammen, Ärzte/ Ärztinnen, fehlende familiäre Unterstützung, Anordnen von Maßnahmen wie die „Verweilkanüle für alle Fälle", Unterwerfen der Gebärenden unter die Krankenhausroutine: „Bei uns ist das so", Drohungen, Ängstigungen, Einschüchterungen: „Dicke Kinder haben oft Löcher im Herz", Ungeduld, wenn das Kind einige Tage „übertragen" ist, Überredung zur Einleitung der Geburt bei geringfügiger Überschreitung des errechneten Geburtstermins. Wegnahme des Kindes von den Eltern, Unterlassung von Anerkennung während der Geburtsarbeit, die Eltern allein lassen, Prognosen, welche die Eltern stressen.

Medikamentöse Eingriffe, die in der Schwangerschaft und während der Geburt stören können:

b) Oxytocin-Belastungstest

c) Routinemedikation: Wehenmittel, Schmerz- und Betäubungsmittel, Psychopharmaka, Beruhigungsmittel, muskulär oder über die Verweilkanüle verabreicht. Die Verabreichung von Medikamenten wirkt sich auch auf das Kind aus. Bei der PDA verliert das Kind den Kontakt zu seiner Mutter, weil die Mutter nichts mehr fühlt, nicht mehr muskulär aktiv reagieren kann, z. B. durch eine intuitive Lageveränderung. Darauf kann das Baby mit „schlechten Herztönen reagieren", was häufige Ursache für den Kaiserschnitt ist.

d) Wehenmittel unterscheiden sich in ihrer Wirkung von natürlichen Wehen. Sie bewirken stärkere Schmerzen. Da liegt es nahe, schmerzlindernde Mittel zu geben, die eventuell den Kreislauf der Mutter absenken.

e) Die vorzeitige Einleitung und Kaiserschnitt schon ab der 38. Woche bedeutet massenhafte Missachtung von Kinderrechten auf eine selbstbestimmte Geburt und physiologische Selbstregulation. Z.B. drehen sich viele Kinder in Beckenendlage noch kurz vor der Geburt in der 39.-41. Woche in die günstigere Schädellage.

Technische Eingriffe in der Schwangerschaft und während der Geburt stören die Mutter und das Kind. Zu viele US-Untersuchungen, offensive Pränataldiagnostik, operative Eingriffe wie Kaiserschnitt, Zangen- oder Saugglockeneinsatz, Dammschnitte. Auch wenn diese Eingriffe medizinisch indiziert und damit gerechtfertigt sind, müssen sie körperlich und seelisch von Mutter und Kind nachfolgend verarbeitet werden.

Werdende und junge Eltern haben kaum die Chance, sich objektiv zu informieren. Das Geschäft mit der natürlichen Sorge und den Ängsten werdender Eltern um ein gesundes Kind blüht in Gestalt eines aufgeblähten IGe-L Gesundheitsmarkt-Angebotes. Das Interesse an dieser Zielgruppe macht vor nichts halt, wie wir an der verharmlosenden, offensiven Bewerbung von MRT-Untersuchungen an Ungeborenen sehen können.[91]

Traumatisierende, verletzende, entmündigende Geburtserlebnisse haben Folgen für die Mutter und das Kind. Die Frauen fühlen, dass falsch war, wie es war, und sie tragen sich mit Schuldgefühlen, was sich in der Beziehung zum Kind auswirkt. Sie brauchen zum Teil Jahre, um sich von der Geburt auch psychisch zu erholen, länger, um sich für ein zweites Kind zu entscheiden. Das bedeutet, sie baden individuell aus, was durch medizinische Praxis und Routine verursacht wurde.

Durch Dauerbelastung geraten Frauen in Stressspiralen. Die Schwelle zu Depressionen, Gewaltausbrüchen durch Strapazen und Überforderung sinkt. Der Zusammenhang zwischen medizinischer Geburtspraxis und Zunahme an Depressionen bei Müttern und anpassungsschwierigen Kindern ist augenfällig, wird aber weitestgehend ignoriert und abgewehrt, trotz jahrelanger internationaler Stressforschung. Ein allmähliches Umdenken ist jedoch festzustellen.

Anstoß zur Reform der Klinikgeburt: Die GKV-Pilotstudie zum Vergleich von Geburten gesunder Frauen in Kliniken und Geburtshäusern 2011

Ein Vergleich heutiger Geburten von Frauen, die alle außerklinisch hätten gebären können, wirft ein Licht auf die Klinikgeburt. Die Studie offenbart einen Qualitätsrückstand der Kliniken gegenüber außerklinischen Geburten. Frauen und deren Kinder sind nachgewiesenermaßen bei der Klinikgeburt in erheblichem Maße benachteiligt.

Bei der Pilotstudie[92] der GKV (Gesamtverband der gesetzlichen Krankenkassen) vom November 2011, wurden 70 803 klinische Geburten aus Hessen mit 21 983 außerklinischen Geburten in von Hebammen geleiteten Einrichtungen (bundesweit) verglichen. Nur reife, spontan geborene einzelne Kinder in Schädellage, ohne Risiken, wurden in der Studie berücksichtigt.

---

91 s. Anhang, Versäumnisse im Mutter- und Kinderschutz

92 Studie des GKV-Spitzenverbandes, unterstützt vom Medizinischen Dienst des Spitzenverbandes Bund Krankenkassen e.V., zusammen mit den Hebammenverbänden DHV und BfHD sowie dem Netzwerk der Geburtshäuser e.V. und der Gesellschaft für Qualität in der außerklinischen Geburtshilfe e.V.

Wir greifen drei Vergleichspunkte heraus:

Dammverletzungen

In Kliniken blieben nur 29,8 % der Gebärenden unverletzt, hingegen in von Hebammen geleiteten Einrichtungen waren es wesentlich mehr, nämlich 41,2 % der Frauen, die keine Dammverletzung davontrugen (S. 25 der Studie).

Gebärstellung

Seit 40 Jahren wird in Fachkreisen die Bedeutung einer physiologisch günstigen Gebärposition diskutiert. Nachweislich verkürzt sich die Dauer der Geburt ohne medizinische Interventionen, wenn die Schwerkraft genutzt wird und das Gewicht des Kindes mit hilft, den Geburtsweg zu passieren.

Der Vergleich zeigt, dass Krankenhäuser die Ergebnisse aus sämtlichen Vergleichsstudien beinahe konsequent ignorieren. Frauen und Kinder in Kliniken sind demnach in Bezug auf eine physiologisch günstige Gebärstellung gravierend benachteiligt.

Gebärposition	Hebammen Einrichtung	Krankenhaus
Horizontal	23,7 %	86,1 %
Vertikal	36,0 %	4,7 %
Wassergeburt	22,1 %	4,5 %
Anderes	18,2 %	4,7 %

(S. 25 der Studie)

Zur liegenden Geburt, die vor ca. 160 Jahren von Medizinern durchgesetzt wurde, äußert sich Peter MacNaughton Dunn, Prof. of Perinatal Medicine and Child Health and Consultant to WHO, Universität Bristol: „Wie mittlerweile in etlichen Veröffentlichungen gezeigt wurde, könnte keine andere Haltung unnatürlicher und unphysiologischer sein. Im Resultat wird das Gebären in Rückenlage länger, schmerzhafter und gefährlicher gemacht. Wenn nur mehr Aufmerksamkeit auf Beweglichkeit, Haltung und Nutzung der Schwerkraft gerichtet würde, bestünde weniger Bedarf an Wehenunterstützung, Schmerzmitteln, Zangen- und Kaiserschnittentbindungen.“ [93]

Einsatz von Medikamenten unter der Geburt

In von Hebammen geleiteten Einrichtungen kommt es bei 6,6 % der Gebärenden zum Einsatz von Wehenmitteln.

In Kliniken sind es 19,0 % der gesunden Gebärenden, die Medikamente zur Wehenbeeinflussung erhalten. Auch hier sei daran erinnert, dass lediglich Spontangeburten verglichen wurden, bei denen die Frauen nach der Ausgangslage auch außerklinisch hätten entbinden können.

Die GKV-Pilotstudie schafft eine neue Ausgangslage zur Beurteilung und vor allem zur Reform klinischer Geburtspraxis.

Eine weitere Untersuchung wirft ein Licht auf Geburten in Kliniken insgesamt. Die Auswertung von ca. 1 Mill. Krankenhausdaten aus Niedersachsen zeigt: Bei 93 % der Frauen werden Medikamente verabreicht oder wird mit Technik interveniert. Nur 7 % erleben eine Geburt ohne medizinische Eingriffe (Schücking 2007).

Geburt - Vom natürlichen Verlauf zum medizinisch zu überwachenden Ereignis

Der physiologische Prozess der Zeugung, des Wachsens im Mutterleib und der Geburt eines Kindes wird bis heute in seiner Einzigartigkeit als Gabe der Natur oder Geschenk Gottes aufgefasst. Diese Einstellung scheint zu verblassen. Ein Kind zu zeugen, auszu-

[93] Mc Naughton Dunn, Peter (1995)

tragen und zu gebären, gerät mehr und mehr in den Sog technischer Interventionen, Überwachung und Machbarkeitsvorstellungen.

Der Weg dahin nahm seinen Anfang im Zuge der Etablierung einer Medizin, die ab dem 18. Jahrhundert einen rasanten Aufstieg erlebte und sich der Domäne der Frauenheilkunde in der Hand von Hebammen und Heilerinnen bemächtigte. Es sei daran erinnert, dass die Erforschung des schwangeren Frauenkörpers mit der Enteignung der Zuständigkeit der Genannten für die Frauengesundheit verbunden war.

Die lange Zeit ausschließlich männlich beherrschter Medizin der Moderne brauchte dennoch viele Jahrzehnte, um die Frauen vom männlichen Sachverstand in Sachen Geburt zu überzeugen. Dabei wurde mit Gewalt nachgeholfen und in sog. Accouchiranstalten wurden „liederliche Weibsstücke" den Studenten der Gynäkologie als Untersuchungsobjekte zugeführt.[94] Diese Historie ist von der männlich bestimmten Medizin eine gern verschwiegene und kaum reflektierte Tatsache der Missachtung und Gewaltausübung gegenüber schwangeren und gebärenden Frauen. Damit verbunden ist der Versuch der Herabsetzung der Hebammenkompetenz, wie es in Kliniken häufig faktisch der Fall ist. Gewalt gegenüber Schwangeren und Gebärenden setzt sich in Kliniken bis heute subtil und offen fort: z. B. durch den routinemäßig durchgeführten Dammschnitt von der Vagina aus, durch viele, oft unnötige vaginale Untersuchungen und weiteres technisches Arsenal, welches seit Jahren zur Anwendung kommt:

Das **CTG**[95] wird in der Schwangerenbetreuung ohne medizinische Indikation in äußerst bedenklichem Umfang eingesetzt, obwohl eine erhebliche Belastung des Kindes durch hoch-energetische Dopplerwellen bewiesen ist, ohne nachweisbaren Nutzen. Auch international anerkannt bietet das CTG unter der Geburt keinen Vorteil für das Kind oder den zu erwartenden Geburtsverlauf. Im Gegenteil, die Anwendung dieser Technik über eine Indikation hinaus ist in Fachkreisen umstritten.

Ultraschall lässt den Kopf des Ungeborenen messbar vibrieren. Aus gutem Grund bezahlen Krankenkassen nur drei dieser Untersuchungen. Der Gebrauch dieses Gerätes wurde immer weiter zu einer visuellen Dienstleistung als IGe-Leistung ausgebaut (Baby-TV, US- Flatrate). Mittlerweile gibt es private Anbieter für dieses Geschäft mit werdenden Eltern. „Was Ärzte dürfen, kann uns nicht verboten werden", argumentiert ein solcher Dienstleister auf Anfrage.

---

94 Marita Metz-Becker: Der verwaltete Körper. Campus Verlag Frankfurt/ M. 1997, S. 32.ff.

95 Die folgende Aufzählung folgt einem Aufruf zu Versäumnissen im vorgeburtlichen und geburtlichen Mutter- und Kinderschutz, vollständig s. Anhang, Teil III

Geburtseinleitungen. Wehenmittel bringen das hormonelle Zusammenspiel zwischen Mutter und Kind durcheinander, was zu Komplikationen führt und dadurch weitere medizinische Interventionen nach sich zieht. Die Praxis der Geburtseinleitung hat sich weiter verschärft, indem Kinder ab der 38. Woche per Kaiserschnitt geplant „geholt" werden, obwohl die damit verbundenen Gefahren für den Geburtsverlauf und für die Gesundheit von Mutter und Kind bekannt sind (z. B. viermal so häufige Erkältungs- und Bronchialkrankheiten, lt. dänischer Studie an über 35 Tausend Kindern eines Jahrganges[96]).

Medikamente. Während der Geburt werden häufig routinemäßig z.B. Opiate, hoch potente Schmerzmittel und Psychopharmaka verabreicht. Dies überlagert das hormonelle Zusammenspiel zwischen Mutter und Kind, und die Medikamente gelangen auch in den Blutkreislauf des Kindes. Kinder werden durch medikamentöse Eingriffe in ihrer körperlich-seelischen Gesundheit verletzt. Ein Einstieg zu späterem Drogenkonsum kann nicht ausgeschlossen werden (Therapeutenbeobachtungen).

Mikroblutuntersuchung (MBU). Dem Kind, das sich mitten in seiner Geburt befindet, werden eine oder mehrere Schnittverletzungen, je nach Dauer der Geburt, am Kopf zur Blutgewinnung zugefügt. Man rechtfertigt diese Körperverletzung damit, dass dadurch operative Eingriffe bei und nach der Geburt vermieden werden könnten. Eine evidenzbasierte Risiko-Nutzen-Bewertung, welche die kindlichen Interessen berücksichtigt, fehlt. Auch diese Körperverletzung ist bundesweit üblich geworden, mit steigender Tendenz.

Kopfschwartenelektrode. Während der Geburt, noch bevor der Kopf des Kindes sichtbar ist, werden zwei Drähte durch den Muttermund eingeführt und die gebogenen spitzen Drahtenden unter die Kopfhaut des Kindes gedreht, genannt „interne Ableitungstechnik" zur „Verfeinerung" des CTG zur Herztonüberwachung.

Diese Körperverletzung wird seit mehr als 20 Jahren ungefragt routinemäßig praktiziert. Der medizinische Nutzen steht in keinem Verhältnis zur Verletzung des Kindes. Verbreitung: bundesweit, mit abnehmender Tendenz.

MRT–Diagnostik. Trotz des Mutterschutzgesetzes werden MRT-Untersuchungen bereits vor der Geburt durchgeführt. Schädigungen durch Lärm, Vibration (ausdrücklich im MuSchG § 4 erwähnt) und Magnetwellen sind nicht auszuschließen. Magnetwellen in dieser Stärke kommen in der Natur nicht vor. Es ist unklar, welche Wirkung sie auf das fetale Hämoglobin (Eisenatome) haben. Mögliche Störungen von Zellkernen, z. B. der Keimzellen, würden erst in vielen Jahren deutlich werden.

---

96 http://www.greenbirth.de/html/8-5-daenische-studie.html

Zur Situation der GeburtsmedizinerInnen

„*Eine Geburt ist eine absolute Grenzerfahrung. Ich war auf eine Geburt vorbereitet, aber nicht auf diese Gewalt.*" Dieser Satz aus dem 12. Erfahrungsbericht über eine Geburt, wie sie 1982 in einer Klinik erlebt wurde, veranlasst mich zu einigen Anmerkungen bezüglich der Berufssozialisation von Frauenärztinnen/ Frauenärzten. Aber auch die jahrelange Arbeitserfahrung als Gynäkologin in den Kreißsälen verschiedener Kliniken in Deutschland und im Ausland machen augenfällig, dass die allzu oft abwertenden, zynischen und manipulativen Verhaltensweisen beim entnervten Kreißsaalpersonal – seien dies Hebammen, FrauenärztInnen, AnästhesistInnen oder Pflegekräfte – im Kontrast zur sehr besonderen Situation einer Gebärenden steht, die als Nicht-Kranke eine intime, vertrauensvolle und unterstützende Umgebung für die Geburt benötigt.

Die medizinische Ausbildung an deutschen Kliniken und Universitäten war von je her durch starre Hierarchien geprägt, in denen unter hohem Arbeits- und Leistungsdruck gut funktionierender medizinischer Nachwuchs herangezogen werden sollte. Anfang der 90er Jahre waren Chefarztparolen wie „Der Arzt leitet die Geburt", Drohszenarien von gynäkologischen Fachärzten („Wenn Sie nicht mit einer Geburtseinleitung einverstanden sind, dann ist Ihr Kind morgen vielleicht tot"), Belehrungen einer jungen Assistentin („Sie sind das letzte Glied in unserer Abteilung, und Sie haben zu gehorchen"), Konkurrenzgehabe unter Kollegen und Kolleginnen, ebenso wie ausgeprägte Feindschaften zwischen Hebammen und Ärzten an vielen Orten keine Seltenheit. Auf konstruktive Vorschläge wurde mancherorts innerhalb der steilen Hierarchie mit kollegialer Ächtung, Operationsverbot, Strafversetzung oder gar Entlassung reagiert.

Bei solchen demütigenden und unkollegialen Verhaltensweisen blieb die Weitergabe selbst erlebter Aggression in Form von Zynismus und Abwertung an die hilflos ausgelieferte Gebärende nicht aus.

Die Hebammen, die nicht nur kompetente Fachfrauen, sondern auch persönlich unterstützende Bezugspersonen während der Geburt sein sollten, wurden im Kliniksystem eingereiht und haben zumindest im deutschen Kliniksystem keine eigenständige Position, sind den ärztlichen Anordnungen weisungsgebunden. Musste eine Assistenzärztin vor 20 Jahren noch geduldig warten und hoffen, dass sie ausgebildet wurde, so setzen sich heute nach und nach transparente Lernkataloge, humane Arbeitszeiten, team- und patientenorientierte Arbeitsweisen durch, die es erlauben, reflektiert und kompetent auf Herausforderungen des Klinikalltags zu reagieren.

Erst allmählich setzen sich demokratische Gepflogenheiten durch, obwohl auch heute noch die Hürden zu mehr Offenheit und Transparenz, zu flachen Hierarchien oft hoch sind und viele geburtshilfliche Abteilungen von echter gleichberechtigter Teamarbeit weit entfernt zu sein scheinen.

Die Verantwortung in Notfallsituationen ist groß. Die Betreuung von Geburten erfordert einerseits ein Höchstmaß an Erfahrung, bringt aber andererseits keine wissenschaftlichen Lorbeeren ein. Häufig werden deshalb junge Assistenzärztinnen und -ärzte eingesetzt, damit sie möglichst bald in die nicht sehr begehrten Kreißsaalnachtdienste eingebunden werden können. Die wissenschaftlich ambitionierten GynäkologInnen halten sich lieber im onkologischen, operativen oder reproduktionsmedizinischen als im geburtshilflichen Sektor der Frauenheilkunde auf.

Geburtshilfe hat immer auch eine unberechenbare Komponente. Die Erwartungen unserer angstbesetzten Gesellschaft an geplante Schwangerschaften, reibungslose Geburtsverläufe und gesunde Kinder sind hoch. Medizin soll Sicherheit garantieren und Machbarkeit gewährleisten.

Sectio und Sonographie sind die vorherrschenden Technologien der modernen Geburtsmedizin und werden von Medizinern und werdenden Eltern auch zu weiten Teilen eingefordert. Eltern sind dabei nicht immer nur Opfer. Ein Gesellschaftssystem, das hohe Erwartungen und Erfüllung möglichst aller Wünsche von Eltern als Anspruch formuliert, ist gepaart mit einem Medizinsystem, das viele Versprechen zu verwirklichen verspricht. Die Systeme bedingen sich gegenseitig.

Absolute Sicherheit ist jedoch nicht zu haben. So viel die naturwissenschaftlich orientierte, moderne Medizin auch leistet und gegenwärtig zur Verfügung stellt, so sehr verstellt sie den Blick auf die Tatsache, dass es trotz aller Erkenntnisse immer auch nicht vorhersehbare Ereignisse geben wird. Dazu gehören Geburtskomplikationen ebenso wie nicht gesunde Kinder.

Selbstbestimmung und Selbstverantwortung haben ihren Preis. Dieser Preis heißt Erkenntnis. Erkenntnis, dass zum Leben trotz immenser medizinischer Fortschritte schicksalhafte Ereignisse ebenso wie Krankheit und Gesundheit dazugehören.

40 Jahre nach dem Start der programmierten Geburt sind die gekachelten Kreißsäle geschmackvoll ausgestatteten Gebärzimmern in technisch perfekt ausgestatteten Geburtskliniken mit angeschlossener Kinderklinik und zertifizierter Stillabteilung gewichen.

Die Möglichkeit, selbstbestimmt in vertrauensvoller, angstfreier Atmosphäre zu gebären, ist dadurch noch lange nicht gegeben.

Es bedarf der weiteren Reformierung der klinischen Abläufe im Sinne von mehr Offenheit und Transparenz, einer vertiefenden Auseinandersetzung mit der geburtshilflichen

Situation nicht nur in technischer sondern auch in sozial-psychologischer Hinsicht und nicht zuletzt des Mutes der gebärenden Frauen zu mehr Selbstvertrauen und Selbstbestimmung im Geburtsprozess.

Ulrike Bös

Zur Situation der Hebammen im klinischen Arbeitsbereich

Zwölf Frauen haben ihre Sprachlosigkeit überwunden und lassen uns teilhaben an einem der persönlichsten und intimsten Momente ihres Lebens, den ihrer Niederkunft, der auch ein Moment größter Würde und Verletzlichkeit ist. Die Frauen und ein Vater in diesem Buch haben uns ihre Geschichten und die ihrer Kinder anvertraut, damit wir respektvoll und weise damit umgehen. Respektvoll, beschützend und professionell hätte man sie auch in der Realität des Geschehens begleiten müssen. Dies ist bei 10 von 12 Frauen nicht geschehen. Die Gründe hierfür sind mannigfach und müssen hier nicht weiter erörtert werden.

Aus der Sicht einer seit Jahren außerklinisch tätigen Hebamme fällt mir besonders auf, dass viele Klinikhebammen keine klaren Vorstellungen mehr zu haben scheinen über ihr originäres Arbeitsfeld. Die Hebammentätigkeit ist in unserer Berufsordnung klar beschrieben, und auch ihre Begrenzung bzw. Abgrenzung zur ärztlichen Tätigkeit. Mit fortschreitender Medikalisierung von Schwangerschaft und Geburt, und mit routinemäßiger Verlegung von Gebärenden in die Krankenhäuser haben sich die beiden Berufsfelder so weit ineinander verwoben, dass nicht mehr klar ist, wer für was zuständig ist. Es scheint in Vergessenheit geraten zu sein, dass eine Hebamme befugt ist, eine Geburt in eigener Verantwortung, ohne Arzt, zu begleiten, der Arzt jedoch verpflichtet ist, zu jeder Geburt eine Hebamme hinzu zu ziehen.

Hebammen, so liest es sich in den Berichten, verrichten ärztliche Hilfs-Tätigkeiten. Der Hebammenberuf ist jedoch kein medizinischer Hilfsberuf, der nur auf ärztliche Anweisung hin tätig werden kann, sondern ein eigenständiger Heilberuf. Die Zeit, die die Hebammen zur Assistenz verwenden, fehlt ihnen zur erforderlichen Betreuung der Gebärenden gemäß der Ethik unseres Berufsstandes. Das CTG wird eingesetzt, um die Anwesenheit eines Menschen mit seinem Fachwissen und seiner Empathie zu ersetzen. Die fühlende, tastende, Sicherheit gebende Hand der Hebamme auf dem Bauch der Schwangeren scheint obsolet geworden zu sein.

Assistenz bei ärztlichen Interventionen hat Vorrang. Zum Teil schwammige, zum Teil minutiös geführte Geburtsberichte ergeben ein Gefühl für den jeweiligen Zustand der Verantwortlichkeit. Medikamente werden verabreicht, Interventionen ohne Indikationsstellung in erschreckender Anzahl ausgeführt und dokumentiert, durch Hebammen.

Sind sich die Kolleginnen im Klaren darüber, was sie da tun? Haben sie sich schon einmal die Frage gestellt, ob sie wirklich die Interessen der Frauen vertreten, die sich und ihre ungeborenen Kinder ihnen anvertrauen, wenn sie ihnen einen Eingriff nahelegen, den sie in alleiniger Entscheidung ablehnen würden? Bemerken sie nicht, dass sie als Hebammen missbraucht und zu medizinischen Assistentinnen degradiert werden? Verdrängen sie den Umstand, dass sie trotzdem immer juristisch verantwortlich sind für ihr Tun, auch wenn sie auf ärztliche Anordnung handeln?

Dann wiederum suche ich sie in vielen Berichten an der Seite der Frauen. Wo waren sie da in deren Momenten erschreckender Not und Hilflosigkeit? Was hat sie davon abgehalten, ihrer originären Arbeit nachzugehen? Mussten sie vielleicht mehrere Frauen gleichzeitig betreuen? Evtl. auf der Station die üblichen CTGs anlegen? Wurden sie durch Telefon, Vorbereitung zur PDA, Putzarbeiten, Begleitung in den OP zum Kaiserschnitt etc. abgehalten, sich die Zeit für die Gebärende im Kreißsaal zu nehmen, die sie so sehr gebraucht hätte? Warum musste z. B. die Kollegin in einem Bericht die Ärztin um Erlaubnis bitten, um eine Schwangere in die Wanne gehen zu lassen, obwohl sie ja schon die Entscheidung getroffen hatte? Die Ärztin gab ihr Einverständnis, ohne die Frau gesehen zu haben. Also hatte sie der Beurteilung der Hebamme vertraut. Warum also dieses Ritual? Oder soll der Hebamme immer wieder gezeigt werden, dass sie, Hebammengesetz hin oder her, doch strukturell untergeordnet und lediglich weisungsgebunden ist?

Diese Geburtsberichte zeigen, dass sich strukturell in den letzten dreißig Jahren nichts verändert hat. Die Gewalt ist subtiler geworden, verbirgt sich hinter sanft getönten Wänden mit süßen Bildchen und leiser Musik. Die Sprache ist oft martialisch geblieben, oder auf einen fast hypnotischen Singsang herab geschwächt worden, welcher Sanftheit vortäuschen soll. Die Handlungen jedoch verraten die innere Haltung und zeugen von nach wie vor ungebremsten Angriffen auf die Autonomie der Frauen, ihre körperliche Integrität und ihr seelisches Wohlbefinden.

Die Mutter von heute, die Schwangere, die sich jetzt Gedanken macht über ihre Entscheidung, wo sie gebären möchte, hat es nicht leicht. An wen soll sie sich wenden in ihrer Sehnsucht nach Geborgenheit, liebevoller Begleitung und Respekt für ihren eigenen Weg und für den Zeitrahmen, der ihrem Kind für seine Ankunft in dieser Welt zugestanden werden muss? Sie wird sich darüber klar werden müssen, was genau sie braucht für diese so wichtige Zeit. Sie wird für ihre Entscheidung die Person finden müssen, die ihr eine wirklich objektive, ergebnisoffene Beratung anbietet, in der ihre Wünsche und ihre und ihres Kindes Bedürfnisse untrennbar im Mittelpunkt stehen. Im Wissen darum, dass die beste Gewähr für gesunde und glückliche Kinder körperlich und seelisch unverletzte und in ihrer Würde respektierte Mütter sind, sollten wir alle darauf vertrauen, dass sie diejenigen sind, denen das Wohl ihrer Kinder in aller Regel am meisten am Herzen liegt. („Geht's der Mutter gut, geht's dem Kinde gut".)

Das Wissen um die traditionelle Hebammenkunst ist derzeit akut bedroht, da immer mehr Hebammen, die noch das volle Spektrum ihres Berufes in eigener Verantwortung ausüben - heute in der Regel nur noch die Hausgeburtshebammen - aus versicherungstechnischen oder Altersgründen ihren Beruf aufgeben, wie derzeit landesweit zu beobachten ist. Diese Bedeutung des schleichenden Verlustes des über Jahrhunderte empirisch gewonnenen Wissens um Schwangerschaft, Geburt und Wochenbett ist leider nicht in seiner ganzen Tragweite für die Gesundheit kommender Generationen von den Verantwortlichen im Gesundheitssystem und in der Politik erkannt worden.

Die Ausbildung von Hebammen und Ärzten in den Kliniken entspricht dem Stand der beschriebenen Geburtsverläufe. Die im klinischen Setting angebotenen Fortbildungen für Hebammen orientieren sich allzu oft lediglich am Stand der medizinischen Forschung, nicht aber an der Hebammenkunst und am Erfahrungswissen von Hebammen. Weiterhin ist zu beobachten, dass immer mehr Fortbildungen angeboten und angenommen werden, die die Hebammen von ihrer Kernaufgabe, der Geburtshilfe, weg leiten in andere Bereiche. Es findet so eine „Verwässerung" des Hebammenberufes statt. Hochwertige Weiterbildungen in originärer Hebammenkunst müssen aus eigener Tasche bezahlt und Urlaub dafür geopfert werden.

Hebammen kämpfen derzeit für den Erhalt ihres originären Berufsstandes. Sie tun dies mit dem Wunsch im Herzen, den Müttern und den kleinen Kindern weiterhin nach den fachlichen UND ethischen Regeln ihres Berufsstandes zur Seite stehen zu können. Alle Frauen sollen, ohne finanzielle Belastung, auch in Zukunft den Ort und die Hebamme ihrer Wahl im Vertrauen auf eine gute Begleitung aussuchen können.

Bitte liebe Frauen, liebe Mütter und Väter, liebe Großeltern, helfen Sie uns dabei! Nur gemeinsam mit Ihnen und den vielen engagierten Kolleginnen können wir diese so wichtigen Veränderungen bewirken.

Eva-Maria Müller-Markfort

Arzt-Mutterpass

Bis in die 1970er Jahre gab es ein oktavheftähnliches Büchlein, in dem die erforderlichen Daten einer schwangeren Frau erfasst wurden. Blutgruppe, Gewicht, Urin, HB-Wert, Rhesusfaktor, wenige Abfragen, das reichte aus. Die Erweiterung des Mutterpasses führte zu einem für Laien unverständlichen ärztlichen Mess-, Kontroll- und Normierungskatalog. Die Lenkung von Frauen Richtung Klinik ist ein Nebeneffekt. Diese Art der Vorsorge – so sehen wir rückblickend, war und ist wirksamer Hebel, um schwangere Frauen an den Gang in die gynäkologische Praxis zu gewöhnen.

Mehr als 250 Eintragungen, Werte und Kurven werden eingezeichnet. Die Schwangere wird aufgefordert, den Pass stets bei sich zu tragen. Viele Frauen lassen sich die Begriffe und Eintragungen von ihrer Hebamme erklären. Bei mehr als 70 % der Schwangeren werden Risiken eingetragen, ohne dass die Betroffene eine Gewichtung der Eintragungen einschätzen kann. Das alles verändert das Bewusstsein der schwangeren Frau von sich selbst, alarmiert, macht Stress, verführt zu fragwürdigen kostenpflichtigen pränataldiagnostischen Tests und überschattet in vielen Fällen die Schwangerschaft von Anfang an. Der ärztliche Blick auf schwangere Frauen, ist zentraler Anspruch der GynäkologInnen geworden.

Der „Gemeinsame Bundesausschuss" (GemBA) regelt Arztrecht bundesweit, er erstellt und erweitert z. B. auch den Mutterpass. Bei der Entstehung und ständigen Erweiterung dieses Kontrollinstrumentes haben Hebammen nicht mitgewirkt. Alle bisherigen Versuche zur Reform scheiterten. Die Mitwirkung von Hebammen im GemBa, obgleich vom Arzt-Mutterpass in ihrer Berufsausübung unmittelbar betroffen, ist nicht vorgesehen.

Mechanistische Sichtweise: Die Frau als Behältnis

Die Weitergabe von Leben ist Frauensache, biologisch betrachtet. Die physiologische Fähigkeit, dass im eigenen Körper ein Kind heranwächst, ist Geschenk der Natur. Nach der Zeugung greifen auf Stammhirnebene hormonelle Entwicklungsstufen ineinander. Ein hochkomplexer Vorgang, der in seinen Einzelheiten noch nicht umfassend erforscht ist, sorgt im Normalfall für die komplette Versorgung des ungeborenen Kindes in allen Entwicklungsstadien.

Die Medizintechnik macht vor diesem schöpferischen Akt nicht Halt. Abnehmende Fruchtbarkeit von Frau und Mann, der Versuch, ein Kind planmäßig in die Welt zu setzen, haben längst ihren Niederschlag in der Gründung zahlloser Kinderwunsch-Zentren gefunden. Medizin-technisch wird nachgeholfen, wenn nicht alles sofort nach Wunsch klappt. Nur wenig mehr als 17 % der künstlichen Befruchtungen führen jedoch zum Erfolg. Viele so ausgetragenen Kinder haben passiv die Sorgen ihrer Eltern wochenlang miterlebt.

Wir wissen, dass Gefühle auf der Basis von Hormonen entstehen, die auch das Kind erreichen. Eltern hoffen, dass das Kind sich einnistet, dass es bleibt…, und dann? Ist auch wirklich alles gesund? Suche nach seltenen angeborenen Abweichungen kann weitere kostbare Wochen der Schwangerschaft überschatten und die Freude auf das Kind beeinträchtigen.

Unter sorgenvollen Bedingungen erwartete Kinder kommen häufig nicht auf natürlichem Wege zur Welt. Es soll nun erst recht kein Risiko eingegangen werden, so die irrige Annahme.

Tausende solcher Kinder gibt es mittlerweile, die in ihrer vorgeburtlichen seelisch-körperlich-sozialen Entwicklung Teil elterlicher Sorge sind und mit dem Kaiserschnitt in die Welt transportiert werden. Hier geschieht viel zu wenig an Begleitung, Schutz und Aufklärung der Eltern. Wenn der „technische Teil erledigt“ ist, kommt der private. Da sind werdende Eltern mit ihrem Kind dann auf sich selbst gestellt.

Baby im Bauch – Versäumnisse im Mutter- und Kinderschutz

Der vorgeburtliche Mutter- bzw. Kinderschutz ist lückenhaft, er endet mit der 12. Schwangerschaftswoche. § 218 regelt seit 1974, dass der Staat die Ablehnung eines Kindes durch die Mutter im Konfliktfall respektiert und auf Strafe verzichtet. Erinnern wir uns, dass Frauen in den vorausgehenden Jahrhunderten für eine Abtreibung geächtet, getötet oder mit Zuchthaus oder Gefängnis bestraft werden konnten. Die Beratungspflicht für Frauen, die in dieser Konfliktlage stehen, hat sich bewährt. Es darf nie wieder geschehen, dass Frauen dieses Recht des Abwägens und Entscheidens aberkannt wird.

Ab der 13. Schwangerschaftswoche besteht allerdings kein ausreichender gesetzlicher Mutterschutz (zum Schutz der Kinder) mehr. Das Mutterschutzgesetz bezieht sich nur auf das Arbeitsleben von schwangeren Frauen, nicht jedoch auf den Schutz vor medizinischen Experimenten und gefährlichen und überflüssigen Tests, die der Gesundheitsmarkt anbietet. Ein ungeborenes Kind darf zwar schon erben, aber „Person“ wird es erst mit den Eröffnungswehen. Kinderschutz unter der Geburt ist nicht ausreichend definiert. Es besteht darum dringender gesetzlicher Handlungsbedarf zum Schutz schwangerer Frauen und ihrer Kinder vor und während der Geburt.

Venezuela geht mit einem Schutzgesetz für Gebärende voran

Krankenhaus-Geburtspraxis muss sich daran messen lassen. Das Gesetz definiert und verbietet Gewalt an Schwangeren und Gebärenden. Amtsblatt der venezolanischen Republik vom 23.4.2007, Artikel 15:

„Unter entbindungsbezogener Gewalt versteht man die Aneignung des Körpers und der Fortpflanzungsprozesse der Frau durch Beschäftigte im Gesundheitswesen. Dies zeigt sich in einem entmenschlichenden Umgang, durch den Missbrauch der Medikalisierung und der Pathologisierung der natürlichen Prozesse, wodurch ein Verlust von Eigenständigkeit und der Fähigkeit, frei über Körper und Sexualität bestimmen zu können, entsteht, was sich wiederum negativ auf die Lebensqualität der Frauen auswirkt.“

Artikel 51 lautet:

„Die wesentlichen Handlungen entbindungsbezogener Gewalt durch Beschäftigte im Gesundheitswesen sind folgende:

- *Notfallmaßnahmen bei der Entbindung nicht zur angebrachten Zeit und mit der geforderten Wirksamkeit durchzuführen.*

- *Die Frauen zu zwingen, auf dem Rücken liegend und mit nach oben gestreckten Beinen zu entbinden, wenn die Möglichkeiten für eine vertikale Entbindung gegeben sind.*

- *Die frühe Bindung zwischen Mutter und Kind direkt nach der Geburt zu verhindern, ohne medizinische Notwendigkeit, indem ihr die Möglichkeit verweigert wird, das Kind zu halten oder ihm die Brust zu geben.*

- *In den natürlichen, risikoarmen Geburtsvorgang durch Anwendung geburtsbeschleunigender Techniken einzugreifen, ohne die freiwillige, ausdrückliche und gut unterwiesene Zustimmung der Mutter.*

- *Eine Entbindung per Kaiserschnitt zu praktizieren, obwohl die Voraussetzungen für eine natürliche Geburt gegeben sind, und ohne dass die Frau freiwillig, ausdrücklich und gut unterwiesen zugestimmt hätte.*“[97]

Orientiert an diesem Gesetz wäre für unser Land zu fordern, dass staatlich veranlasst ein unabhängiges Gremium alle zurzeit üblichen Krankenhausroutinehandlungen, alle Medikamente und Techniken unter Gesichtspunkten der Folgeabschätzung für die Gesundheit von Mutter und Kind auf den Prüfstand stellt. Das gilt auch für Dienstleistungen des Gesundheitsmarktes während der Schwangerschaft, als IGe-Leistungen in Arztpraxen oder mittlerweile auch auf dem freien Markt (z.B. Babywatching – entgegen der Empfehlungen der Deutschen Gesellschaft für Ultraschall in der Medizin – als „flatrate“ angeboten.

Folgende Mittel, Medikamente und Techniken sind in Fachkreisen umstritten

- Fruchtwasserentnahme, übermäßiger Ultraschalleinsatz, Baby-TV, 3/4-D Ultraschall, als „flatrate“, die Nabelschnurblut-Gewinnung[98], Routinehandlungen in Kliniken, die, losgelöst von Notfällen, den Gebärprozess antreiben.

- Einsatz des Dauer-CTG, dessen Nutzen bisher nicht nachgewiesen ist. Der Arbeitskreis Frauengesundheit (AKF) schreibt im Juni 2012: „Vielen routinemäßigen Anwendungen fehlt…die Evidenz. Ein Beispiel hierfür ist die kontinuierliche Herztonüberwachung (CTG). In 50% der Fälle ist die Interpretation des CTG zur Diagnostik eines fetalen Gefährdungszustands falsch.[99]

- Kopfschwartenelektrode

- Mikroblutuntersuchung

- Die Programmierung von Geburten. Wunschkaiserschnitte an Schnapszahldaten, Vermeiden von Geburten an Wochenenden und Feiertagen durch Wehenhemmer oder Geburtseinleitungen

- Geplante Kaiserschnitte unter Berücksichtigung der Folgen auch für das Kind

- Dammschnitte als Routinehandlungen

---

97 Den ganzen Text s. Anhang, Teil III

98 Gerichtsurteil s. http://www.greenbirth.de/html/nabelschnurblut.html

99 Aufruf des Arbeitskreises Frauengesundheit zum Bündnis gegen Kaiserschnitt: s. Anhang, Teil III

- Die Geburt in horizontaler Stellung (z. B. wegen der Verkabelung beim CTG und bei der Kopfschwartenelektrode)

Das Baby schützen und NEIN sagen

Unsere technisch ausgerichtete Lebenswelt ermöglicht Lebensqualität für viele Menschen von bisher nicht gekanntem Ausmaß. Niemand will auf die Vorzüge des Maschineneinsatzes im Haushalt, zur Bekleidungsherstellung, zur Nahrungsmittelproduktion, zur Mobilität verzichten.

Es gibt nur einen Bereich, der sich nicht „modernisieren“ lässt: Das Leben selbst, unser eigener Körper, den wir nicht selbst erschaffen können, unser Leben, das einen Anfang und ein Ende hat. „Die Würde des Menschen ist unantastbar“. Dieser unübertreffliche Satz des Grundgesetzes gilt auch dem Kind vor der Geburt und der schwangeren Frau, die es demnächst gebären wird.

Der Versuch, technische Prinzipien auf lebendige Organismen anzuwenden, stößt an Grenzen. Diese Grenzen sind zu respektieren. Junge Menschen, die sich auf ihre Elternschaft vorbereiten, sollten vor marktwirtschaftlichen Interessen geschützt werden, die dem Kind schaden können. Werdende Eltern können nicht wissen, dass einige der Tests, die ihnen angeboten und verkauft werden, nicht der Gesundheit ihres Kindes dienen. Tests machen nicht gesund. In den allermeisten Fällen kann das Kind nicht behandelt werden. Der Gesundheitsmarkt mutet werdenden Eltern heute zu, was bisher noch keiner Generation in der Menschheitsgeschichte abverlangt wurde.

Es gab nie zuvor eine Zeit, in der Eltern massenhaft herausgefordert waren, sich ganz allein vor ihr Kind stellen zu müssen, weil ein ausreichender gesetzlicher Schutz für Kinder vor und während der Geburt fehlt. Der emotionale Schutz, den Eltern ihrem Kind geben, bedeutet, eine ethische Grundhaltung der Annahme von Kindern, wie sie sind, einzunehmen. Emotionaler Schutz ist grundlegend, damit Kinder vor der Geburt nicht gestresst werden. Es ist nicht alles gut für ein Kind, nur weil wir es können.

Solange wir keinen gesellschaftlichen Konsens zum gesetzlichen Schutz von Kindern vor und während der Geburt haben, ist das elterliche NEIN die einzige Schranke, um Kinder vor der Geburt vor unnötigen und riskanten Untersuchungen abzuschirmen. Das Elterliche NEIN ist das JA zu einem wertvollen kleinen Menschen, der Respekt und Achtung verdient. Lesenswert in diesem Zusammenhang sind die Antworten von Frauen nach der Geburt eines Kindes mit Rückblick auf die pränataldiagnostischen Untersuchungsangebote[100].

Kommt ein Kind körperlich und seelisch nicht gesund zur Welt, trägt die Gesellschaft insgesamt die Verantwortung dafür, dieses Kind in ihre Mitte hineinzunehmen und die Familie zu entlasten. Familienschutz und Kinderschutz schließt alle ein. Die Errungenschaft des Zusammenlebens aller Menschen, mit mehr oder weniger kleinen und schwerwiegenden Behinderungen, darf nicht aufs Spiel gesetzt werden, um der Menschenwürde willen. Einer Pränataldiagnostik, die sich mehr und mehr zu einem Selektionsinstrument ausweitet, sollten wir mit einem entschiedenem NEIN entgegentreten.

[100] Nachträgliche Einschätzung von Müttern zur Pränataldiagnostik, s. Anhang, Teil III

HILFEN NACH DER GEBURT

Kleine Übersicht über Psychotherapieangebote für Erwachsene und Kinder

Wenn Sie nach der Lektüre dieses Buches ermutigt sind, eine Psychotherapie zu suchen, dann empfehlen wir Ihnen, zunächst Ihren eigenen Geburtsbericht und/ oder den Ihres Kindes anzufordern. Dreißig Jahre lang sind diese in Kliniken aufzubewahren. Mütter (und deren erwachsene Kinder[101]) haben das Recht, eine Kopie der handschriftlichen (!) Aufzeichnungen von der Geburt zu erhalten (s. Briefentwurf im Anhang Teil III) sowie von weiteren klinischen Berichten, falls Aufenthalte in der Klinik stattgefunden haben.

Informationen zu therapeutischen Ansätzen

- Allgemeines zu den Therapieangeboten
- Therapien für einen Elternteil mit Kind
- Therapien für Kinder
- Therapien für schwangere Frauen

[101] Wird unterschiedlich gehandhabt.

- Therapien für Erwachsene

    als Kassenleistung

    als Eigenleistung

Allgemeines zu den Therapieangeboten

Die folgende Auflistung von Therapiemethoden ist nicht vollständig. Wenn Sie denken, dass das Thema Geburt bei Ihrer Therapie ein Thema sein könnte, sollten Sie sich immer zuvor vergewissern und nachfragen, ob dazu Kenntnisse und Erfahrungen beim Therapeuten vorliegen.

Psychotherapie ist Vertrauenssache. Wann immer Sie eine Beratung oder Psychotherapie erwägen: Erkundigen Sie sich nach der Methode und hören Sie auf Ihre innere Stimme, ob der erste Kontakt am Telefon Ihnen gut tut und Sie sich verstanden fühlen.

Wenn Sie eine Kassentherapie wählen, haben Sie fünf Termine, um die Therapeutin/ den Therapeuten kennen zu lernen. Ist die gemeinsame Arbeit nicht effektiv, können Sie ohne weitere Begründung die Therapie beenden. Dann geht die Suche nach einem Therapieplatz allerdings von vorne los.

Medikamente: Greift ein Arzt mit Psychotherapiezulassung zum Rezeptblock, sollten Sie darüber nachdenken, dass ein Medikament allein niemals lebensgeschichtlich entstandene Aufgaben lösen kann. Medikamente dienen dazu, bestimmte neuronale Bahnen im Gehirn, z. B. zwischen emotionalen und vegetativen Zentren lahmzulegen oder zu aktivieren, also zu beeinflussen. Das kann nur übergangsweise Sinn machen. Parallel zu Medikamenten sollte also immer eine Psychotherapie stattfinden, damit die Ursachen z. B. für emotionale Befindlichkeiten bearbeitet werden können.

Dies gilt auch für eine Medikation bei Kindern.

Therapien für einen Elternteil unter Einbeziehung des Kindes

Cranio-Sacral-Therapie: Sanfte und gleichzeitig berührungsintensive Bewegungstherapie zur Bewältigung von Geburtstraumen. Wird von gut ausgebildeten Fachpersonen, meist mit dem Grundberuf der Krankengymnastik ausgeübt. Kassenleistung: Nein. Trotzdem Antrag zur Kostenübernahme stellen, damit sich bei den Krankenkassen etwas ändert. Der Osteopathie verwandt. Siehe auch Erfahrungsbericht von Sabina mit Colin in Teil I, Geburtsberichte.

Erste Emotionelle Hilfe (EEH): Begründer Thomas Harms, wird z.B. von Hebammen und SozialpädagogInnen angeboten. Haltgebende Begleitung von Eltern vor, während und nach der Geburt. Ganzheitlicher Ansatz. Auf der Homepage finden Sie auch Verzeichnisse von Anbieterinnen. www.eeh-deutschland.de/ www.eeh-schweiz.ch/ www.eeh-oesterreich.at

Osteopathie: Bewährte, einfühlsame und wirkungsvolle Behandlungsmethode (s „Harte Landung“, Beschreibung einer Therapie nach Kaiserschnitt, Teil II), die von weiterqualifizierten Krankengymnastinnen angeboten wird. Gut geeignet, Kindern, die eine schwere Geburt erlebten, gleich nach der Geburt zu helfen, Spannungen zu lösen und z. B. Koliken abzubauen. Mit behutsamen Griffen werden die Selbstheilungskräfte mobilisiert. Es gibt viele OsteopathInnen, die sich auf die Behandlung von Säuglingen und Kleinkindern spezialisiert haben. Kassenleistung: Nein. Trotzdem sollten Anträge gestellt werden, damit die Kassen merken, was gut hilft.

Schreibabysprechstunde: Gibt es mittlerweile in vielen Städten in kommunaler oder kirchlich-diakonischer Trägerschaft. Basiert meist auf den Forschungsarbeiten von Mechthild und Hanus Papousek, München. Verhaltenstherapeutisch orientiert. Es scheint so zu sein, dass für immer mehr Fachleute dieser Richtung auch das Geburtserleben eine Rolle spielt. Berücksichtigung der Geburtsthematik muss erfragt werden.

Einzelne Therapeuten im deutschsprachigen Raum, die mit Babys und ihren Eltern therapeutisch arbeiten und ihrerseits Therapeuten fortbilden und über Adressen verfügen:

Dowling, Terence: Seminare um prä-, peri- und postnatale Störungen, international tätig, Ausbilder für TherapeutInnen, Hebammen und ÄrztInnen. www.tiefenpsychosomatik.de

Harms, Thomas: Bahnhofstr. 12, 28195 Bremen, Email: kontakt@zepp-bremen.de

Käppeli-Valaulta, Klaus: St. Gallen Schweiz. Email: counter-revolutionaries

Renggli, Franz: Nonnenweg 11,4055 Basel, Schweiz, www.franz-renggli.ch

Thurmann, Ilka-Maria: Kolpingstr. 9, 61350 Bad Homburg v.d.H., Email: mail@praxis-thurmann.de

Weitere Adressen, über die Sie TherapeutInnen finden können:

- Büro der Internationalen Gesellschaft für Prä- und Perinatale Psychologie und Medizin: secretary@isppm.de – www.isppm.de
- www.kaiserschnitt-netzwerk.de
- www.greenbirth.de - Eltern-Telefon

Therapien für Kinder

Maltherapie: Wird manchmal von der Krankenkasse bezahlt und von KunsttherapeutInnen angeboten.

Spieltherapie: Kinder wählen aus einem großen Angebot von Spielen aus und agieren mit dem Spielzeug ihre unbewältigten Themen aus.

Sprachtherapie: Nach Schlaffhorst-Andersen. Ganzheitlicher Ansatz. Geburt kann auch das Sprachzentrum betreffen, weil Bewegung, Denken und Sprache eine Einheit bilden. Kenntnisse zu Geburtsthemen müssen erfragt werden.

Beratungsstellen: In kirchlicher, freier oder kommunaler Trägerschaft (geringe Zuzahlung). Kenntnisse zu Geburtsthemen müssen erfragt werden.

Kinder- und Jugendlichen-PsychotherapeutInnen: Kassenleistung. Ob und wie diese Fachpersonen die Geburtsthematik berücksichtigen, muss erfragt werden.

Eltern sollten ihr eigenes Erleben und eigene Belastungen nicht hinter die behandlungsbedürftigen Symptome von Kindern zurückstellen, weil sich Verhaltensmuster einschleichen können, z. B. der übermäßigen Sorge um das Kind. Dann könnte eine Psychotherapie oder Beratung für die Mutter (oder die Eltern) allein angebracht sein.

Therapien für Schwangere

Ein Grund für eine Therapie kann eine vorangegangene schwere Geburt, ein Kindesverlust, Partnerverlust, eine Abtreibung, schwierige Bindung zur eigenen Mutter, Angst vor der Geburt, Ablehnung des Kindes sein.

Bindungsanalyse: Eine von Ungarn nach Deutschland gekommene Psychotherapiemethode, bei der nach einem bestimmten Ablauf vorgeburtliche Themen bezogen auf das Kind und bezogen auf die schwangere Frau durchgearbeitet werden können.

Unter www.bindungsanalyse.de finden Sie nähere Informationen und auch fortgebildete Therapeuten nach PLZ. Ob die Krankenkasse zahlt, muss erfragt werden.

Andere Therapierichtungen: Z. B. Ambulante Regressionstherapie – Katatym-Imaginatives Bilderleben (KIB) - Körpertherapien. Ob diese Fachpersonen mit schwangeren Frauen arbeiten, muss erfragt werden.

Therapien für Erwachsene

Psychotherapien, die von der Krankenkasse bezahlt werden (gilt für Deutschland)

Tiefenpsychologisch fundiert. Gesprächstherapie. Die Biografie steht im Mittelpunkt der therapeutischen Arbeit. Man sucht sich eine/n TherapeutIn selbst und benötigt keine Überweisung. Bei guten Therapeuten ist in der Regel mit längeren Wartezeiten zu rechnen, d.h. ½ -1 ½ Jahre.

Gesprächspsychotherapie nach C. Rogers: Bewährte Therapieform.

Verhaltenstherapie: Kann in bestimmten Fällen geeignet sein, ist aber zur Aufarbeitung der eigenen Lebensgeschichte nicht weitreichend genug.

Psychoanalyse: In klassischer Form in Teilen umstritten, weil etliche Vorstellungen Freuds im Widerspruch zu heutigen Erkenntnissen stehen. Wenn Sie auf eine geeignet erscheinende Fachperson mit diesem Therapieangebot stoßen, wird höchstwahrscheinlich eine weitere Methode über die klassische Psychoanalyse hinaus angeboten. Sie sollten da nachfragen.

Katathym-Imaginatives Bilderleben: Begründer Hans Carl Leuner. Wird manchmal von Kassentherapeuten angeboten. Arbeiten mit geschlossenen Augen und mit inneren Bildern. Wird oftmals mit anderen Therapieansätzen verknüpft. Kenntnisse zu Geburtsthemen müssen erfragt werden.

Jungsche Psychoanalyse: Schwerpunkt liegt in der Traumarbeit. Geburtsthemen liegen nahe, müssen erfragt werden.

Beratungszentren: Eine sehr empfehlenswerte Alternative sind die Lebensberatungsstellen, häufig in kirchlicher, freier oder kommunaler Trägerschaft. Hier muss man sich teilweise an den Kosten beteiligen, das ist aber tragbar. Die BeraterInnen dort sind meist erstklassig aus- und fortgebildet. Die Wartezeiten sind nicht so lange, und man findet ein Spektrum von Hilfeangeboten, angefangen von Trauerarbeit, Paarberatung, Erwachsenen- und Jugendlichenberatung, Familienberatung und manchmal auch Angebote für Kinder, z. B. Kurse für Kinder nach der Trennung der Eltern.

Psychotherapien für Selbstzahler

Die folgenden Therapien müssen selbst bezahlt werden, es sei denn, man begegnet einer dieser Methoden in einer psychosomatischen Klinik, oder man hat eine Zusatzversicherung für Heilpraktikerleistungen abgeschlossen.

In seltenen Fällen gelingt es, eine *„außervertragliche Kostenübernahme“* durch die Krankenkasse zu erreichen. Dazu braucht man eine ärztliche Dringlichkeitsbescheinigung und den Nachweis, dass man im eigenen geografischen Umkreis unzumutbare Wartezeiten bei kassenzugelassenen Psychotherapeuten erfragt hat. Die Krankenkassen haben den gesetzlichen Auftrag, die Versorgung der Versicherten mit Therapieplätzen sicherzustellen[102]. Allerdings bleibt die Übernahme der Therapiekosten eine Kannleistung der Krankenkassen.

---

102 Vgl. § 13 Abs. 3 SGB V und s. Vergleich vor dem Bundessozialgericht vom 21.5.1997 (Az. 5RKa 15/97). Danach ist die außervertragliche Kostenübernahme durch Krankenkassen möglich.

Ambulante Regressionstherapie (ART): Eine Traumatherapie. Arbeitet mit Gespräch und im Liegen, ohne körperliche Berührung. Körperliche und emotionale Wahrnehmungen sowie gedankliche Vorstellungen werden als zusammengehörig erfahren. Mit dieser Traumatherapie können selbstbestimmt und im eigenen Tempo sehr frühe, auch vorgeburtliche Traumen aufgeklärt und durchgearbeitet werden. www.ambulante-regressionstherapie.de

Körpertherapien: Unüberschaubare Vielfalt. Da muss man sich umhören und sich genau erkundigen, wie Therapeuten arbeiten. Eine Solidität kann von Therapeuten erwartet werden, die über ein Europäisches Zertifikat für Psychotherapie verfügen. In das Verzeichnis kommt man nur hinein, wenn zuvor von einem Dachverband für Psychotherapie eine Empfehlung ausgesprochen wird und eine Bewerbung bei einem internationalen Gremium erfolgreich war. Siehe www.europsyche.org._Das Verzeichnis enthält eine Liste anerkannter TherapeutInnen vieler Länder.

Sonstige Therapierichtungen, die sich seit den 1970er Jahren von den USA kommend auf dem europäischen Markt behaupten, für die aber meist keine Kassenleistung möglich ist. Umgekehrt ist es aber so, dass etliche kassenzugelassene „Psychologische PsychotherapeutInnen" sich in einer der folgenden Therapiemethoden qualifiziert haben. Kenntnisse zu Geburtsthemen müssen jeweils erfragt werden.

Transaktionsanalyse: Begründer Eric Berne. Arbeit mit dem Kind-Ich, Erwachsenen- und Eltern-Ich. Gruppen- und Einzeltherapie.

Gestalttherapie: Begründer Fritz Perls. Lebendige Methode, bei der man sich in verschiedene Personen hineinversetzt. Traumarbeit.

Systemische Therapien: Der einzelne Mensch wird als Mitglied eines Systems gesehen. Das umfasst die horizontale Ebene der Familie, aus der man kommt, mit allen Angehörigen und die vertikale Ebene, die Familienmitglieder, die nicht mehr leben und Spuren gelegt haben. Werden oft an Beratungsstellen angeboten aber auch auf dem freien Markt.

Familienaufstellungen: Gruppentherapie, bei der eine Person aus dem Kreis der anderen TeilnehmerInnen die eigene Familie „aufstellt". Eine anschließende einzeltherapeutische Nacharbeit sollte von vorne herein geplant sein. Manche TherapeutInnen nehmen nur TeilnehmerInnen, die eine Nachfolgetherapie sicher gestellt haben.

Einzelne Vertreter dieser Richtung sind umstritten. Darum sollte man sich auch hier genau erkundigen, wie gearbeitet wird. Familienstellen kann sehr tiefgehende Prozesse ins Rollen bringen, darum sollte man sich gut über den Rahmen informieren. Eine gewisse Sicherheit besteht, wenn eine solche Therapie innerhalb eines bekannten institutionellen Rahmens angeboten wird. Z. B. Volkshochschule, Heimvolkshochschule, Familien-Bildungsstätte oder andere anerkannte Träger wie die AWO oder die Caritas.

Gestaltungstherapien: Kunsttherapie/ Maltherapie/ Ausdrucks malen - Konzentrative Bewegungstherapie (KBT) - Szenisches Bauen mit Ton oder Sand - Arbeit mit Stimme und Klang - Tanztherapie - Feldenkrais (Bewegungen und Atmung). Einzel- und Gruppenangebote. Werden oft in psychosomatischen Kuren angeboten aber ansonsten von den Krankenkassen nicht finanziert. Es gibt aber auch Ausnahmen. Man sollte sich also bei seiner KK erkundigen. Kenntnisse zu Geburtsthemen müssen erfragt werden.

Synergetik: Begründer Bernd Joschko. Arbeit mit Innenbildern, Innenreisen genannt. Lebensgeschichtsorientiert, incl. der eigenen Geburt. Neue Therapieform mit beachtlicher Breitenwirkung. http://www.synergetik-therapie.de

Harte Landung: Beispiel einer Therapie nach Kaiserschnitt

Aus der Sicht eines Babys

Fiona[103] ist acht Wochen alt. Sie ist das erste Kind, ein Wunschkind, auf das sich ihre Eltern lange gefreut hatten. Die Schwangerschaft verlief gut. Fionas Mutter, Frau M., fühlte sich abgesehen von kleinen Schwangerschaftsbeschwerden wohl, bis sich in der 37. Schwangerschaftswoche im Ultraschall ein sogenanntes „relatives Missverhältnis" zwischen ihrem Becken und der Größe des Kopfumfanges von Fiona herausstellte. Schweren Herzens entschieden sich die Eltern für eine Kaiserschnittentbindung. Eine Woche vor dem errechneten Termin wurde Fiona unter Vollnarkose geholt. Nach der U1 im OP konnte Fiona kurz zu ihrem Vater, wurde dann aber wegen Anpassungsstörungen auf die Intensivstation verlegt. Von dort wurde sie nach fünf Tagen Beobachtung gemeinsam mit ihrer Mutter nach Hause entlassen. Da Frau M. in den ersten Tagen Kreislaufprobleme und starke Schmerzen hatte, konnte sie nicht so oft und lange bei ihrer Tochter bleiben, wie sie sich das gewünscht hätte. Das Stillen gestaltete sich sehr schwierig, die Milch

[103] Name geändert

floss nur spärlich, und nachdem Fiona einige Male aus der Flasche getrunken hatte, wollte sie kaum mehr an die Brust. So gab Frau M. nach wenigen Wochen das Stillen ganz auf.

Soweit zur Vorgeschichte. Heute ist Fiona ein sogenanntes Schreibaby, das kaum in den Schlaf findet. Immer wieder schreckt sie hoch, schreit panisch und lässt sich nur beruhigen, wenn Frau M. stundenlang mit ihr auf und ab geht oder auf dem Pezziball hüpft. Frau M. ist entsprechend erschöpft, ständig gereizt bis aggressiv und zweifelt sehr an ihren mütterlichen Fähigkeiten. So hatte sie sich das Leben mit ihrem Baby nicht vorgestellt. Dazu kommen noch Schuldgefühle, weil sie sich anfangs nicht ausreichend um ihre Tochter kümmern konnte und das Stillen aufgegeben hat. Manchmal wünscht sie sich ihr altes Leben wieder zurück. Mit diesen Gefühlen kam sie in unsere Beratungsstelle.

Um Fiona zu verstehen, schauen wir uns ihre Geburt und ersten Lebenstage mal aus ihrer Perspektive an:

Aus verschiedenen Forschungsrichtungen und Erkenntnissen aus Therapien wissen wir heute sicher, dass das Ungeborene den Zeitpunkt seiner Geburt selbst initiiert und mit einem biologisch verankerten Bewusstsein eine natürliche, spontane Vaginalgeburt erwartet. Dabei ist es selbst aktiv am Geburtsgeschehen beteiligt. Bei einem geplanten Kaiserschnitt vor dem errechneten Termin bestehen diese Möglichkeiten nicht. Dieses „*vor ihrer Zeit geholt werden*“ ist aus Fionas Sicht eine Grenzüberschreitung in Raum und Zeit. Jeder Erwachsene würde mit Empörung reagieren.

Wenn niemand den Geburts-Prozess stört, unterliegen Mutter und Kind einem hormonellen Zusammenspiel. Dabei entsteht ein Gefühl von "*Wir haben es geschafft*". Diese Erfahrung konnte Fiona nicht machen. Stattdessen kann sich ein Gefühl von „*Ich brauche Hilfe*“ einstellen.

Bei einer Vollnarkose kommt es zu einem Kontaktabbruch zwischen Mutter und Baby, der ihm Angst machen kann, wenn es unvorbereitet ist. Dieses Gefühl scheint Fiona in ihrem Schreien immer noch auszudrücken.

Ein Baby wird unter der Geburt durch die Wehen am ganzen Körper massiert, Flüssigkeit wird aus den Lungenbläschen gepresst. Kinder, die keine Wehen erlebt haben, haben nach der Geburt häufig Schwierigkeiten, sich der neuen Umgebung anzupassen, z.B. mit der Atmung - wie bei Fiona. Als Folge musste sie für einige Tage von ihrer Mutter getrennt werden, um medizinisch überwacht zu werden. Babys erwarten an ihrem Lebensanfang 24 Stunden am Tag Kontakt - am besten Körperkontakt - mit ihren Beziehungspersonen. Das ist bei einer Trennung von Mutter und Kind so nicht möglich. Fiona fordert das nun vehement ein, indem sie nur auf dem Arm ihrer Mutter zur Ruhe kommt. Sie zeigt damit eine gesunde Reaktion auf eine für sie unerwartete Situation durch die Schnittentbindung und die Verlegung auf die Kinderstation.

Eine spontane Geburt dauert in der Regel viele Stunden, in denen sich das Baby auf die neue Umgebung einstellen kann. Ein Kaiserschnitt dauert wenige Minuten, und dann ist das Neugeborene plötzlich und meistens unvorbereitet einer völlig neuen Umgebung ausgesetzt.

Ein Kaiserschnitt ist eine Überflutung für das gesamte Nervensystem. Eine frühe Trennung von der Mutter ist immer ein traumatisches Erleben.

Was hilft Fiona und ihren Eltern?

Wichtig für Fiona ist zunächst einmal die *Anerkennung* ihres schweren Startes. In der Beratung zeigt sich immer wieder, dass die Babys ihre Geschichte selbst erzählen. Sie schreien oft herzzerreißend, wenn ihre Geburt zum Thema wird. Auf dem Arm der Mutter lasse ich sie „ausreden", d.h. sie werden nicht abgelenkt oder beruhigt, sondern *begleitet* in ihrem Weinen. Weinen hat u.a. eine heilende Wirkung. Frau Solter, eine amerikanische Entwicklungspsychologin, hat es treffend ausgedrückt in dem Satz „*Jede Träne - geweint auf dem Arm von Mama oder Papa – ist eine Perle*".

Auch Fiona weint und schreit eine halbe Stunde ohne Unterbrechung. Deutlich kommen dabei Gefühle wie Angst, Ohnmacht, Trauer aber auch eine ungeheure Wut zum Ausdruck - aus ihrer Sicht völlig verständlich. Wenn man ohne Ankündigung aus einem vertrauten Raum geholt wird ohne die seit neun Monaten vertraute Person – das macht Angst. Wenn man in einem Bettchen liegt - weit weg von Mama und Papa - und Untersuchungen über sich ergehen lassen muss, die schmerzhaft sind und die man nicht versteht – das macht Angst. Und manchmal sind die Babys unglaublich wütend oder auch traurig und fühlen sich, wie man heute aus therapeutischen Erfahrungsberichten weiß, ohnmächtig.

Nun kann Fiona auf dem Arm ihrer Mutter ihre gestauten, schmerzlichen Gefühle ausweinen. Frau M. hört ihr zu und bestätigt in einfachen Worten, was Fiona erlebt hat und was sie an Emotionen von Fiona spürt. Nachdem Fiona sich beruhigt hat, bitte ich Frau M., Fiona zu erklären, warum sie durch einen Kaiserschnitt zur Welt kam. Fiona hört ihr aufmerksam zu. Ich ermutige Frau M., auch zuhause Fiona in ihren Schreiphasen zu begleiten. Wichtig ist für Frau M., dass sie auch für sich selbst sorgt. So wie sie in der Beratung Empathie und Unterstützung durch mich bekommen hat, braucht sie Unterstützung zuhause durch ihren Mann, ihre Mutter oder eine Freundin.

Nach der Bedürfnispyramide von Maslow steht nach den Grundbedürfnissen wie Wasser, Luft, etc. das *Sicherheitsbedürfnis* an zweiter Stelle.

Wenn wir uns Fionas Lebensstart ansehen – wie viel Sicherheit hat sie erlebt?

Um ihr nachträglich ein stabiles Gefühl von *Sicherheit* zu geben, braucht sie *Körperkontakt* im Sinne von *Gehaltenwerden*. Manche Babys mögen allerdings gerade nach einem Kaiserschnitt keine enge Umarmung. Sie zeigen sehr genau, was sie brauchen und was sie nicht mögen. Fiona reichte anfangs ein fester Halt an beiden Füßchen. Nach und nach konnte sie mehr Berührung genießen.

Besonders beim *Einschlafen* sind die Kleinen häufig auf *Begleitung* angewiesen. Das ist ein völlig gesundes Bedürfnis. Auch Fiona ist vorübergehend wieder in das Bett ihrer Eltern gezogen. Anfangs schlief sie am besten auf dem Bauch ihrer Mutter. Nach und nach konnte sie auch im eigenen Bettchen im Schlafzimmer der Eltern schlafen. Zum Einschlafen braucht sie immer noch Körperkontakt, mittlerweile reicht ihr ein beruhigendes Streicheln vom Kopf zu den Füßen.

Nach schwierigen Geburten hat sich *das „heilende Baderitual"* bewährt, nachzulesen unter www.kaiserschnitt-netzwerk.de Bei diesem Baderitual holt man das Geburtserlebnis ungestört in aller Ruhe nach und ermöglicht den Babys so ein sanftes Ankommen auf der Welt. Dabei können sich viele Emotionen beim Baby, der Mutter und auch dem Vater lösen. Fionas Eltern haben es zu einem festen Ritual gemacht. Anfangs hat Fiona lange herzzerreißend geschrien, auch für ihre Eltern war es hoch emotional. Mittlerweile genießt Fiona das Bade-Ritual, nur Frau M. spürt jedes Mal einen Stich, wenn sie an den Kaiserschnitt erinnert wird. Sie nimmt deshalb am Kaiserschnitt-Gesprächskreis teil, um sich mit anderen betroffenen Müttern auszutauschen.

Stillen unterstützt nicht nur die Babys, sondern auch die Mütter, den schwierigen Start zu verarbeiten. Allerdings brauchen besonders Mütter nach einem Kaiserschnitt ohne Wehen oft anfangs mehr Geduld und Unterstützung. Frau M. könnte theoretisch auch Wochen nach dem Abstillen erneut einen Versuch starten. In Anbetracht der anstrengenden Zeit, die hinter ihr liegt, möchte sie jedoch lieber bei der Flasche bleiben.

Von *Osteopathie* profitieren alle Neugeborenen, besonders aber Kinder, die durch einen Kaiserschnitt zur Welt kommen. Bei Fiona wurden Blockaden festgestellt, die in wenigen Behandlungen gelöst werden konnten. Schon nach der ersten Behandlung schrie sie deutlich weniger.

Nach vier Beratungsstunden fühlt sich Frau M. sicher und kann die deutlich reduzierten Schreiphasen gut begleiten. Da Fiona nun auch längere Schlafphasen hat, kann Frau M. sich selbst erholen, gelegentlich Sport treiben und vor allem endlich ihr Muttersein genießen.

Heute ist Fiona ein lebhaftes Zweijähriges, das deutlich Wünsche kommunizieren kann, aber auch vorgegebene Grenzen akzeptiert und warten kann. Bei Familie M. wächst leise weiterer Kinderwunsch. Da Frau M. den Kaiserschnitt mittlerweile gut verarbeitet hat, kann sie sich eine weitere Geburt ohne Angst vorstellen.

Vera Beier

Plädoyer für ein professionelles Nachsorgegespräch nach schwerer Geburt

Es kann jeder Mutter passieren, dass nach dem Geburtserleben eine Belastung bleibt. Insbesondere wenn die Art oder Intensität der Erfahrung aus der Sicht der Frau unerwartet war und die Geburt (teilweise) nicht selbstbestimmt verlaufen ist.

Ob ein Erleben belastend oder gar traumatisch erfahren wird, ist immer individuell, situationsbedingt und eng mit persönlichen Ressourcen zu diesem Zeitpunkt, den Reaktionen und Folgen verknüpft. Auch können Vorerfahrungen eine wichtige Rolle spielen. Egal ob operativ oder normal gebärend, kann eine traumatische Belastung entstehen. Die Symptome können vielfältig sein: Erschöpfung, Überforderungsgefühle, verringerte Stresstoleranz, Vermeidung von Allem, was an die Geburt erinnern könnte, wie zum Beispiel die Sexualität oder die Nähe zum Kind, emotionale Taubheit, das Gefühl „nicht lieben zu können" ist eine ganz normale Reaktion auf eine traumatische Belastung. So sollte bei Wochenbettdepressionen genau betrachtet werden, ob der Auslöser nicht möglicherweise eine belastende Geburtserfahrung sein könnte. Diese zu verarbeiten ist grundlegend, um die Folge-Depression erfolgreich überwinden zu können.

Doch warum belastet eine Geburtserfahrung? Warum kann das Erlebte nicht einfach vergessen werden? Alles was wir erleben, möchten wir verstehen und es in unser bestehendes Wissen integrieren. Stress und Belastung entsteht, wenn dies nicht möglich ist. Dann schwirren die Erinnerungen, offenen Fragen, Gefühle, Empfindungen, Bilder und Gedanken in uns herum. Sie sind einfach da, ohne dass wir sie rufen und wollen einen Platz finden. Nur wenn sie in Frieden eingeordnet werden können, verlieren sie die Macht über uns, und Körper, Seele und Geist können entspannen. „Erst wenn wir loslassen, bekommt das Gehirn die Möglichkeit, Dinge miteinander zu verbinden" (Gerald Hüther, Prof. für Neurobiologie).

Welche Werte verbindet eine Mutter mit der Geburt im Vorfeld? Was möchte sie lieber nicht erleben? Welche Erfahrungen lehnen Menschen generell ab? Zum Beispiel die Erfahrung, die eigene Kontrolle zu verlieren, die Möglichkeit der Selbstbestimmung einzubüßen, etwas zu erfahren, das nicht dem eigenen Wertesystem entspricht, wie alleine zu sein, sich hilflos zu fühlen, im Schamgefühl verletzt zu werden, gewöhnlich auch großer Schmerz, Angst, Ärger über sich oder andere. Auch fehlende Informationen können große Belastungen auslösen. Es können Themen von früheren, nicht verarbeiteten Ereignissen angestoßen werden. Oder man hat es sich einfach anders vorgestellt, hat andere Hoffnungen und Wünsche in die Geburt gelegt. Es können unerwartete und dadurch belastende Ereignisse eintreten.

Wir können jedoch mit Negativerfahrungen weiterleben. Und insbesondere bei einer Geburt empfangen wir schließlich etwas beglückendes, unser Baby, welches tatsächlich über den inneren oder körperlichen Schmerz hinweghelfen kann.

Der Schritt, sich nach einer Geburt in Psychotherapie zu begeben, ist für manche Frauen viel zu groß und kann beinahe demütigend wirken. Wir benötigen eine Vorstufe, bei der es nicht darum geht, eine Krankheit zu diagnostizieren und zu behandeln. Es ist ganz normal sensibel auf einer psychisch-emotionaler Ebene zu reagieren, wenn das, was wir erlebt haben, nicht unseren Vorstellungen, Werten oder Wünschen entspricht.

Mütter tragen keine Schuld, wenn die Geburtssituation für sie belastend war und immer noch ist. Frauen dürfen ein Tabu brechen, und anerkennen, dass sie die Geburt ihres Kindes als belastend erlebt haben. Sie sind damit in guter und zahlreicher Gesellschaft. Ein professionelles Nachsorgegespräch sollte als selbstverständliches, normales Angebot für alle jungen Eltern gelten.

Auch die seelische Nachsorge nach einer belastenden Geburtserfahrung sollte für Mütter selbstverständlich werden.

Die Mutter benötigt für ein Nachsorgegespräch Zeit, mehr als nur für eine kurze Berichterstattung bei der Freundin. In den meisten Fällen geht es bei dieser Nachsorge *einer* Geburtserfahrung nur um *ein* ausführliches Gespräch, ein noch mal inne halten, um das Erlebte mit allen Facetten zu reflektieren.

Astrid Saragosa

TEIL III

ANHANG

Nachträgliche Einschätzung von Müttern zur Pränataldiagnostik (DELFI-Studie)

Befragung in Mutter-Kind-Kursen von 27 Familien-Bildungsstätten Norddeutschlands[104] zur nachträglichen Einschätzung des Angebotes der Pränataldiagnostik (PND)

Anonyme Befragung von 434 Frauen innerhalb des ersten Jahres nach der Geburt eines Kindes. 46 Frauen beantworteten die Frage. Fast 90 % beantworteten sie nicht, obgleich von denselben Frauen bei anderen offenen Fragen Stellung bezogen wurde. Wir schließen daraus, dass das Thema mit unangenehmen Erinnerungen verbunden zu sein scheint. Die ganze Studie können Sie einsehen unter www.delfi-online.de

Die Frage lautete: Haben Sie das Angebot pränataldiagnostischer Untersuchungen als hilfreich erlebt?

Antworten

1. Ja...

Ja, um das Wachstum des Kindes mitzuverfolgen.

Ja (Ultraschall).

Leider zu teuer.

Ja, da ich eine Fehlgeburt in der 18. SSW hatte.

Nein. Zu wenig US – mehr hätten bezahlt werden müssen! (Die Befragte stimmt zu.)

---

[104] Die ganze Studie finden Sie unter www.delfi-online.de

2. Verunsicherung

Teilw. Verunsicherung, da Prognose, dass das Kind zu leicht sei. Geburt und Gewicht waren ok!

Macht nur unsicher.

Zum Teil hat es verunsichert, ob es tatsächlich sinnvoll ist oder nur die Kassen der Ärzte aufbessert.

Belastung bis Ergebnis der Fruchtwasseruntersuchung vorlag.

Ja. Aber erst, als das Ergebnis der Fruchtwasseruntersuchung da war, vorher war es extrem belastend.

Empfinde es eher als Verunsicherung.

Nein. Verunsichert nur noch mehr.

Ja, gibt Sicherheit – Nein, macht einen wahnsinnig.

3. Nein

Unnötiger Stress für Körper und Seele, nie wieder!

Schlechter Blutwert bei Nackentransparenz mit anschließender Entscheidung für die Fruchtwasseruntersuchung.

Nein, da o.g. Untersuchungen (US, Nackentransparenz + Triple-Test) nicht genau waren (Unterschiede der Geräte in Fachpraxis bei großen US in 20. SSW erkannt), blieb Unsicherheit bezüglich Ergebnisses.

Nein. Zu viele Entscheidungen, die man als Nichtmediziner einfach nicht treffen kann.

Nur Ultraschall hilfreich erlebt, NP (Nabelschnurpunktion) und Triple-Test nicht.

Nein. Abbruch war nicht gewollt.

Nein. Eher Verunsicherung erzeugt (durch Nackentranzparenz).

Nein. Nackentransparenz + Blutbildanalysen gaben große Verunsicherungen.

Wir wollten nicht vor die Entscheidung gestellt werden: Krankes Kind – Ja oder Nein.

Keinerlei U durchgeführt.

Für mich persönlich kam ein Schwangerschaftsabbruch nicht in Betracht, solche Untersuchungen hätten die unbeschwerte Schwangerschaft beeinträchtigt.

US ja, Rest nein, weil ungenau, z. T. gefährlich. Außerdem, wenn krank, was dann?

Nein, teilweise – habe es nicht in Anspruch genommen, da die Ergebnisse nie zu 100 % stimmen.

Nein. Aufgrund der „statistischen Wahrscheinlichkeit“, weil es zu großer Verunsicherung führt und der Vertretungsarzt wenig einfühlsam war und auf Untersuchungsergebnisse lange warten ließ.

Wir hätten das Baby in jedem Fall bekommen.

Nein. Machen mehr verrückt, wenn etwas nicht dem Lehrbuch entspricht.

Nein. Ich konnte mich nicht mehr so freuen.

Nein. Untersuchungen wurden nur angeboten, damit die Praxis Privatleistungen abrechnen konnte.

Nein. Ein Schwangerschaftsabbruch wäre für uns nicht in Frage gekommen. US beruhigt jedoch im Hinblick auf die Gesundheit des Kindes.

Nein, habe keine zusätzlichen Untersuchungen machen lassen.

Nein. Es werden zu viele Tests angeboten – man wird als Eltern unsicher, was ist richtig, was ist falsch?

Nein. Wollte mögliche Fehlbildungen nicht wissen.

Nein. Ich habe es nicht in Anspruch genommen.

Nein. Weil es kein 100 % Ergebnis ist.

Nein. Wurde auch nicht gefragt, ob ich das Angebot nutzen wollte.

Nein. Alter unter 30, wollte mich nicht verunsichern lassen, da einige Tests ungenau sind. Die anderen trügen ein Risiko, welches ich nicht bereit war, einzugehen.

Nein. Weil alle anderen Krankheiten und Gendefekte nicht ausgeschlossen werden können, (keinerlei pdU).

4. Sonstige Antworten

Weitere Untersuchungen hätten keine Konsequenzen für mich gehabt.

Nackentransparenz ist nur eine Wahrscheinlichkeitsmessung.

Fruchtwasseruntersuchung Wg. Alter (35) moralische Diskrepanzen, konfliktreiche Auseinandersetzung in d. Partnerschaft.

Ja und Nein. Man schwebt zwischen Zuversicht und Verunsicherung. Außerdem wird man mit schwierigen ethischen Fragen konfrontiert (Habe ich das Recht, ein behindertes Kind zu töten? Etc.)

Ja, aber manche Dinge kann man über die Tests auch nicht vorhersagen…

Ja und Nein, da die Ergebnisse nur relativ sind (Wahrscheinlichkeiten)und evtl. Entscheidungen nötig machen, die man schwer treffen kann.

Nein. Diese Tests beunruhigen eher.

Individuelle Gesundheitsleistungen (IGe-L) und Verbraucherschutz

Die Entwicklung und die Geburt von Babys geschehen im Takt mit der Natur so, wie es auch schon vor 10.000 Jahren war. Es gibt demnach keine modernen Babys. Diese sind sogar äußerst konservativ und sie „erwarten", dass die physiologischen Vorgänge wie ein Programm ablaufen. Gibt es Störungen, müssen Babys erhöhte Anpassungsleistungen erbringen. Das führt zu einem weniger guten oder schweren Start ins Leben.

Störungen vor der Geburt sind häufig und mitbedingt durch unsere moderne Lebensweise. Alles, was in der Natur nicht vorkommt, kann das Baby ängstigen: Lärm, synthetische Gifte, Veränderte Nahrungsmittel, Strahlen, MRT-Magnetwellen, Ultraschallwellen (da spielen insbesondere die Stärke, die Länge der Einwirkung und die Häufigkeit eine Rolle[105]), Medikamente, Genussgifte. Die Tests der Pränataldiagnostik stellen einen erheblichen Störfaktor für das hormonelle Zusammenspiel zwischen Mutter und Kind dar. Häufig werden die Eltern beunruhigt, was eine ganze Schwangerschaft lang die Freude auf das Kind beeinträchtigen kann. Warten auf Ergebnisse bedeutet Unruhe, Sorgen oder gar Stress, dem auch die Kinder vor der Geburt immer wieder ausgesetzt sind. Die Gefühle teilen sich dem Kind vor der Geburt durch Plazenta und Nabelschnur mit.[106] Auch hört es ab der Hälfte der Schwangerschaft und entnimmt den Klängen, die an sein Ohr dringen, die „Stimmung" seiner Eltern.

Ein neu auf den Markt drängender Bluttest, bei dem mütterliches Blut allein genügen soll, um die Diagnose Trisomie 21 zu stellen, wird „Schwangerschaften auf Probe" zur Folge haben. Für das Kind bedeutet es, dass die Freude von den Eltern zurückgehalten werden muss, für den Fall dass … Welche Auswirkungen solche monatelangen ambivalenten Gefühle der Eltern auf das Kind haben, in Bezug auf dessen Ich-Entwicklung, Bindungsbereitschaft und -fähigkeit, muss mit äußerster Sorge betrachtet werden. Der Test wird von vielen Seiten heftig kritisiert, zu Recht, denn der Schritt zum Aussortieren von Menschen mit eventuellen Behinderungen wird kleiner. Vielleicht steht unsere Gesellschaft vor wichtigen ethischen Weichenstellungen.

Der Zugriff des Gesundheitsmarktes auf werdende Eltern und Kinder vor der Geburt stellt selbst einen nie zuvor gekannten Risikofaktor dar. Die Politik findet seit Jahren kei-

105 Die Anwendung des Ultraschalls bleibt umstritten. Von Baby-TV und Flatrate (IGe-L) ist dringend abzuraten.

106 Authentische Antworten von Frauen, die im ersten Lebensjahr ihres Kindes zur Pränataldiagnostik befragt wurden, s. Anhang, Teil III: Nachträgliche Einschätzung…

ne Handhabe, sich solchen Entwicklungen entgegenzustellen. Dazu müsste der vorgeburtliche Mutterschutz erweitert werden. Es reicht nicht mehr aus, Mütter lediglich am Arbeitsplatz zu schützen. Wenn Eltern beklagen, dass sie sich zu Tests gedrängt fühlten, die Folgen ihres Handelns aber nicht überblickten, die Freude auf das Kind durch unklare Ergebnisse getrübt wurde, sie sich ohnmächtig und im Konflikt gefangen sahen, so ist das ernst zu nehmen. Solche Schwangerschaften, massenhaft erlebt, gehen uns alle an. Für das Kind tun Eltern „alles“ und manchmal ist „alles“ das Falsche. Im Nachhinein trauern sie oder sind wütend. Wen wundert es, dass postpartale Depressionen bei Frauen so stark zugenommen haben?

Die Politik ist mittlerweile auf bestehende Missstände bei den individuellen Gesundheitsleistungen, kurz IGe-L bezogen auf den Verbraucherschutz aufmerksam geworden. Wir fassen im Folgenden einige Diskussionspunkte zusammen.

Irreführende Bezeichnung. Individuelle „Gesundheitsleistungen“ versprechen etwas anderes, als sie tatsächlich sind. Bei IGe-L handelt es sich um Tests und Untersuchungen, Angebote des Gesundheitsmarktes, die keine wissenschaftlichen Wirksamkeitsprüfung durchlaufen haben und als Kassenleistung vom Gemeinsamen Bundesausschuss (GemBA)[107] nicht anerkannt sind.

IGe-Leistungen sind zum Beispiel rein diagnostische Tests, die nicht gesund machen können. Sie werden in den Arztpraxen beworben und oft in Vier-Augen-Gesprächen empfohlen und verkauft. Sie sind eine Einnahmequelle der Arztpraxis. Die KK rechnen bezogen auf alle Arztpraxen mit insgesamt 1,5 Milliarden Umsatz pro Jahr.

Die Risiken von Tests und Untersuchungen in der Schwangerschaft tragen ausschließlich die Eltern. Oft entstehen durch Wahrscheinlichkeitsergebnisse als „Nebenwirkung“ Ängste und Sorgen um die Gesundheit des Kindes. Folgeuntersuchungen, die Aufregungen mit sich bringen können, sind dann kaum vermeidbar und müssen auch wieder selbst bezahlt werden.

Leistungsdefinition eines wissenschaftlichen Mitarbeiters der AOK: „IGe-L umfassen auch Leistungen, über deren diagnostischen und therapeutischen Nutzen Zweifel beste-

[107] GemBA = Gemeinsamer Bundesausschuss legt Richtlinien für ärztliches Handeln fest. Besetzung: paritätisch zwischen ÄrztInnen, wenigen Psychologen und Krankenversicherungs-Vertretern.

hen oder die risikoreich sind. Hierzu zählen auch ungenügend erprobte Methoden, deren Risiken bislang gar nicht oder nicht gut untersucht und daher nicht kalkulierbar sind.“[108]

Vermischung von Heilberuf mit Verkaufsinteresse

Wie soll ein Arzt beide Anliegen auseinanderhalten? Erst recht können Eltern nicht unbefangen entscheiden. Viele Patienten oder Schwangere halten ihren Arzt oder ihre Ärztin für eine wirtschaftlich unabhängige Beratungsinstanz (man denke an die „Lotsenfunktion“ der Allgemeinärzte), die sie jedoch im Blick auf die IGe-L Verkaufsinteressen nicht mehr ausfüllen können.

Befragung von PatientInnen durch das Wissenschaftliche Institut der AOK:

„Wird das Verhältnis zwischen Arzt und Patient durch das zusätzliche Angebot privater, individueller Gesundheitsleistungen verbessert oder verschlechtert?“

Antworten: verschlechtert 74,5 % - weiß nicht 6,7 % - verbessert 18,8 %

Umfrage bei niedergelassenen ÄrztInnen: Von 440 Hausärzten, Kinderärzten und Gynäkologen kreuzten 38,3 % folgende Antwort an: „Ich halte IGEL-Angebote für unseriös.“

(Quelle: Compugroup AG 2010)

Der Bundesrat fordert für IGe-L strengere gesetzliche Regelungen.

Nach einer dpa-Meldung vom 1.8.12. heißt es:

„Durch das Angebot von Zusatzleistungen wandelt sich das Arzt-Patienten-Verhältnis unter ungleichen Voraussetzungen.“ Patienten seien demnach oft nur ungenügend in der Lage, Qualität und Nutzen sowie damit einhergehend die Angemessenheit der Leistung sowie der entstehenden Kosten zu beurteilen.“

---

108 Quelle: Zok, Klaus (Wissenschaftliches Institut der AOK), öffentlicher Vortrag vom 25. Juni 2012 in Berlin

Die Bundesregierung bestätigt laut derselben dpa Meldung vom 1.8.12., dass aus Steuermitteln Verkaufsseminar-Trainings für Ärzte finanziert werden. Die Finanzierung erfolgte aus dem Ressort des Wirtschaftsministeriums. Aufgrund breiten Protestes wurden diese Vergünstigungen im Umfang von 3000,- € pro Beratung (TAZ vom 12.8.12) inzwischen ausgesetzt.

Wird Arztrecht in der Praxis unterlaufen? „Leistungen, die über das Maß einer medizinisch notwendigen ärztlichen Versorgung hinausgehen, darf er nur berechnen, wenn sie auf Verlangen des Zahlungspflichtigen erbracht worden sind. (GOÄ, § 1, Abs.2)“ [109]

Es gibt in Deutschland keinen Verbraucherschutz für werdende Eltern vor nutzlosen oder gar riskanten Angeboten des Gesundheitsmarktes.

[109] Klaus Zok (Wissenschaftliches Institut der AOK), öffentlicher Vortrag vom 25. Juni 2012 in Berlin

Informationen zur Doula

Gebären ist ein zutiefst weiblicher, natürlicher Vorgang. Der Beginn des Lebens sollte ein heiliger, feierlicher Augenblick sein - und in privater Atmosphäre mit vertrauten Menschen sein Kind begrüßen zu dürfen, ist eine hervorragende Basis für die spätere Bindung und Beziehung zwischen Kind, Mutter und Vater. In den letzten Jahrzehnten wurde die Geburt von der häuslichen Umgebung in die Krankenhäuser verlagert, und nicht immer ist eine kontinuierliche und einfühlsame Begleitung der Frauen möglich. Eine persönliche Begleitung durch eine vertraute Person wünschen sich viele schwangere Frauen. Und so wird eine alte Tradition wieder aufgegriffen, denn die Doula bietet kontinuierliche Anwesenheit und mentale, emotionale Unterstützung bei Geburten, und dies ist keineswegs eine neue Entwicklung. In vielen Ländern hat sich die Begleitung durch eine Doula bereits etabliert, und die gebärende Frau wird zusätzlich zur Hebamme von einer ihr vertrauten, geburtserfahrenen Frau begleitet. In vielen Kulturen war und ist es üblich, dass Frauen die Gebärende während und nach der Geburt unterstützen und umsorgen.

Die Begleitung durch eine Doula

Während der Schwangerschaft lernen sich Doula und die werdenden Eltern kennen, und die Treffen dienen u.a. dazu, ein Gefühl der Vertrautheit entstehen zu lassen. Es können alle offenen Fragen, Wünsche und Ängste miteinander besprochen werden, und die Eltern erhalten von der Doula alle nötigen Informationen, um sich individuell und selbstbestimmt auf die Geburt vorzubereiten. 14 Tage vor und nach dem Entbindungstermin ist die Doula in Rufbereitschaft und rund um die Uhr telefonisch zu erreichen. Sie steht der Gebärenden während der gesamten Geburtsdauer bei, stärkt sie emotional und bleibt kontinuierlich an ihrer Seite, bis das Baby geboren ist. Da die Doula keinerlei medizinische Funktion hat, kann sie sich ganz auf die Bedürfnisse der werdenden Mutter und deren Partner konzentrieren. Nach der Geburt des Babys zieht sich die Doula zurück und sorgt für einen möglichst geschützten Bereich, in dem die Mutter und der Vater in Ruhe ihr Baby begrüßen und intensiv Kontakt aufnehmen können.

Im Wochenbett finden ein bis zwei Treffen statt, und es wird ausführlich über das Geburtserlebnis gesprochen, und die Eltern erhalten einen persönlichen Bericht über die Geburt ihres Kindes. Die Doula gibt Tipps für eine ruhige, entspannte und ungestörte Wochenbettzeit, hält aber auch, falls nötig, Adressen mit regionalen Hilfestellen bereit.

Die Kosten für eine Doula werden nicht von den Krankenkassen übernommen, und das Honorar für eine umfassende und individuelle Begleitung mit Vor- und Nachtreffen, Rufbereitschaft und kontinuierliche Begleitung während der gesamten Geburtsdauer liegt in Deutschland bei durchschnittlich 500,- Euro.

Melanie Schöne

Versäumnisse im Mutter- und Kinderschutz: Erklärung von vier Verbänden

Informationen zu Versäumnissen im Mutter- und Kinderschutz in der Schwangerschaft und während der Geburt

In den vergangenen Jahrzehnten hat sich in den Kreißsälen eine technologische und medikamentenorientierte Entwicklung vollzogen, deren Nutzen für die Gesundheit des Kindes unter GeburtsmedizinerInnen umstritten ist. Wo Milliarden für Forschung und Entwicklung investiert werden und Kliniken sich mit Hochtechnologie ausrüsten, entsteht auch ökonomischer Handlungsdruck. Geburtstechnologische Routinen jedoch können zu Geburtskomplikationen führen und gefährden damit das Wohl von Mutter und Kind. Gegen derartige technische und medikamentöse Interventionen gibt es keine Handhabe, da nach der deutschen Gesetzgebung der Mutter- und Kinderschutz von der Zeit zwischen 13. SSW bis einschließlich zur Geburt nicht ausreichend definiert sind. Erst ab Beginn der Eröffnungswehen greift das Strafrecht, es kommt jedoch nicht zum tragen, weil ein rechtsverbindlicher Maßstab, medizinische Routinen als Körperverletzung im strafrechtlichen Sinne einzustufen, fehlt.

So konnten riskante Techniken und Untersuchungsmethoden routinemäßig bei Hunderttausenden gesunder Frauen und Kinder in der Schwangerschaft und bei der Geburtsbegleitung zum Standard werden - ohne jede Rechenschaftslegung der Handelnden und weitgehend unbemerkt von der Öffentlichkeit:

Interventionen vor oder während der Geburt, die die Gesundheit von Kindern gefährden

Kopfschwartenelektrode: Während der Geburt, noch bevor der Kopf des Kindes sichtbar ist, werden zwei Drähte durch den Muttermund eingeführt und die gebogenen spitzen Drahtenden unter die Kopfhaut des Kindes gedreht, genannt „interne Ableitungstechnik“ als „Verfeinerung“ des CTG zur Herztonüberwachung. Diese Körperverletzung wird seit mehr als 20 Jahren ungefragt routinemäßig praktiziert. Der medizinische Nutzen steht in keinem Verhältnis zur Verletzung des Kindes. Verbreitung: Bundesweit, mit abnehmender Tendenz.

Mikroblutuntersuchung (MBU): Dem Kind, das sich mitten in seiner Geburt befindet, werden eine oder mehrere Schnittverletzungen am Kopf, je nach Dauer der Geburt, zur

Blutgewinnung zugefügt. Man rechtfertigt diese Körperverletzung damit, dass dadurch unnötige operative Eingriffe vermieden werden könnten. Eine evidenzbasierte Risiko-Nutzen-Bewertung, welche die kindlichen Interessen berücksichtigt, fehlt. Auch diese Körperverletzung ist bundesweit üblich geworden, mit steigender Tendenz.

Ultraschall: Ultraschall lässt den Kopf des Ungeborenen messbar vibrieren. Auch wurden thermische Effekte nachgewiesen. Aus gutem Grund bezahlen Krankenkassen nur drei dieser Untersuchungen. Der Gebrauch dieses Gerätes wurde immer weiter zu einer visuellen Dienstleistung ausgebaut („Baby-TV“).

CTG: Das CTG wird in der Schwangerenbetreuung ohne medizinische Indikation in äußerst bedenklichem Umfang eingesetzt, obwohl eine erhebliche Belastung des Kindes durch hoch-energetische Dopplerwellen bewiesen ist. Auch das CTG unter der Geburt bietet international anerkannt keinen Vorteil für das Kind oder den zu erwartenden Geburtsverlauf. Im Gegenteil, die Anwendung der Technik über eine Indikation hinaus ist in Fachkreisen umstritten.

Medikamente: Während der Geburt werden z.B. Opiate, Psychopharmaka und hoch potente Schmerzmittel meistens routinemäßig verabreicht. Die Verabreichung setzt das hormonelle Zusammenspiel zwischen Mutter und Kind außer Kraft, und die Medikamente gelangen in den Blutkreislauf des Kindes. Medizinische Folgeinterventionen bis hin zum Kaiserschnitt sind fast die Regel. Kinder werden durch medikamentöse Eingriffe in ihrer körperlich-seelischen Gesundheit verletzt.

Geburtseinleitungen: Auch nicht indikationsgerecht verabreichte Wehenmittel bringen das hormonelle Zusammenspiel zwischen der gebärenden Frau und dem Kind durcheinander, was zu Komplikationen führt und dadurch weitere medizinische Interventionen nach sich zieht. Die Praxis der Geburtseinleitung hat sich weiter verschärft, indem Kinder ab der 38. Woche + 1 Tag (dann zählt das nicht als Frühgeburt) per Kaiserschnitt geplant „geholt“ werden, obwohl die damit verbundenen Gefahren für den Geburtsverlauf, für die Frauengesundheit und das Kind bekannt sind.

MRT–Diagnostik: Trotz des Mutterschutzgesetzes werden MRT-Untersuchungen bereits vor der Geburt durchgeführt, obgleich Schädigungen durch Lärm, Vibration (ausdrücklich im MuSchG § 4 erwähnt) und Magnetwellen nicht auszuschließen sind. Magnetwellen in dieser Stärke kommen in der Natur nicht vor. Es ist unklar, welche Wirkung sie auf das fetale Hämoglobin (Eisenatome) haben, - mögliche Störungen von Zellkernen, z. B. der Keimzellen, würden erst in vielen Jahren deutlich werden.

MRT-Geburt als Versuch: Die Spitze des Eisberges von Technikeinsatz in der Geburtsmedizin stellt die Geburt eines Kindes im MRT dar. Auch dies ist möglich, weil der gesetzliche Schutz fehlt.

Individuelle Gesundheitsleistungen (IGeL): Vor der Frist von 12 Wochen, sind Ungeborene durch den § 218 geschützt. Danach „dürfen" gesunde Kinder ungestraft durch Diagnostikangebote des Gesundheitsmarktes in ihrer Entwicklung verletzt, gestört, gestresst, beschallt, geschnitten, mit Magnetresonanzwellen torpediert werden und sterben, z. B. als Folge der gefährlichen Fruchtwasseruntersuchung.

Regelungslücke zwischen der 13. und 42. Lebenswoche

Der fehlende gesetzliche Schutz von Kindern durch ausreichend definierten Mutterschutz vor der Geburt führt zu routinemäßigen Handlungen, die ursprünglich für den Krankheitsfall entwickelt worden waren. Auch da kommt es zu Verletzungen des Kindes, und es müssen Schaden und Nutzen abgewogen werden. Zug um Zug flächendeckende Anwendung von Krankenhausroutinen bei gesunden Frauen und Kindern stellt eine gravierende Fehlentwicklung dar.

Das Mutterschutzgesetz braucht Ergänzungen zum Schutz ungeborener Kinder

§ 4 (1) „*Werdende Mütter dürfen nicht mit schweren körperlichen Arbeiten und nicht mit Arbeiten beschäftigt werden, bei denen sie schädlichen Einwirkungen von gesundheitsgefährdenden Stoffen oder Strahlen, von Staub, Gasen oder Dämpfen, von Hitze, Kälte oder Nässe, von Erschütterungen oder Lärm ausgesetzt sind.*"

Das Mutterschutzgesetz dient dem Kinderschutz während der Berufstätigkeit. Aber es ist angesichts der Entwicklungen auf dem Gesundheitsmarkt und dem Diagnostiksektor der Geburtsmedizin zu erweitern. In Kenntnis heutiger Forschung der Neurobiologie, Psycho-Neuro-Immunologie, Pränatalpsychologie und Psychotraumatologie ist der Schutz vor Schadeinwirkungen durch den Einsatz schwangerschafts- und geburtsmedizinischer Routinen in das MuSchG aufzunehmen.

Angesichts dieser Situation ist zu fordern: Der Schutz des Ungeborenen ab der 13. Lebenswoche bis zur Geburt wird durch einen erweiterten Mutterschutz sichergestellt. Die Straftatbestände der Körperverletzung eines Kindes gelten derzeit erst ab Beginn der Eröffnungswehen. Vorher ist die körperlich-seelische Verletzung eines ungeborenen Kindes - mit allen Folgen auch für die Eltern - straffrei möglich.

Kinder sollten rechtlichen Anspruch haben, ca. 42 Wochen lang interventionsfrei bzw. interventionsarm im Mutterleib heranwachsen zu dürfen. Jeder einzelne Eingriff in den naturgegebenen Verlauf einer Schwangerschaft und Geburt bedarf einer eindeutigen, evidenzbasierten und die Rechte der Frau und des von ihr abhängigen Kindes achtenden Begründung.

Verbraucherinnenschutz gegenüber Angeboten des Gesundheitsmarktes, die das Leben und die Gesundheit von Kindern vor und während der Geburt gefährden.

Um Beeinträchtigungen der Gesundheit des ungeborenen Kindes zu vermeiden, müssen Vorsorge einerseits und Angebote des Gesundheitsmarktes andererseits von schwangeren Verbraucherinnen klar unterschieden werden können.

Wir fordern, dass eine unabhängige Ethikkommission sämtliche Medikamente, technischen Geräte und Eingriffe, die in Schwangerschaften und bei der Geburt üblich geworden sind, prüft.

Zur WHO-Empfehlung von 1985: Wir fordern die Umsetzung der WHO-Empfehlungen von 1985 in nationales Recht. Darin geht es um Informationen für Eltern über verschiedene Geburtsorte, um den Erhalt der Bindung zwischen Mutter und Kind und um die Beachtung physiologischer Prozesse während der Geburt.

Medikamente, technische Geräte und Eingriffe, die in Schwangerschaften und bei der Geburt üblich geworden sind und von den Frauen inzwischen als normal angesehen werden, müssen auf den Prüfstand, z. B. Tests, Beschallungen und invasive Techniken, soweit sie nicht eindeutig medizinisch indiziert sind, sondern auf dem Gesundheitsmarkt als sog. „Individuelle Gesundheitsleistungen“ (IGeL) angeboten oder zu Forschungszwecken eingesetzt werden.

Ethikkommissionen tragen eine öffentliche Verantwortung für die Unversehrtheit aller Kinder. Ihre Entscheidungen sind öffentlich zu machen.

Die Erstunterzeichnenden Vereine und Verbände

- GreenBirth e.V., Vorsitzende: Irene Behrmann, (05145) 284289, info@greenbirth.de

- Gesellschaft für Geburtsvorbereitung - Familienbildung und Frauengesundheit - Bundesverband e.V.,

Vorsitzende: Elisabeth Geisel, (0551) 56647, gfg@gfg-bv.de

- Deutscher Fachverband für Hausgeburtshilfe e.V., Präsidentin: Eva-Maria Müller-Markfort, (02382) 84508, Geschaeftsstelle@dfh-hebammen.de

- Internationale Gesellschaft für Prä- und Perinatale Psychologie und Medizin e.V.,

  Präsident: Dr. Sven Hildebrandt, (0174) 2165513, info@dr-sven-hildebrandt.de

WHO-Erklärung von 1985

Bericht Appropriate Technology for Birth **der Weltgesundheitsorganisation. WHO Regional Office for Europa, 8 Scherfigovej, Kopenhagen, Dänemark April 1985**

1. Die gesamte Öffentlichkeit sollte über die verschiedenen Verfahren der Geburtshilfe informiert sein, damit es jeder Frau möglich ist, die für sie richtige Art und Weise der Geburtshilfe zu finden.

2. Die Ausbildung der Hebammen und aller Berufsgruppen, die die Frau und das Kind rund um die Geburt betreuen, müssen gefördert werden. Die Betreuung einer normalen Schwangerschaft, bei der Geburt und im Wochenbett gehört zum Aufgabenbereich der Hebammen und der angrenzenden Berufe.

3. Alle Krankenhäuser sollten den schwangeren Frauen Informationen über die von ihnen praktizierte Geburtshilfe (z.B. die Höhe ihrer Kaiserschnittrate) frei zugänglich machen.

4. Es gibt keinerlei Rechtfertigung für eine Kaiserschnittrate über 10 bis 15 %.

5. Einmal Kaiserschnitt muss nicht für alle folgenden Geburten auch Kaiserschnitt bedeuten. Nach einer solchen Operation, bei der die Gebärmutter an einer tiefliegenden Stelle geöffnet wurde, kann eine vaginale Entbindung angestrebt werden, wenn im Notfall schnell ein Eingriff durchgeführt werden kann.

6. Es gibt keine Beweise dafür, dass routinemäßige elektronische Dauerüberwachung der kindlichen Herztöne einen positiven Einfluss auf den Ausgang der Geburt hat.

7. Für eine Rasur der Schamhaare oder einen Einlauf vor der Geburt besteht kein Anlass.

8. Während der Wehentätigkeit sollten schwangere Frauen nicht auf dem Rücken liegen. Sie sollten angeregt werden, während der Wehen herumzulaufen und sich frei zu entscheiden, in welcher Position sie gebären möchten.

9. Routinemäßige Dammschnitte sind nicht zu rechtfertigen.

10. Geburtseinleitungen sollten nicht aus Bequemlichkeit stattfinden. Verabreichung von Wehenmitteln sollte nur nach strenger medizinischer Indikation erfolgen.

11. Schmerzstillende und betäubende Medikamente sollten nicht routinemäßig, sondern nur zur Behandlung oder Verhütung einer Geburtskomplikation eingesetzt werden.

12. Für eine frühzeitige Eröffnung der Fruchtblase als Routineeingriff gibt es keine wissenschaftliche Begründung.

13. Das gesunde Neugeborene gehört zu seiner Mutter, wenn es der Zustand von beiden erlaubt. Die Beobachtung des Kindes rechtfertigt nicht die Trennung von der Mutter.

14. Nach der Geburt sollte der Mutter möglichst bald Gelegenheit zum Stillen gegeben werden.

15. Geburtshilfliche Einrichtungen, die mit dem Einsatz von Technik kritisch umgehen und emotionale, psychische und soziale Aspekte in den Vordergrund stellen, sollten bekannt gemacht werden. Diese Projekte sollten gefördert werden, um als Modelle für andere geburtshilfliche Einrichtungen zu dienen und die Einstellung zur Geburtshilfe in der Öffentlichkeit zu verändern.

16. Regierungen sollten über die Schaffung von Bestimmungen nachdenken, die den Einsatz neuer Geburtstechnologien nur nach angemessener Prüfung erlauben.

Gesetz Venezuelas zum Schutz von Frauen während der Geburt

Aus dem Amtsblatt der venezolanischen Republik

Carácas, Montag, den 23. April 2007

Die Nationalversammlung der venezolanischen Republik beschließt das folgende Grundgesetz über das Recht der Frauen auf ein gewaltfreies Leben.

Kapitel III: Definition und Arten der Gewalt gegenüber Frauen, Artikel 15

[…] 13. Entbindungsbezogene Gewalt: Unter entbindungsbezogener Gewalt versteht man die Aneignung des Körpers und der Fortpflanzungsprozesse der Frauen durch Beschäftigte im Gesundheitswesen. Dies zeigt sich in einem entmenschlichenden Umgang, durch den Missbrauch der Medikalisierung und der Pathologisierung der natürlichen Prozesse, wodurch ein Verlust von Eigenständigkeit und der Fähigkeit, frei über Körper und

Sexualität bestimmen zu können, entsteht, was sich wiederum negativ auf die Lebensqualität der Frauen auswirkt.

Grundgesetz über das Recht der Frauen auf ein gewaltfreies Leben, Kapitel VI: Artikel 51.

Die wesentlichen Handlungen entbindungsbezogener Gewalt durch Beschäftigte im

Gesundheitswesen sind folgende:

Notfallmaßnahmen bei der Entbindung nicht zur angebrachten Zeit und mit der geforderten Wirksamkeit durchzuführen

Die Frauen zu zwingen, auf dem Rücken liegend und mit nach oben gestreckten Beinen zu Entbinden, wenn die Möglichkeiten für eine vertikale Entbindung gegeben sind

Die frühe Bindung zwischen Mutter und Kind direkt nach der Geburt zu verhindern, ohne medizinische Notwendigkeit, indem ihr die Möglichkeit verweigert wird, das Kind zu halten oder ihm die Brust zu geben

In den natürlichen, risikoarmen Geburtsvorgang durch die Anwendung

geburtsbeschleunigender Techniken einzugreifen, ohne die freiwillige, ausdrückliche und gut unterwiesene Zustimmung der Mutter

Eine Entbindung per Kaiserschnitt zu praktizieren, obwohl die Voraussetzungen für eine natürliche Geburt gegeben sind, und ohne dass die Frau freiwillig, ausdrücklich und gut unterwiesen zugestimmt hätte

In diesen Fällen wird das Gericht dem oder der Verantwortlichen eine Strafe von zwischen 250 und 500 Steuereinheiten auferlegen, und muss eine beglaubigte Abschrift des Strafurteils an das zuständige Berufsgremium weiterleiten, damit diese die vorgesehenen disziplinarischen Schritte einleiten.

Kampagne zur Senkung der Kaiserschnittrate

Der Arbeitskreis Frauengesundheit ist ein Zusammenschluss von Frauen in Gesundheitsberufen: Gynäkologinnen, Psychologinnen, Hebammen, Gesundheitswissenschaftlerinnen, Journalistinnen, Politikerinnen usw.

Sie können diesen Aufruf mit unterzeichnen und verbreiten. http://www.akf-kaiserschnitt-kampagne.de/cms/kaiserschnitt-kampagne/

Zu diesem Aufruf gibt es umfangreiches Quellenmaterial über wissenschaftliche Studien, siehe http://www.greenbirth.de/akf_kaiserschnitt_kampagne.pdf

Kampagne zur Senkung der Kaiserschnittrate in Deutschland

– Aufruf zur Unterstützung –

In Deutschland sind im Jahr 2010 31,9% der Kinder durch einen Kaiserschnitt zur Welt gekommen. Regionale Schwankungen liegen zwischen 15% und 36,6 % und sind medizinisch nicht erklärbar. 1991 lag die Rate noch unter 15%. Diese Entwicklung ist weltweit zu beobachten. An der Spitze steht aktuell China mit 46%.

Unzweifelhaft ist der Kaiserschnitt eine lebensrettende Option aus mütterlicher oder kindlicher Indikation. Moderne Operations-, Anästhesie- und Therapieverfahren haben dazu geführt, dass Frauen auch bei Regelwidrigkeiten sicher entbunden werden können und erheblich weniger Einschränkungen hinnehmen müssen als früher. Was in Notfallsituationen wertvoll ist, darf jedoch nicht zur Routine werden, sonst verkehren sich Vorteile in Nachteile, und ein rettender Eingriff wird zur riskanten Operation.

Zu viele Kaiserschnitte sind strukturell, organisatorisch oder ökonomisch statt medizinisch begründet. Die Häufigkeit, mit der derzeitig Kaiserschnitte durchgeführt werden, ist aus Sicht der WHO und anderer Fachleute medizinisch und ethisch nicht gerechtfertigt. Diese Bedenken teilt der Runde Tisch des AKF „Lebensphase Eltern werden". Es sind strukturelle, organisatorische und ökonomische Gründe, die die Entscheidung für einen Kaiserschnitt begünstigen. Legitimiert wird diese jedoch in der Regel mit einer sogenannten relativen („weichen") medizinischen Indikation.

Heute erlaubt die personelle Besetzung im Kreißsaal meist keine kontinuierliche Betreuung der Gebärenden durch die Hebamme, die die Schwangere stärkt und Zeit gibt für die natürlichen Abläufe. Stattdessen wird Zeitdruck aufgebaut und eine Interventionskette initiiert, die die Geburt verkürzen soll. Häufig sind Kaiserschnitte das Resultat voreiliger Geburtseinleitungen und anderer Eingriffe in den natürlichen Geburtsablauf. Vielen routinemäßigen Anwendungen fehlt zudem die Evidenz. Ein Beispiel hierfür ist die kontinuierliche Herztonüberwachung (CTG). In 50% der Fälle ist die Interpretation des CTGs zur Diagnostik eines fetalen Gefährdungszustands falsch. Ernst zu nehmen sind auch Hinweise auf erhöhte Kaiserschnittraten nach einer Epiduralanästhesie.

Aus betriebswirtschaftlicher Sicht besteht kein Anreiz, Vaginalgeburten zu fördern und Kaiserschnitte zu vermeiden. Die Kliniken müssen eine teure Infrastruktur für die Geburtshilfe vorhalten. Die Vergütung für die Betreuung einer normalen Geburt reicht nicht aus, um die Kosten auszugleichen. Nach Niino ist in Lateinamerika festgestellt worden, dass in Privatkliniken deutlich höhere Kaiserschnittraten vorliegen und dass eine höhere Vergütung von Kaiserschnitten umgehend zu einem Anstieg der Operationszahlen geführt hat, ohne dass die Gesundheit von Mutter und Kind sich verbessert hätte. Europäische Daten liegen hierzu nicht vor.

Ein weiteres Problem ist die haftungsrechtliche Situation, die den GeburtshelferInnen häufig nicht gestattet, nach medizinisch-fachlichen Kriterien zu entscheiden, sondern sie nötigt, eine Defensivmedizin zu betreiben, in der sie mit dem Kaiserschnitt nach bisheriger Rechtsprechung „immer auf der sicheren Seite" sind. Fatalerweise wird diese Art forensischer Absicherung auch von vielen Beteiligten, insbesondere von werdenden Eltern, als medizinisch-fachliche Sicherheit fehlgedeutet.

Ein Kaiserschnitt ohne medizinische Indikation ist mit höheren Risiken verbunden als eine Vaginalgeburt und keineswegs sicherer für Mutter und Kind.

In den vergangenen Jahren haben zahlreiche Untersuchungen die kurz- und langfristigen Folgen eines Kaiserschnitts herausgestellt. Diese beziehen sich:

1. auf den Körper der Frau: Narkose- und Thromboserisiken, Blutverlust, Schmerzen, eingeschränkte Stillfähigkeit, Infektionen, Wundheilungsstörungen und Verwachsungen,

2. auf die Psyche der Mutter: Depressionen, posttraumatische Belastungsstörungen,

3. auf Folgeschwangerschaften: regelwidriger Plazentasitz mit stark erhöhtem Risiko für Müttersterblichkeit,

4. auf das Kind: Anpassungsstörungen, häufigere nachgeburtliche Einweisung in die Intensivstation, Asthma, Diabetes, Adipositas im Kindergartenalter, möglicherweise auch Autoimmunerkrankungen,

5. auf die Mutter-Kind-Beziehung: Bindungsprobleme.

Kaiserschnitte ohne medizinische Indikation mit dem Selbstbestimmungsrecht von Frauen zu begründen, ist meistens zu kurz gegriffen. Hinter einer sogenannten „Wunschsectio" verbirgt sich oft genug eine unheilsame Koalition zwischen ärztlicher Präferenz und unzureichendem Wissensstand der Frauen. 86% der Frauen geben nach einem Kaiserschnitt an, die Folgen des Eingriffs unterschätzt zu haben.

Die WHO fordert, die Anzahl von Kaiserschnitten zu begrenzen und kritisiert die verharmlosende Darstellung von Kaiserschnitten ohne medizinische Indikation.

Die WHO fordert z.B.

– die Entwicklung von evidenzbasierten Leitlinien,

– die Evaluierung geburtshilflicher Maßnahmen (z.B. Geburtseinleitungen),

– die Empfehlungen zur Betreuung bei normaler Geburt umzusetzen, d.h. zum Beispiel eine 1:1-Betreuung für alle Gebärenden und

– die generelle Veröffentlichung der Kaiserschnittraten von Kliniken.

In Deutschland existiert eine S1-Leitlinie zu Kaiserschnitt-Indikationen aus dem Jahre 2008. Sie genügt weder von der Zusammensetzung der AutorInnengruppe noch von der Aktualität und Vollständigkeit der Datenbasis den Ansprüchen einer evidenzbasierten Medizin. In Großbritannien beispielsweise hat das National Institute for Health and Clinical Excellence (NICE) neue Guidelines entwickelt. Der Indikationskatalog für Kaiserschnitte wurde der aktuellen Datenlage angepasst. So wurde Frauen, die bereits einen oder mehrere Kaiserschnitte hatten, empfohlen, sich für eine vaginale Geburt zu entscheiden, da das Komplikationsrisiko bei einem nachfolgenden Kaiserschnitt genauso hoch ist wie bei einer vaginalen Geburt.

Die Hebammenbetreuung nimmt in der Veränderung der Rahmenbedingungen eine Schlüsselposition ein.

ExpertInnen sehen Hebammen durch ihre kontinuierliche Begleitung und Betreuung der schwangeren Frauen in einer Schlüsselposition zur Veränderung der Rahmenbedingungen. Hebammen könnten sowohl die physiologischen und psychologischen als auch die psychosozialen Bedürfnisse der schwangeren Frau und ihres Partners fokussieren und dadurch die beste Unterstützung in dieser Lebensphase gewährleisten.

Es sind bereits wissenschaftliche Nachweise für Maßnahmen erbracht worden, die tatsächlich die Kaiserschnittraten senken.

Die UnterzeichnerInnen fordern auf dieser Basis folgende strukturelle Veränderungen:

f) die Förderung der Schwangerenbetreuung durch ein Team von Hebamme und FrauenärztIn,

g) die Anwendung von bereits existierenden guten Konzepten zur Geburtsvorbereitung für werdende Eltern,

h) Anreize für eine 1:1 Betreuung unter der Geburt,

i) die flächendeckende Einrichtung von Hebammenkreißsälen,

j) die verbesserte Zusammenarbeit zwischen ÄrztInnen und Hebammen ambulant und stationär,

k) einen Schwerpunkt „natürliche Geburt“ im Studium und in der Facharztweiterbildung sowie Festlegung einer Anzahl an zu beobachtenden physiologischen Geburten,

l) die verpflichtende Etablierung von klinikinternen Fallkonferenzen unter Einbeziehung von GynäkologInnen und Hebammen,

m) die Förderung wissenschaftlicher Evaluierung von geburtshilflichen Verfahrensweisen,

n) die Erarbeitung von Konzepten, die Anreize schaffen, Kliniken zu einer Veränderung der bestehenden Praxis zu bewegen, z.B. Qualitätskontrollen mit nachfolgender Beratung der Krankenhäuser mit überhöhter Kaiserschnittrate,

o) die Information der werdenden Eltern über unabhängige Beratungsangebote bezüglich Kaiserschnitt und den Folgewirkungen.

Mit der Einführung und Förderung der beschriebenen Praktiken wird eine grundlegende, nachhaltige Veränderung der momentanen Verhältnisse in die Wege geleitet. Damit werden Voraussetzungen für einen Rückgang der Anzahl der Kaiserschnitte geschaffen.

Der Geburtsvorgang ist von elementarer Bedeutung für neugeborene Kinder, werdende Mütter, Väter, Familien und für die Gesellschaft.

Frauen verdienen in der einzigartigen Lebensphase von Schwangerschaft, Geburt und Wochenbett Wertschätzung, Zuwendung, Ruhe, Unterstützung und Schutz.

Ein Kaiserschnitt ist ein medizinischer Eingriff, der Leben retten kann, wenn er indiziert ist, und der Geburtsrisiken reduzieren kann. Ohne eindeutige medizinische Indikation ist er ein Eingriff mit hohem Schadenspotential.

Deswegen rufen wir auf zu einem Bündnis zur Senkung der Kaiserschnittrate in Deutschland.

Schließen Sie sich durch Ihre Unterschrift unserer Kampagne an, und leiten Sie unseren Aufruf an andere Organisationen und Einzelpersonen weiter. Darüber hinaus laden wir Sie ein, Ihr Fachwissen, Ihre Erfahrungen und Ihre Ideen einzubringen und sich an weiteren Aktivitäten zu beteiligen. Nur gemeinsam können wir erreichen, dass die Zahl der Kaiserschnitte wieder auf das medizinisch notwendige Maß sinkt.

Kontaktadresse:

Arbeitskreis Frauengesundheit in Medizin, Psychotherapie und Gesellschaft e.V. (AKF)

Sigmaringer Str.1, 10713 Berlin, Tel.: 030-86393316, Fax: 030-863 93 473, E-Mail: buero@akf-info.de

Initiatorinnen der Kampagne sind die Teilnehmerinnen des Runden Tisches des AKF „Lebensphase Eltern werden“:

Dr. Edith Bauer, Gynäkologin; Juliane Beck, Expertin für Patientinnenrechte, Juristin; Dr. Maria Beckermann, Gynäkologin, Autorin, 1. Vorsitzende des AKF; Karin Bergdoll, Dipl. Päd., Gesundheitspolitikerin, 2. Vorsitzende des AKF; Dr. Barbara Ehret, Gynäkologin, Autorin; Colette Mergeay, Psychologin; Petra Otto, Dipl. Päd., Redakteurin; Ute Höfer Hebamme, Ernährungsberaterin, Vorstand AKF; Dr. Gabi Götsching-Krusche, Gynäkologin; Dr. Katharina Lüdemann, Gynäkologin, ltd. Oberärztin Geburtshilfe; Ulrike Hauffe, Landesbeauftragte für Frauen des Landes Bremen, Psychologin; Barbara Reuhl,

Arbeitsschutz und Gesundheitspolitik; Susanne Steppat und Katharina Jeschke, Hebammen, Deutscher Hebammenverband (DHV); Dr. Karin von Moeller, Gesundheitswissenschaftlerin, Universität Osnabrück; Anke Wiemer, Hebamme, Gesellschaft für Qualität in der außerklinischen Geburtshilfe (QUAG); Sabine Striebich, Hebamme, Studentin der DMP, Deutsche Gesellschaft für Hebammenwissenschaft; Dr. Christine Loytved, Hebamme, Gesundheitswissenschaftlerin, Deutsche Gesellschaft für Hebammenwissenschaft (DGHWi).

Briefvorlage zum Anfordern des klinischen Geburtsberichtes

An die Klinik
Name, Anschrift
Straße
Ort

Datum

Anforderung der handschriftlichen Geburtsaufzeichnungen

Sehr geehrte Damen und Herren,

am (Datum) wurde mein Kind in Ihrer Klinik geboren.
Zur Vervollständigung meiner Unterlagen bitte ich um Kopie der handschriftlichen Aufzeichnungen, die vor und während der Geburt angefertigt wurden.

Mit freundlichem Gruß

Stichwortverzeichnis

Literaturangaben in diesem Stichwortverzeichnis (1) – (12) finden sich unterhalb des letzten Stichwortes

Beckenendlage

Sowohl die Geburt bei Beckenendlage als auch Hausgeburten sind innerhalb der gynäkologischen Gesellschaften kontrovers diskutierte Themen, um die in den vergangenen Jahrzehnten zum Teil erbittert gestritten wurde. Die Deutsche Gesellschaft für Gynäkologie und Geburtshilfe (DGGG) und die Arbeitsgemeinschaft Materno-fetale Medizin (AGMFM) hat dazu 2010 überarbeitete Leitlinien veröffentlicht (5).

Allgemeine Informationen zur Beckenendlage eines Kindes im Mutterleib: Bei ca. 3-5% aller Geburten befindet sich das Kind bei Geburtsbeginn in Beckenendlage (6). In 90% dieser Fälle beobachtet man am Geburtstermin entweder eine reine Steißlage oder eine Steiß-Fußlage. Der überwiegende Teil, nämlich ca. 70% davon, können vaginal entbunden werden. In den übrigen Geburtssituationen muss ein Kaiserschnitt durchgeführt werden. Ob ein geplanter Kaiserschnitt gegenüber einer vaginalen Entbindung Vorteile besitzt, ist unklar (5). Seit der Publikation der sogenannten Hannah-Studie (7) wird die Diskussion um die Entbindungsart bei Beckenendlage neu geführt. Wegen methodischer Mängel dieser Studie kann der Präferenz für den geplanten Kaiserschnitt nicht mehr als allgemeingültiger Standard gefolgt werden. Bei der Durchsicht und Bewertung der Literatur zeigt sich, dass die Ergebnisse der Erkrankungs- und Sterblichkeitsraten während und nach der Geburt (peri- und neonatale Morbidität und Mortalität) von Beckenendlagenkindern hauptsächlich von einer strengen Vorauswahl (Größe, Gewicht, Proportionen des Kindes, Geburtsverlauf), der Qualifikation der beteiligten Geburtshelfer/innen und der dazugehörigen spezialisierten Struktur der Entbindungsklinik abhängen. Je höher der Ausbildungsstand, der Erfahrungsschatz der Geburtshelfer/innen und je spezialisierter die Entbindungsklinik, desto geringer sind Komplikationen bei vaginaler Entbindung aus Beckenendlage (8).

Chromopertubation

Im Rahmen einer Bauchspiegelung wird durch den Gebärmutterhals eine blaue Farbstofflösung in die Gebärmutterhöhle eingebracht. Die blaue Farbstofflösung fließt durch die Eileiter in die Bauchhöhle und ist bei der Bauchspiegelung sichtbar. Füllt sich der Eileiter mit der Farbstofflösung, fließt jedoch nicht ab, besteht ein Verschluss des Eileiters.

Claviculafraktur

Schlüsselbeinbruch

Dammschnitt/ Episiotomie

Dammschnitte werden häufig vorsorglich vorgenommen. Ziel ist, den Durchtritt des Köpfchens eines Kindes zu erleichtern und die Geburt schnell zu beenden. Ein Vergleich zwischen Dammverletzungen bei Geburtshaus- und Klinikgeburten von 2011 fällt deutlich zugunsten der Geburtshäuser aus, siehe Teil II, Anstoß zur Reform der Klinikgeburt: Vergleichsstudie zwischen Kliniken und Geburtshäusern.

Die liegende Geburt führt häufiger zum Dammschnitt. Sie ist physiologisch ungünstiger, wird aber wegen der Verkabelung der Mutter oft inkaufgenommen.

Zum Dammschnitt aus Ärztesicht:

"(...) Das Recht auf körperliche Unversehrtheit und damit der Schutz der körperlichen Integrität ist im Grundgesetz verankert (Art. 2 Abs. 2 GG). Für die normale Geburt verlangt die Rechtsprechung derzeit keine spezielle Aufklärung, da sie einen natürlichen Vorgang darstellt. Vergleichbares trifft für die vaginal operative Entbindung und die Episiotomie zu. Letztere wird in den meisten Fällen ohne Einwilligung vorgenommen, da sie als Standardeingriff oder „Nebeneingriff“ gilt, in den die Schwangere durch den Abschluss des Behandlungsvertrages einwilligt, obwohl es nur wenige medizinische Indikationen mit gesichertem Nutzen für Mutter und Kind gibt. (...)" Quelle: http://www.aerzteblatt.de/archiv/30024:

Kritikerinnen weisen auf die unkorrekte Bezeichnung ‚Dammschnitt' hin, weil faktisch in die Vagina eingeschnitten wird. Sie vergleichen diese Verletzung mit Genitalverletzungen bei Mädchen vieler Länder, weil in beiden Fällen die sexuelle Autonomie verletzt wird, unter gesellschaftlicher Duldung.

Dezeleration

s. Abkürzungsverzeichnis Akzeleration – Dezeleration

Doula

Begleiterin bei der Geburt, ersetzt nicht die Hebamme, siehe Teil III Die Doula

Endometriose

Krankhafte Veränderung der Gebärmutterschleimhaut. Schmerzhafte Menstruation - Ursache multifaktoriell und nicht gesichert

Epigenetik

Die Definition von Jörg Blech lautet: „Neben dem genetischen Code gibt es eine übergeordnete Ebene von Informationen: Die Epigenetik. Die epigenetische (...) Vererbung beschreibt zelluläre Informationen außerhalb der DNA-Sequenz. Die epigenetischen Muster werden an die Tochterzellen weitergegeben, wenn sich eine Körperzelle teilt. Gleichwohl ist diese Prägung nicht besonders fest, weil sie durch äußere Einflüsse verändert werden kann."[110] . Demnach lassen sich Gene durch Erfahrungen prägen, und wir können von wechselseitigen Einflüssen zwischen Umwelt, Genen und Verhalten ausgehen. „Gefühle und Gedanken, Erfahrungen und Erlebnisse, zwischenmenschliche Beziehungen und soziale Faktoren wirken auf unsere Gene und können deren Steuerung verändern..."[111]

Episiotomie s. Dammschnitt

Geburtsbad

Therapiebericht: Harte Landung - Therapie nach Kaiserschnitt , s. Teil II

Geburtsbericht anfordern

s. Briefvorlage Teil III, Anhang

Gestationsdiabetes

ist eine erstmals in der Schwangerschaft auftretende Zuckerstoffwechselstörung. Gestationsdiabetes in Deutschland kam 2010 bei 3,7 % der untersuchten Schwangeren vor und zeigt sich seit 2002 stetig ansteigend (10). Die Verknüpfung einer Schwangerschaft mit einem Gestationsdiabetes der Mutter bringt eine erhöhte Gefährdung sowohl des Kindes im Mutterleib (Fetus) als auch der Mutter mit sich. Unterbleibt die Behandlung des Ge-

---

[110] in Blech, Jörg 2010: Gene sind kein Schicksal, Fischer Frankfurt a. M., S. 286.
[111] ebenda S. 42

stationsdiabetes bei der Schwangeren, treten beim Kind gehäuft Fehlbildungen auf (3-4fach erhöht im Vergleich zu Schwangerschaften ohne Diabetes). Gefahren für das Kind bestehen aber auch durch die häufig gestörte Entwicklung des Mutterkuchens (Plazenta). Dies kann zu einer Mangelversorgung verbunden mit chronischer Unterversorgung des Feten mit Sauerstoff (11) bis hin zum Tod führen. So ist zu erklären, dass die Plazenta beim Gestationsdiabetes zwar groß, aber gleichzeitig mit unreifen, für den so wichtigen Sauerstoffaustausch ungenügend entwickelten Strukturen ausgestattet ist. Dies wird auch als Plazentainsuffizienz bezeichnet und führt zu mangelhaften Reifeprozessen im gesamten Stoffwechsel beim Kind. Durch die anhaltende Überzuckerung der Mutter nimmt das Kind zu viel Kohlehydrate zu sich, was zu einem vermehrten Wachstum (Makrosomie) führt. Gleichzeitig kommt es zu einer Reifungsstörung der Lunge, die ein Atemnotsyndrom nach der Geburt nach sich ziehen kann. Das Kind versucht den erhöhten Blutzuckerspiegel durch vermehrtes Wachstum und Insulinausschüttung der Bauchspeicheldrüse auszugleichen. Nach der Geburt fehlt jedoch plötzlich die mütterliche Zuckerzufuhr und beim Kind tritt eine Unterzuckerung auf. Hinzu kommt, dass die perinatale Mortalität von Kindern diabetischer Mütter mit 3-4% deutlich erhöht ist (12). Für die Mutter besteht ein ca. 50-%-Risiko, bei einer erneuten Schwangerschaft erneut einen Gestationsdiabetes zu entwickeln. Sie hat außerdem ein erhöhtes Risiko, im Verlauf der nächsten 10 Jahre an einem Diabetes mellitus Typ 2 zu erkranken.

Gewalt während der Geburt

Venezuela beschließt 2007 als erstes Land der Welt die Ächtung der Gewalt gegen Frauen während der Geburt. Siehe Teil III, Institutionelle Erklärungen zum Mutter- und Kinderschutz.

Glucosetest, Oraler Glucose Toleranztest

Zitat der Deutschen Gesellschaft für Gynäkologie und Geburtshilfe: „Weiterhin begrüße die DGGG die Entscheidung des Gemeinsamen Bundesausschusses der Ärzte und Krankenkassen, zukünftig allen Schwangeren den Suchtest mit 50 Gramm Glukose und bei erhöhten Werten eine weitere Diagnostik und Therapie als Kassenleistung anzubieten. Danach haben Frauen zwischen der 24. und der 28. Schwangerschaftswoche ab sofort Anspruch auf eine Blutzucker-gestützte Früherkennung eines Gestationsdiabetes.“

OGTT= Oraler Glucose-Toleranz-Test: Es gibt einen Test mit 50g und mit 75g standardisierter Zuckerlösung. Bei Letzterem wird zunächst der Nüchternblutzucker im venösen Blut bestimmt. Danach muss die Schwangere eine 75g-Zuckerlösung trinken. Der Blutzuckerwert wird erneut nach 1 Stunde und nach 2 Stunden bestimmt. Die derzeit gültigen Richtwerte gehen von Normalwerten von 95mg/dl (Nüchternblutzucker), 180mg/dl (Blutzucker nach 1 Stunde) und 155mg/dl (Blutzucker nach 2 Stunden) aus (9).

Wurde der Suchtest bis Anfang 2012 nur bei begründetem Verdacht oder bei Vorhandensein von Risikofaktoren durchgeführt, so ist der 50g-Test seit März 2012 als Bestandteil der routinemäßigen Schwangerenvorsorge in den Mutterschaftsrichtlinien verankert.

Hyperbilirubinämie

Nach der Geburt eines Kindes finden ganz normale Zersetzungsprozesse im Blut statt. Dabei entstehen Abfallprodukte, u.a. das Bilirubin. Diese Neugeborenengelbsucht vergeht in den meisten Fällen von selbst. In sehr seltenen Fällen, wenn zu viele Abfallprodukte entstehen, kann es nach dem 5. Tag zu Gehirnschädigungen kommen. Dann zeigt das Baby zusätzlich auffällige Symptome, die eine Verlegung auf eine Kinderstation erfordern.

PDA – Periduralanästhesie

„Die PDA ist ein Verfahren, das den Geburtsschmerz verhindern oder erleichtern kann. Das Prinzip besteht darin, dass ein örtliches Betäubungsmittel, manchmal auch mit einem opiatartigen Schmerzmittel kombiniert, über einen kleinen Schlauch (Katheter) in den Epiduralraum (der schmale Raum, der zwischen dem von Hirnhaut umhüllten Rückenmark und der Innenwand des Wirbelkanals liegt) gespritzt wird. Dadurch wird die Fortleitung der Geburtsschmerzimpulse durch Blockade der durch den Epi- oder Periduralraum ziehenden Nervenfasern unterbrochen.“ Zitiert aus ärztl. Bericht Sabina

Das Besondere bei der PDA besteht darin, dass nur die Mutter das Medikament bekommt. Die Folgen für die Kinder, die ab Wirkung der PDA die Geburtsarbeit allein meistern müssen, können erheblich sein. Nachweisbarer Abfall der Herztätigkeit, im Zusammenhang mit der PDA beobachtet, und Kaiserschnitt nach „schlechten Herztönen“ sind häufige Folge.

Kindertherapeuten berichten von der Gefahr, dass Kinder in ihrem Erleben durch den Kontaktverlust zur Mutter panisch werden können. Da sie weder schreien noch sich fortbewegen können, besteht die Gefahr eines Geburtstraumas. Das kann darin bestehen, dass solche Kinder latent Ängstlichkeit oder Wut zeigen, oder dass sie in schwierigen Situationen dazu neigen, die Flucht zu ergreifen. Auch gibt es Hinweise dafür, dass es seit Einführung der PDA mehr Kinder geben soll, die autistische Züge aufweisen. Klar scheint zu sein, dass durch medikamentöse Eingriffe während der Geburt Kinder in ihrer körperlich-seelischen Gesundheit nachhaltig verletzt werden können.

Die Schwierigkeit für Therapeuten besteht darin, bei einer auftretenden Entwicklungsstörung den ursächlichen Zusammenhang zur PDA nachweisen zu können.

Hyperemesis

Übermäßiges und über einen mehrwöchigen oder gar mehrmonatigen Zeitraum fortdauerndes Erbrechen in der Schwangerschaft. Die Ursache wird als multifaktoriell beschrieben. Medizinische und therapeutische Hilfe sind unerlässlich. S. auch Bericht 10.

Hysterokontrastsalpingographie

Testung der Durchlässigkeit der Eileiter. Durch die Scheide wird ein Katheter in die Gebärmutter eingeführt. Am Ende dieses Katheters findet sich ein kleiner Ballon, der nach der Einfuhr mit Flüssigkeit gefüllt wird, um ein Zurückrutschen zu verhindern. Diese Flüssigkeit, in der kleine Luftbläschen enthalten sind, wird in die Gebärmutter eingegeben. Die Luftbläschen reflektieren die Ultraschallwellen, so dass mittels durch die Scheide durchgeführten Ultraschall dargestellt werden kann, ob und wie die Lösung über die Eileiter abfließt. Statt des Kontrastmittels werden auch Gelatine- oder Kochsalzlösungen benutzt.

Neuralrohrfehlbildung

Führt zu Missbildungen im Bereich des zentralen Nervensystems, z.B. eine Spina bifida, ein sogenannter offener Rücken. Die Einnahme eines entsprechenden Präparates muss bereits im Vorfeld der Schwangerschaft bzw. innerhalb der ersten vier Schwangerschaftswochen beginnen, um effektiv zu sein. In den USA ist seit 1996 eine Anreicherung von Brot, Mehl und anderen Getreideprodukten mit Folsäure vorgeschrieben(3). Eine sichere Vermeidung dieser seltenen Fehlbildung - Neuralrohrdefekte treten regional unterschiedlich häufig bei 1 bis 5/1000 Lebendgeburten auf (4) - wird auch durch frühzeitige Folsäureeinnahme nicht mit absoluter Sicherheit gewährleistet.

Perinatale Mortalität

Häufigkeit eines Kindstodes während der Geburt

Psychotherapie nach Abtreibung

Siehe Teil II

Schmerz

s. o. PDA

Schulterdystokie

Die Schulterdystokie ist ein unvorhersehbarer geburtshilflicher Notfall, bei dem nach der Geburt des kindlichen Kopfes, das Kind mit der Schulter im Geburtskanal stecken bleibt. Sofortiges Handeln ist notwendig, da es fast zeitgleich zu einem kindlichen Sauerstoffmangel kommt. Sie kommt bei 0,2 bis 3 % aller Geburten meist in Abhängigkeit vom Geburtsgewicht vor.

Toxoplasmose

Infektion, die durch einen einzelligen Parasiten verursacht wird, jedoch meist ohne Symptome (=Krankheitszeichen) verläuft. Etwa 60% der Bevölkerung in Deutschland besitzt Antikörper gegen *Toxoplasma gondii*, waren also bereits einmal mit dem Parasiten infiziert. Nach Schätzungen erleiden 7 von 1.000 Schwangeren eine Infektion (1). Übertragen werden die Erreger durch den Genuss von rohem infiziertem Fleisch oder über Katzenkot. Wird eine Schwangere erstmals in der Schwangerschaft infiziert, kommt es in ca. der Hälfte der Fälle zur Übertragung auf die Schwangerschaft via Plazenta, jedoch nur in 1 von 15000 Fällen zu einer schweren Infektion des Kindes. Letztere geht allerdings mit schwersten Behinderungen und Entwicklungsstörungen einher.

Um eine Erstinfektion in der Schwangerschaft auszuschließen, wird den Schwangeren die Bestimmung der Antikörper IgG und IgM gegen Toxoplasmose mittels einer Blutentnahme zu Beginn der Schwangerschaft angeboten. Dabei kann festgestellt werden, ob eine akute Infektion vorhanden ist, die dann relativ einfach mit Antibiotika behandelt werden kann, oder ob Immunität aufgrund einer bereits durchgemachten Erkrankung besteht. Falls die Schwangere nicht gegen Toxoplasmose geschützt ist, empfiehlt man die Wiederholung der Antikörperbestimmung alle 3 Monate. Um eine Infektion mit dem Toxoplasmoseerreger zu vermeiden, wird allen Schwangeren empfohlen, auf rohes Fleisch von Schweinen, Ziegen oder Schafen zu verzichten sowie den Kontakt mit Katzenkot zu vermeiden(2).

Transgenerationaler Aspekt

Forschungsgebiet der Pränatalen Psychologie und Psychotraumatologie. Damit ist gemeint, dass jeder Mensch als geborenes Individuum ein inneres Wissen darüber hat, *wie* die eigene Geburt einst vonstatten ging. Darüber hinaus ist auch das innere Wissen um die Umstände der Vorgeburtszeit neuronal gespeichert. Darum kann z.B. die Erfahrung eigener Unerwünschtheit unbewusst zu Unfruchtbarkeit führen, um dem eigenen Kind (unbewusst) z.B. das Schicksal der Unerwünschtheit zu ersparen. Dass der Verstand ganz anderes will, ist menschlich. Jedoch Körper und die Psyche können ihren eigenen Regeln eines „inneren Wissens“ folgen.

Das Transgenerationale geht darüber aber noch weit hinaus und erforscht familiäre und gesellschaftliche Linien psychischer Entwicklung mehrerer Generationen.

Weitere Suchworte: Epigenetik (s. eigener Stichpunkt) - Konstanzer Stressstudie - Kriegs-Enkel - Psychohistorie - Stressforschung - Täter-Opfernachkommen.

WHO Richtlinie von 1985

zur Begleitung von Schwangeren und zum Schutz von Kindern, siehe Teil III Institutionelle Erklärungen zum Mütter- und Kinderschutz.

Literaturangaben zum Stichwortverzeichnis

(1) Feige A, et al.: Mütterliche, embryonale, fetale und kindliche Infektionen, S. 290 in: Frauenheilkunde, 1997, Verlag Urban und Schwarzenberg, München, Wien, Baltimore
(2) Goerke K et al.: Infektionen in graviditate in: Klinikleitfaden Gynäkologie und Geburtshilfe, 2003 Urban & Fischer München, Jena
(3) Pollak A, Gruber W, Birnbacher R, Zwiauer K: Richtlinien zur Prävention von Neuraldefekten durch perikonzeptionelle Folsäuresubstitution. Österreichische Gesellschaft für Kinder- und Jugendheilkunde 1998
(4) Daly S, Mills J. L et al.: Minimum effective dose of folic acid for food fortification to prevent neural-tube defects. In: Lancet. Band 350, Nummer 9092, Dezember 1997, S. 1666–1669
(5) Deutsche Gesellschaft für Gynäkologie und Geburtshilfe (DGGG): AWMF 015/051 (S1). Stand August 2010
(6) Goerke K et al.: Lageanomalien, Beckenendlage in: Klinikleitfaden Gynäkologie und Geburtshilfe, 2003 Urban & Fischer München, Jena
(7) Hannah ME, Hannah WJ, Hewson SA, Hodnett ED, Saigal S, Willan AR for the Term Breech Trial Collaborative Group Planned caesarean section versus planned vaginal birth for breech presentation at term: a randomised multicentre trial. Lancet 2000; 356:1375-1383
(8) Whyte H et al. for the 2-year-infant follow-up Term Breech Trial Collaborative Group: Outcomes of children at 2 years after planned caesarean birth versus planned vaginal birth for breech presentation at term: The International Randomized Term Breech Trial, Am J Obstet Gynecol 2004; 191:864-871
(9) Deutsche Diabetes Gesellschaft (DDG) und Deutsche Gesellschaft für Gynäkologie und Geburtshilfe (DGGG): Gestationsdiabetes Mellitus, S3 Leitlinie 08/2011.
(10) Deutsche Gesellschaft für Gynäkologie und Geburtshilfe (DGGG): AWMF S1 Leitlinie 015/029 Stand 08/2010: Vorgehen beim vorzeitigen Blasensprung
(11) Mayhew TM, Sörensen FB, Klebe JG, Jackson MR: Growth and maturation of villi in placentae from well controlled diabetic women, Placenta 15:57-65. 1994
(12) AWMF Leitlinien online: Die ärztliche Betreuung der schwangeren Diabetikerin 05/2008, In: Frauenarzt 40(1999),1475ff

Abkürzungen der klinischen Geburtsberichte und Medikamente

I. HHl	Das Kind liegt mit dem Hinterhaupt links vorne aus mütterli cher Sicht
II. h VHL	Das Kind liegt mit dem Vorderhaupt rechts hinten aus mütter licher Sicht
Aconitum C30	Homöopathisches Mittel, kann u. a. bei Angst- oder Schockzuständen gegeben werden.
Äußere Wendung	Versuch, das Kind von außen zu wenden, z. B. von der Steiß- in Kopflage
Akzeleration	
– Dezeleration	Zunahme - Abnahme der Herztöne
Amniotomie	Eröffnen (früher: sprengen) der Fruchtblase
APGAR 9/10/10	Vitalitätstest des Kindes nach der Geburt, von Virginia Apgar (Anästhesistin, 1909-1947) erarbeitet. Es werden 0-2 Punkte vergeben für Atmung, Puls, Muskeltonus, Hautfarbe, Reflexe, jeweils nach 1-5-10 Minuten. Bei Frühgeborenen nur eingeschränkt verwertbar
ApH 7,16/-6	pH = Säurestatus einer Flüssigkeit
	Normalwert des Blutes: 7.37- 7.45
apH	arterieller pH/ vpH = venöser pH
BB	Beckenboden
BE	Beckeneingang, die 1. Durchtrittsebene des Kindes durch das Becken
Baseline 130	Herztöne zwischen 110 - 150, d. h. im Normbereich
BM	Beckenmitte

Bolus iv	Schnellinjektion in die Vene
Cordtraction die	an der Nabelschnur ziehen, um damit zu bewirken, dass sich Plazenta löst
Dezeleration	s. Akzeleration
Dezell	Dezelleration
Dip I	Abnahme der Herztöne während der Wehe
Dip II	Abnahme der Herztöne nach der Wehe
Doppler Art. Umb.	Messung der Fließgeschwindigkeit des Blutes in der Nabelschnurarterie
Doppler Sonographie	Verfeinerung der Ultraschall Diagnostik
Duncan	(D. James, schottischer Gynäkologe) Die Plazenta erscheint mit der mütterlichen Seite zuerst, Eihäute folgen
Epi.	Episiotomie = Scheidendammschnitt
ET	Errechneter Entbindungstermin
Expulsion	Ausstoßung, z. B. der Plazenta
FB	Fruchtblase
Fundus Plazenta	Die Plazenta sitzt im oberen Teil der Gebärmutter.
Geburtsgeschwulst	Entsteht durch Austreten von Gewebeflüssigkeit in die stark beanspruchte Haut des Vorangehenden Teiles. Der Umfang schwankt zwischen Walnuss- und Faustgröße, bildet sich nach 2-3 Tagen zurück.
Geburtshilfliche Epikrise	zusammenfassender, kritischer Abschlussbericht, evtl. mit Angabe und Begründung einer Diagnosestellung und weite rer Behandlung
Gelsemium C 30	Homöopathische Globuli

HT	Herztöne
Iatrogen	durch den Arzt verursacht
im	in den Muskel gespritzt
iv	intravenös in die Vene als 1x Injektion, über die Verweil kanüle oder den laufenden Tropf verabreicht
K- Urin	per Katheter gewonnen > steril
KHT	kindl. Herztöne
Kristellerhilfe	S: unter Stichworten
KRS	Kreißsaal
KSE	Kopfschwartenelektrode, s. unter Stichworten
medio-lateraler	
Dammschnitt	In der Mittellinie zwischen mittig-seitlicher Linie
Mekonium	Kindspech (1. Stuhl nach Geburt)
MM	Muttermund
N-1	1 Querfinger unterhalb des Nabels
Nachkurettage burt	Ausschabung der Gebärmutter unter Vollnarkose nach Ge- oder Fehlgeburt
NS	Nabelschnur
OA	Oberarzt
oB	ohne Befund = in Ordnung
ODT	Oxytocin Dauertropf
ODTr	Oxytocin Dauertropf

Ordo Anordnung des Arztes

Oszill. Oszillationen = wehenunabhängige, kurzfristige Schwankun gen der kindliche Herztöne

PDK Periduralkatheter, der Plastikschlauch, der in den Peridural raum (um das Rückenmark herum) gelegt wird, um das Anäs thesiemittel per Tropf oder Bolus zu verabreichen

Pha pH arteriell

Phv 0 pH venös

PN Pfeilnaht: Die Kopfnaht des Kindes von der kleinen bis zur großen Fontanelle

PN ant.-post die Pfeilnaht wird in Grade eingeteilt und in Relation zum mütterlichen Becken getastet, d. h. von vorne nach hinten verlaufend

Portio verstrichen der Gebärmutterhals ist gänzlich zurückgezogen worden, manchmal noch als „Ring" zu fühlen

protrahiert verzögert

Rea Raum Reanimations (Wiederbelebungs-) raum; zur Erstversorgung eines Hilfe bedürftigen Kindes

RR Blutdruck

Schaukellagerung rechts- links abwechselnde Lagerung der Gebärenden

Sectio Kaiserschnitt

Sonographie Ultraschall = US

Sono 2600-2900g das Gewicht des Kindes wurde per Ultraschall auf 2600-2900 geschätzt, wog aber 3350 g.

spm Herzschläge des Kindes per Minute

Sternguckerposition	das Kind schaut beim Austritt nach oben (normalerweise ist der Hinterkopf zuerst zu sehen)
supp.	Zäpfchen
Symphyse	Schambein- oder Schoßfuge
tachycarde HT	beschleunigte Herztöne
tonussenkend	Muskelspannung senkend
undulatorisch	wellenartig
Uteruspflege	Bei beginnender Wehentätigkeit die Schwangere zur Ruhe bringen, mit Wärmflaschen auf die Kreuzgegend und auf die Symphysengegend (untere Gebärmutterregion) warm halten. Evtl. leichte Kost, auf keinen Fall Wehen treibende Mittel oder körperliche Übungen wie Treppensteigen
Uterus Ruptur	Riss in der Gebärmutter
Vernix	Käseschmiere. Das Kind ist noch voll Vernix = Zeichen, dass es noch nicht ausgereift war
VT	vorangehender Teil = der Teil des Kindes, den man ertastet. Keine Festlegung auf Kopf, Steiß oder Füße.
VU	Vaginaluntersuchung
VU idem	vaginale Untersuchung ohne Veränderung
Wehenamplitude	drückt die Intensität der Wehe aus (Zunahme des intra-uteri nen Druckes während der Kontraktion, ausgehend vom Ruhe tonus)
Wehencoctail	ist ein Mix aus verschiedenen Medikamenten, der die Wehentätigkeit auslösen bzw. erhöhen soll
WhT	Wehentropf, Infusionslösung mit einem Wehenmittel, Synto cinon
WT	Wehentätigkeit

Medikamente

Vorbemerkung: Die hier genannten Medikamente beziehen sich ausschließlich auf die in den klinischen Geburtsberichten Erwähnten. Bei einigen Mitteln empfehlen wir, den genannten Links nachzugehen.

Alodan	verschiedene Handelsnamen für Pethidin: Alodan (A), Dolan tin (D), Pethidin (D,CH) http://de.wikipedia.org/wiki/Pethidin
Bolus Gynipral	Gynipral, als Bolus = Schnellinjektion iv
Bryophyllum	pflanzliches Mittel zur Wehenregulierung
Carbosisten	Betäubungsmittel bei PDA
Gramaxin	Antibiotikum
Buscopan	krampflösendes Mittel
Dolantin	Schmerz- und Betäubungsmittel auf opioider Basis
Fonasteril	Infusionslösung intravenös zur Stabilisierung des Kreislaufs
Gelsemium	Homöopathisches Mittel,
Glucose	Infusionslösung mit 5% Zucker
Gynipral	vermindert die Muskelspannung in der Gebärmutter, bei vorzeitiger oder durch Wehenmittel verursachter zu starker Wehentätigkeit (Wehensturm)
Meptid	Schmerzmittel auf opioider Basis http://de.wikipedia.org/wiki/Meptazinol
Monzal	Geburtseinleitendes Mittel aus der Veterinärmedizin

	http://www.vetpharm.uzh.ch/reloader.htm?tak/old/03000000/00030654.01?inhalt_c.htm
Oxytocin	synthetisches Wehenmittel
Partusisten	Wehenhemmer
Prostaglandine	Hormon zur Geburtseinleitung: http://de.wikipedia.org/wiki/Sufentanil
RI 0,70	Infusionslösung
Spasmocuprol	krampflösendes Medikament auf Kupferbasis
Sufentanil	Schmerzmittel auf opioider Basis: http://de.wikipedia.org/wiki/Sufentanil
Valium Tranquilizer	Beruhigungs- und Schmerzmittel, http://de.wikipedia.org/wiki/Diazepam

Literaturverzeichnis

Bauer, Joachim: Das Gedächtnis des Körpers. TB Ausgabe Verlag Piper München, 2011.

Bauer, Nicola H.: Der Hebammenkreißsaal. Universitätsverlag Osnabrück, 2011.

Behrmann, Irene; Sturm, Marianne (Hrsg.): Leben und Geburt. Verlag Mattes Heidelberg, 2008.

Behrmann, Irene: Zurück ins Leben. Verlag Leutner Berlin, 3. Auflage 2011.

Bickenbach, Werner (Hrsg.): Hebammenlehrbuch im Auftrage des Bundesministeriums für Gesundheitswesen. Thieme Verlag Stuttgart, 1962.

BzgA Flyer zur Pränataldiagnostik. Kostenlos bestellen Nr. 13625 100 bei BzgA 51101 Köln. Email: poststelle@bzga.de

Chamberlain, David B.: Woran Babys sich erinnern. Kösel Verlag München, 1994.

Duden, Barbara: Die Gene im Kopf – der Fötus im Bauch. Historisches zum Frauenkörper. Offizin Verlag Hannover, 2002.

Fedor-Freybergh, Peter G. (Hrsg.): Pränatale und Perinatale Psychologie und Medizin. Saphir Verlag Älvsjö, 1987.

Freud, W. Ernest: Zur Bedeutung der Kontinuität früher Beziehungserfahrungen. Déjà-vu Verlag Frankfurt, 2003

Freud, Sigmund: 1926a, Bd.14, S. 165 In: Spitz, René A.: Vom Säugling zum Kleinkind. Naturgeschichte der Mutter-Kind-Beziehungen im ersten Lebensjahr. Stuttgart, 1967.

Grawe, Klaus: Neuropsychotherapie. Verlag Hogrefe Göttingen, 2004.

Hidas, György; Raffai, Jenö: Nabelschnur der Seele – Ich spreche mit meinem Baby. Psychosozial-Verlag Gießen, 2006.

Haesing, Helga; Janus, Ludwig: Ungewollte Kinder. Verlag Text-o-phon, Wiesbaden 1999.

Huether, Gerald; Krens, Inge: Das Geheimnis der ersten neun Monate. V&R Göttingen, 2005, S.21 ff.

Internationale Studiengesellschaft für pränatale und perinatale Psychologie und Medizin

(ISPPM e.V.): Fachtagungsdokumentationen, Literatur und Kongresse. www.isppm.de

Janus, Ludwig (Hrsg.): Wie die Seele entsteht. Unser psychisches Leben vor und nach der Geburt. Mattes Verlag, Heidelberg, 1997.

Linderkamp, Otwin et al: Entwicklungsschritte des fetalen Gehirns. In: The international Journal of Prenatal and perinatal Psychology and Medizine, Volume 21 Number 1/2, 2009 Mattes Verlag Heidelberg, 2009, S.91ff.

Mc Naughton Dunn, Peter: Die Geburt als physiologischer Prozeß. In: Wulf Schiefenhö

vel, Dorothea Sich, Christine E. Gottschalk-Batschkus (Hrsg.): Gebären – Ethnomedizinische Perspektiven und neue Wege. VWB, 1995, S. 226.

Menne, Mareike: Leben geben – Gespräche über Geburten. Eire Verlag Salzkotten, 2012.

Natanielsz, Peter W.: Life in the Womb. Promethean Press Ithaca New York, 1999.

Oblasser, Caroline; Ebner, Ulrike; Wesp, Gudrun: Der Kaiserschnitt hat kein Gesicht. Riedenburg Verlag Salzburg, 2007.

Odent, Michel: Es ist nicht egal, wie wir geboren werden. Patmos Verlag Düsseldorf, 2005.

Portmann, Adolf: Entlässt die Natur den Menschen? Piper Verlag München, 1970 S. 157.

Pschyrembel, Willibald: Praktische Geburtshilfe und geburtshilfliche Operationen. Verlag de Gruyter Berlin, 14. Auflage 1973.

Rockenschaub, Alfred: Gebären ohne Aberglaube. Aleanor Verlag Lauter, 1998.

Sayn-Wittgenstein, Friederike zu: Geburtshilfe neu denken. Bericht zur Situation und Zukunft des Hebammenwesens in Deutschland. Huber Verlag Bern, 2007.

Schücking, Beate: Untersuchung von ca. 1 Mill. Daten aus 15 Jahren zu klinischen Geburten in Niedersachsen. In: Tinz, S.: FAZ.NET: Die lieben Kleinen (1) 2007.

Solter, Aletha J.: Warum Babys weinen. Kösel Verlag München, 1989.

Stadelmann, Ingeborg: Die Hebammensprechstunde. Stadelmann Verlag Wiggensbach, 2005.

Trompka, Christine: Hausgeburt und Gebären im Geburtshaus. Fidibus Verlag Murnau, 2011.

Van den Bergh BR, Van Calster B, Smits T, Van Huffel S, Lagae L (2008): Antenatal maternal anxiety is related to HPA-axus dysregulation and self-reported depressive symptoms in adolescence: A prospective study on the fetal origins of depressed mood. Neuropsychopharmacology 33: 536-545.

Medizinische Fachliteratur und Quellenangaben zu den ärztlichen Kommentaren

1. Perl FM, Helms G : Die normale Geburt. In: Frauen-Heilkunde und Geburts-Hilfe. Integration von Evidence-Based Medicine in eine frauenzentrierte Gynäkologie. Bd.2. S.1252 (1a), S.1254 (1b). 2004 Schwabe Verlag Basel
2. Hebammengesetz Deutschland §4 Abs 1 Satz 2
3. Feige A, et al.: Ektope Gravidität, S. 240 in: Frauenheilkunde, 1997, Verlag Urban und Schwarzenberg, München, Wien, Baltimore
4. Feige A, et al.: Abort, S. 220 in: Frauenheilkunde, 1997, Verlag Urban und Schwarzenberg, München, Wien, Baltimore
5. Feige A, Krause M.: Beckenendlage. Urban & Schwarzenberg, München 1998. Siehe auch in AWMF: S1 Leitlinie der DGGG 015/051: Geburt bei Beckenendlage. 9. Äußere Wendung aus BEL. Stand
6. Van der Kooy J. et al.: Planned home compares with planned hospital births in the Netherlands: intrapartum and early neonatal death in low-risk pregnancies. Dptm. of Obstetrics and Gynaecology, Erasmus MC, Rotterdam, The Netherlands. Obstet Gynecol. 2011 Nov; 118(5): 1037-46
7. Buitendijk SW, Nijhuis JG: High perinatal mortality in the Netherlands compares to the rest of Europe. TNO Preventie en Gezondheid/Jeugd, Postbus 2215, 2301 CE Leiden. Ned Tijdschr Geneeskd 2004 Sep 18; 148(38): 1855-60
8. Birthplace in England Collaborative Group (Correspondent Brocklehurst P): Perinatal and maternal outcomes by planned place of birth for healthy women with the low risk pregnancies: the Birthplace in England national prospective cohort study. BMJ 343(2011) bmj.d7400
9. Johnson KC, Daviss B-A,: Outcomes of planned home births with certified professional midwives: large prospective study in North America. BMJ 2005; 330:1416 (18 June), doi: 10.1136/bmj.3307505.1416
10. Außerklinische Geburtshilfe in Deutschland – Qualitätsbericht 2009. Gesellschaft vür Qualität der außerklinischen Geburtshilfe in e.V., QUAG.www.quag.de
11. Bundeszentrale für gesundheitliche Aufklärung: Die Hausgeburt. www.schwanger-info.de
12. Stellungnahme der Deutschen Gesellschaft für Gynäkologie und Geburtshilfe und des Berufsverbands der Frauenärzte: Hausgeburt - Risiken erhöht. In: Der Frauenarzt Nr12, 52 (2011)
13. Bös, U: Über die tendenziöse Interpretation wissenschaftlicher Daten: Eine Erwiderung zur Stellungnahme der DGGG und des BVF über die Risikoerhöhung bei Hausgeburten, Replique zur Stellungsnahme im FRAUENARZT Nr.12, 17.01.2012

14. Schneider H, Husslein P, Schneider KTM: Geburtsstadien S.578ff in: Die Geburtshilfe, Lehrbuch, Springerverlag 2004
15. American College of Obstetricians and Gynecologists 1995
16. Albers LL: The duration of labor in healthy women, J Perinatol 19;114, 1999
17. Klein M, Gauthier R, Robbins J et al.: Relation of episiotomy to perinetal trauma and morbidity, sexual dysfunction and pelvic floor relaxation. Am J Obstet Gynecol 171:591, 1994
18. Carroli G, Belizan J: Episiotomy for vaginal birth (Cochrane Review), Cochrane Library 1. Oxford: Update Software (2002)
19. Prendiville WJ, Elbourne D, McDonald S: Active versus expectant management in the third stage of labour (Cochrane Review) (2002)
20. Thilaganathan B, Cutner A, Latimer J, Beard R : Management of thirdstage of labour in women with low risk of postpartum haemorrhage. Eur J Obstet Gynecol Reprod Biol 48:19 (1993)
21. Schneider H, Husslein P, Schneider KTM: Periduralanästhesie S.892ff in: Die Geburtshilfe, Lehrbuch, Springerverlag 2004
22. Deutsche Gesellschaft für Gynäkologie und Geburtshilfe e.V.: Vorgehen bei Terminüberschreitung und Übertragung, S1-Leitlinie, AWMF 015/065, August 2010
23. Hilder L, Costeloe K, Thilaganathan B: Prolonged Pregnancy: evaluating gestation-specific risks of fetal and infant mortality. BrJObstet Gynaecol 1998;105:169-73
24. Nesbitt Smye M, Sgeridan B, Lappin T, Trimble E: Integration of local and central laboratory functions in wordwide multicenter study: Experience from the Hyperglycaemia and Adverse Pregnancy Outcome (HAPO) study. Clinical trials 2006;3:397-407
25. Hebammenberufsordnung §1(2) 6 vom 30.1.1990, zuletzt geändert durch §11(2) Berufsordnung der Hebammen vom 11.5.2012 (Brem.GBI.S.232)
26. Deutsche Gesellschaft für Gynäkologie und Geburtshilfe e.V.: Vorgehen bei vorzeitigem Blasensprung S1-Leitlinie, AWMF 015/029, 3.4.4., S.3., August 2010
27. Kubli F, Hon EA, Khazin AF, Takemura H (1969): Observations on heart rate and pH in the human fetus during labour. Am J Obstet Gynecol 104:1190-1206.
28. Steer PJ, Eigbe F, Lissauer TJ, Beard RW (1989): Interrelationships among abnormal cariotocograms in labor, meconium staining of the amniotic fluid, arterial cord blood pH and Apgar scores. Obstet Gynecol 74:715 -721
29. Rauchfuß M, Begenau J, Bodnar I, Schleinitz C, Schuckart A, Zeibe M, Trautmann K: Projekt E2, Soziopsychosomatisch orientierte Begleitung in der Schwangerschaft. Unveröffentlichter Feldbericht 1996
30. Altrogge-Schleinitz C, Rauchfuß M: Nausea, Emesis und Hyperemesis gravidarum. In: Frauen-Heilkunde und Geburts-Hilfe, Bd2, S.1011-1019, Hrsg. Beckermann M und Perl F, Schwabe Verlag, 2004
31. ebda, s. Lit. Angabe 30.
32. Lettieri L, Vintzileos AM, Rodis IF, Albini SM, Salafia CM (1993): Does idiopathic preterm labor resulting in preterm labor birth exist? Am J Obstet Gynecol 168:1480-1485

33. Lou HC, Nordentoft M, Jensen F, Pryds O, Nim J, Hemmingsen R (1992): Psychosocial stress and severe prematurity. Lancet 340:54
34. Liggins GC, Howie RN (1972): a controlled trial of ante, partum glucocorticoid treatment for prevention of the RDS in premature infants. Pediatrics 50:515-525
35. O'Driscoll K, Stronge JM, Minogue M: Active Management of labour. Br Med J 1973;3:135-7
36. Helms G, Perl FM: Die normale Geburt in: Frauen-Heilkunde und Geburts-Hilfe, Bd 2,1249-1259, 2004, Schwabe Verlag Basel.
37. Baskett T, Allen A: Perinatal Implications of Shoulder Dystocia. Obstet Gynecol 1995;86:14-17

Irene Behrmann

D-29331 Lachendorf bei Celle, Altenceller Weg 58, Tel.: 0049 (0)5145-284289

Irene.Behrmann@t-online.de

M.A. Erziehungswissenschaften, Dipl. Religionspädagogin, Heilpraktische Psychotherapie und Ambulante Regressionstherapie, Europäisches Zertifikat für Psychotherapie (ECP). Mitglied im Erweiterten Vorstand in der Internationalen Gesellschaft für Prä- und Perinatale Psychologie und Medizin (ISPPM e.V.)

Vorsitzende des Vereins Greenbirth e.V. www.greenbirth.de, zur Schaffung einer menschenwürdigen Geburtskultur.

„Bei der von mir praktizierten Traumatherapie werden körperliche und seelische Symptome gleichermaßen beachtet. Es zeigte sich häufig, dass die Umstände von Schwangerschaft und eigener Geburt für das spätere Leben eine gravierende Rolle spielen. Es gibt aber kaum einen gesellschaftlichen Ort, an dem sich Fachpersonen berufsgruppenübergreifend über die Folgen von schwierigen Lebensanfängen austauschen, um voneinander zu lernen. Solch ein Fachgremium stellt die Internationale Gesellschaft für Prä- und Perinatale Psychologie und Medizin, die ISPPM e.V. dar. Hier ist es möglich, zu Auswirkungen vorgeburtlichen Stresses, zu Ereignissen und zu Folgen von schweren Geburten und traumatischen Ereignissen in früher Kindheit wissenschaftliche Studien und Einzelarbeiten kennenzulernen. Darüber hinaus bietet diese Gesellschaft einen internationalen Rahmen zum Austausch über therapeutische Methoden, die Vorgeburtszeit und Geburt einschließend.“

Irene Behrmann initiierte dieses Buch gemeinsam mit der Herausgeberin Christine Trompka und stellte die inhaltlichen Weichen. Sie kommentiert die Frauenberichte aus therapeutischer Sicht und verfasste weitgehend die Informationen im zweiten Teil.

Dr. med. Ulrike Bös

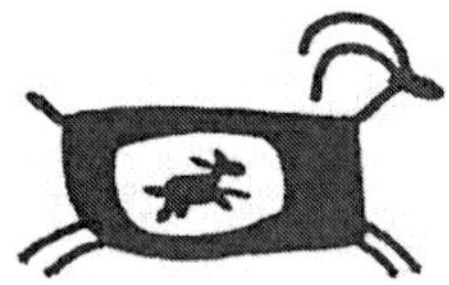

D-79219 Staufen im Breisgau, Hauptstr. 25

Tel: 0049 (0)7633 6880, info@frauenaerztin-staufen.de, www.frauenaerztin-staufen.de

Studium der Humanmedizin an den Universitäten Freiburg und Heidelberg. Promotion über Malariakontrolle und Basisgesundheitsversorgung in Ecuador. Seit 2003 Fachärztin für Gynäkologie und Geburtshilfe nach 10jähriger klinischer Tätigkeit im Rhein-Main-Gebiet, Quito/Ecuador und Chelmsford/Großbritannien. Ausbildung in Traditioneller Chinesischer Medizin (TCM) und Akupunktur (Master of Acupuncture (B-Diplom). Neben der klinischen Tätigkeit Vorträge und Seminare über Medizin in Entwicklungsländern, Reproduktionsverhalten bei Jugendlichen, Empowerment of Women, Endometriose. Mitarbeit in Gesundheitsprojekten in Ecuador. Engagement für Frauenselbsthilfegruppen (Kurse zur Selbstuntersuchung der Brust) in Südhessen. Seit 2006 Niederlassung als Frauenärztin in eigener Praxis in Staufen/Breisgau.

Frauenärztliche Betreuung von Frauen in allen Lebensphasen, jeglichen Alters und bei allen gynäkologischen und geburtshilflichen Fragestellungen. Schwerpunkte sind Schwangerschaftsbetreuung, Familienplanung und Verhütung, Mädchen- und Teenagersprechstunde, gynäkologische Erkrankungen, Wechseljahre, Krebsfrüherkennung und Krebsnachsorge, ärztliche Betreuung bei Hausgeburten und im Geburtshaus, Mammasonographie, Akupunktur/TCM, Psychosomatik, Sexualtherapie. Mitglied im Deutschen Ärztinnenbund, beim AKF-Arbeitskreis Frauengesundheit, im Berufsverband für Frauenärzte und bei Frauenunternehmen e.V. Delegierte der Vertreterversammlung der Bezirksärztekammer Südbaden.

Selbstbestimmtes Gebären im Spannungsfeld zwischen Geburtshilfe und Geburtsmedizin

„In meiner 20jährigen Tätigkeit als Frauenärztin konnte ich verschiedene geburtshilfliche Ansätze und Entwicklungen verfolgen. Jede Frauengeneration und jede einzelne Frau pflegt dabei einen eigenen Umgang mit Schwangerschaft und Geburt, unterliegt Einflüssen, die zum einen von Sicherheitsstandards und dem Wunsch nach Anwendung neuester medizinischer Errungenschaften geprägt sind, aber auch vom Bedürfnis, den Vorgang des Gebärens authentisch zu meistern. Der Wunsch, ein gesundes, lebenstüchtiges Kind zur Welt zu bringen und gleichzeitig unbeschadet den Geburtsprozess zu durchleben, steht fast immer an erster Stelle.

Die Geburtshilfe im eigentlichen Sinne ist mein Anliegen: die Unterstützung der Schwangeren und Gebärenden mit medizinischer Kompetenz, die dann eingreift, wenn es notwendig ist und selbstbestimmten Geburtsabläufen möglichst viel Raum lässt."

Ulrike Bös kommentiert in diesem Buch die Frauenberichte aus medizinischer Sicht und erläutert im Stichwortverzeichnis medizinische Fachbegriffe.

Weitere Autorinnen

Vera Beier

Heilpraktikerin für Psychotherapie, Still- und Laktationsberaterin

AWO-Beratungszentrum Gifhorn

Kontakt: D-38518 Gifhorn, Tel.: 0049 (0)5371 724741, beratungszentrum-gf@awo-bs.de

Elisabeth Geisel

Geburtsvorbereiterin und Familienbegleiterin GfG*, leitet Seminare und Fortbildungen im In- und Ausland zu verschiedenen Themen rund um die Entstehung der Liebesfähigkeit. Ihr Buch „Tränen nach der Geburt", Kösel Verlag 1997, war eins der ersten in Deutschland zum Thema Postpartale Depression. Mitwirkung bei Gründung des Frauengesundheitszentrums in Regensburg und des Geburtshauses in Frankfurt/ M. In Sankt Petersburg führte sie mit Co-Finanzierung der EU ein GfG-Projekt durch. 20 Jahre lang war sie im Vorstand der GfG aktiv. Seit 1993 ermutigt sie als Initiatorin von ENCA (European Network of Childbirth Associations) europaweit Frauen, ihre einzigartigen weiblichen Potentiale zu nutzen. Seit September 2012 ist sie Ehrenpräsidentin der GfG.

Kontakt: www.gfg-bv.de

Eva-Maria Müller-Markfort

Diplomierte Hebamme und Bindungspsychologin, Präsidentin des Deutschen Fachverbandes für Hausgeburtshilfe e.V. (DFH)

Mitbegründerin von greenbirth.e.V.

Kontakt: geschaeftsstelle@dfh-hebammen.de, Tel: 0049 (0)40 33989984, www.dfh-hebammen.de

Transkription der Geburtsprotokolle und Verfassen des Stichwortverzeichnisses zusammen mit den beiden Autorinnen. Medizinische sowie psychosoziale Beratung aus Hebammensicht.

Astrid Saragosa

Heilpraktikerin für Psychotherapie, Traumatherapeutin (Krisenintervention, Stressmanagement)

Kontakt: D-82362 Weilheim, Tel. 0049 (0)881 9270086, saragosa@geburtstrauma.de, www.geburtstrauma.de

Melanie Schöne

Leiterin einer Doula (Geburtsbegleiterinnen) Aus- und Weiterbildung, Vorsitzende Doulas in Deutschland e.V. www.doulas-in-deutschland.de

Kontakt: D-76297 Stutensee, Tel: 0049 (0)7249-387802, info@meine-doula.de,

www.meine-doula.de

Autorin des Buches „Doula“ (2011, Kösel Verlag) und Filmemacherin des Films „Hausgeburt“, www.hausgeburt.tv

Die Autorinnen freuen sich über die freundliche Kontaktaufnahme.

Der unterstützenswerte Verein **Greenbirth e.V.** setzt sich für eine menschenwürdige Geburtskultur und einen Mutter- und Kinderschutz auch außerhalb der Berufstätigkeit ein. Er ist in seiner Arbeit auf Spenden angewiesen: Bankverbindung: Konto Nr. 158 189 00 000, BLZ 257 916 35 – Volksbank Südheide e.G. Bitte unterstützen Sie sein Engagement nach Kräften. GreenBirth informiert auf seiner Internetseite umfassend und aktuell über neue Entwicklungen.

Mamaprotest ist eine Initiative engagierter Mütter und Väter, die sich für eine Wahlfreiheit des Geburtsortes und eine medizinisch und psychosozial angemessene Betreuung von werdenden Familien einsetzt. Mamaprotest, www.mamaprotest.org, setzt sich politisch für Hebammen ein und kooperiert mit Hebammen für Deutschland e.V., www.hebammenfuerdeutschland.de

Falls Sie Sich in einem der Vereine oder Initiativen engagieren möchten, kontaktieren Sie bitte die angegebene Internetseite oder den fidibus Verlag www.fidibus-verlag.de, unter info@fidibus-verlag.de oder Tel: 0049 (0)8252-881480. Vielen Dank im Namen der Autorinnen und der Herausgeberin.

DANKE

Unser Dank gilt den Frauen und Männern, die in diesem Buch ihre Erfolge, Höhen und Tiefen und ihre Erfahrungen mit uns teilen. Dies kann zukünftigen Eltern und ihren Kindern zu mehr Selbstbestimmung und Achtsamkeit verhelfen.

Unsere Hoffnung gilt den vielen engagierten Menschen, die in Krankenhäusern und in der außerklinischen Geburtshilfe tätig sind und die sich für eine frauenzentrierte, kindgerechte und achtsame Geburtshilfe einsetzen.

Beide, werdende Eltern und Fachpersonen, sind gehalten aktiv an dringend notwendigen Veränderungen mitzuwirken.